食事を変えれば病気は治る

活性酸素除去＋酵素力アップで健康生活

3か月で結果が出る
食医食レシピ

おいしい
低カロリー
カンタン
手早い

鶴見クリニック院長
鶴見 隆史

健康料理研究家
神崎 夢風 共著

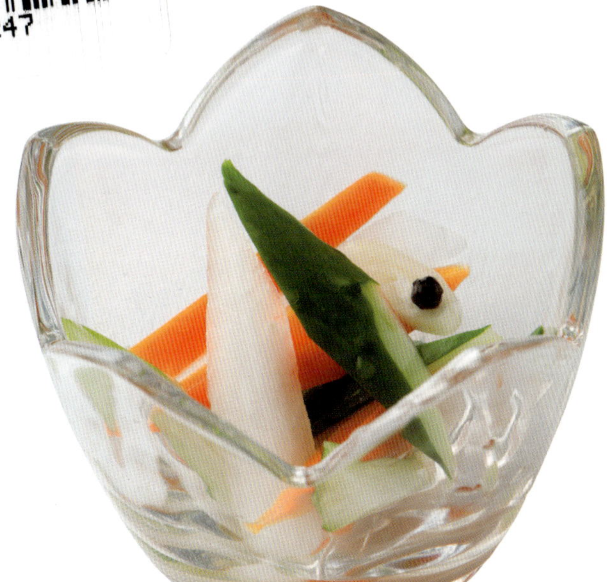

三和書籍

推薦のことば

毎日の食事を美味しく食べて健康になるのが一番の幸せ

この度、神崎夢風先生と鶴見隆史先生との共同著書による「食事を変えれば病気は治る」を発刊するにあたり一言お祝い申し上げたいと思います。神崎先生は永年家庭料理を基礎としてアトピーや肥満対策に取り組んでおられ、その教えに従い食生活の改善をされ健康になった方々は多くいらっしゃいます。特に、活性酸素を除去する食事療法は病院食とは違い、普段の家庭料理の中に取り入れ、また、簡単に作れるわけで、家庭の主婦の方にとってもご主人の健康管理には役立っていることでしょう。そして、この度酵素栄養学の第一人者である鶴見隆史先生との食事療法に取り組まれたこの本はこれからの現代病や、成人病に悩んでいらっしゃる方々にとってはまさに、健康を取り戻す為のバイブルになるのではないでしょうか。人は誰でも健康で美味しい食事を摂り長生きしたいと思うでしょう。しかし、今の時代は外食などに頼ると食品添加物まみれになってしまいます。私共は平安時代に創設された公家の家であり、庖丁道・料理道を陛下から賜り今日でも日本料理の調理師の皆様から祖先を料理の祖神と崇められております。お医者様の薬に頼っても長生きは出来ません。やはり、医食同源という言葉があるように、毎日の食事を美味しく食べて健康になるのが一番幸せではないでしょうか。この本で食生活の改善を試みて一人でも多くの方が健康で長生きされる事を願っております。

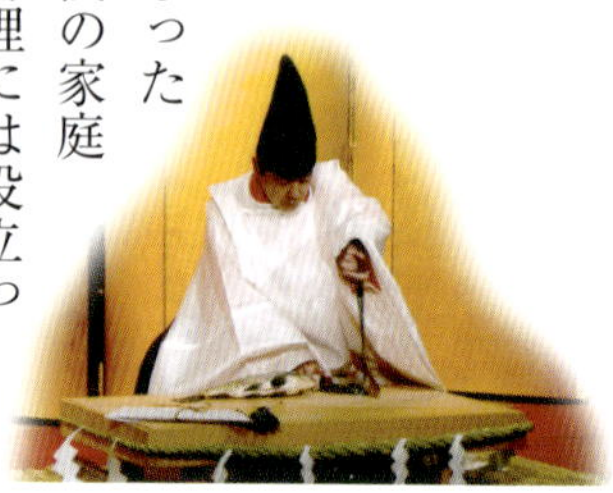

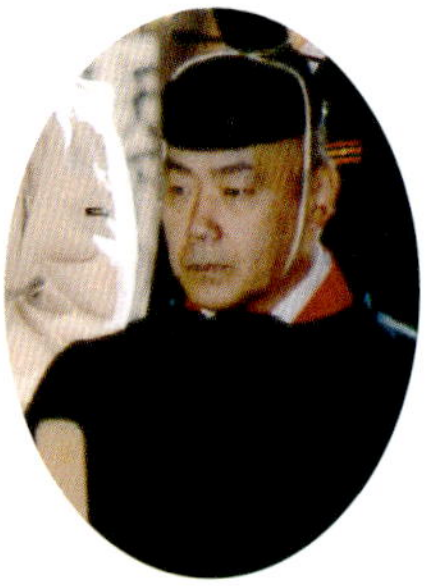

特定非営利活動法人 四條司家食文化協会
理事長 **四條 隆彦**

鶴見医師と神崎女史の出会いによる
極めて画期的な共著

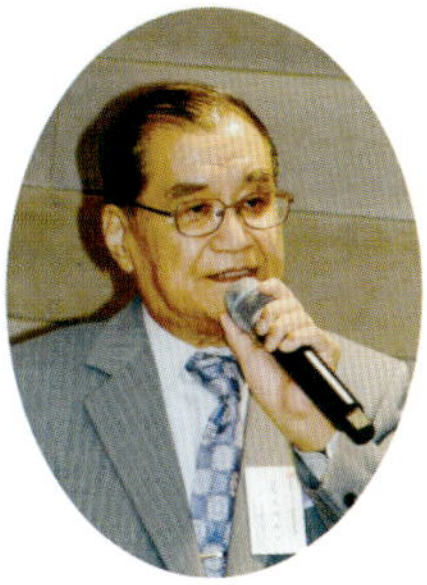

家庭は、その国の政治・経済・社会・教育・文化などの土台を担う、いわば扇の要のような存在です。ですから、家庭の仕組みがおかしくなると、その社会は病みます。それは、家庭が家族の生活を支えるとともに、子供を世に送り出し、人の絆をつくる役割を負っているからです。しかし、日本の家庭は、家族への心の栄養を十分に与えることができなくなりました。〝家族〟に変わる〝個族〟という言葉さえ生まれました。

同時にこうした欧米化の流れの中で、健康を支える食のありかたも見失われつつあります。〝グルメ〟がもてはやされる中で、本当に必要な栄養の基本が忘れ去られつつあります。

そんな折、わが国酵素研究の第一人者である鶴見隆史医師と、三十年前から活性酸素除去料理を実践指導されている健康料理家の神崎夢風女史との出会いによる共著が、世に出ることは極めて画期的なことです。目指すものは同じであっても、そこに至る道は必ずしも同じではありません。しかし、それを越えて誕生したお二人の合作による、この貴重な労作が多くの方に読まれ、健康への道しるべを提供することを確信しています。

社団法人 スコーレ家庭教育振興協会

会長 **永池 榮吉**

はじめに

食物がよければ病気は治り、食物が悪ければ病気になる

幼い頃、私には喘息の持病があり、よく発作を起こしていました。ところが10歳を過ぎたあたりから、急速に発作が起こらなくなりました。後で気づいたのは、生キャベツをふんだんに食べたことが喘息の改善につながったということです。

明治生まれの祖母は、つねづね私の健康を気にかけてくれていました。ある日のこと、「生キャベツを食べて喘息が治った」という人の話をラジオで聞いた祖母は、朝と晩に千切りキャベツを山盛り食卓に出すようになったのです。毎日、生キャベツをモリモリ食べるうちに、私の喘息は自然に治ってしまいました。

久しぶりに喘息発作が起こったのは高校時代です。引き金になったのは、マーガリンを塗ったトーストや肉たっぷりのラーメン、チョコレートでした。というのも、これらをやめた途端、発作は二度と起こらなくなったからです。

〈食物がよければ病気は治り、食物が悪ければ病気になる〉〈体は食べた物で作られる〉という理を、私は身をもって学びました。後に医師になり、「酵素栄養学」を治療の軸にすえたのも、私自身の体験が強く影響しています。

酵素はあらゆる生命活動を支えるたんぱく質の1種です。酵素栄養学では、酵素を生命維持に不可欠な栄養素ととらえ、酵素を豊富に含む生の野菜や果物をとる酵素食で食養生を行い病気治療に役立てます。

私のクリニックには、がん、リウマチ、アトピー性皮膚炎、肝炎、重度の糖尿病、自己免疫疾患などの難病の患者さんや、年単位で頭痛や腰痛などの痛みに苦しんでいる方が多く来院されます。酵素食と

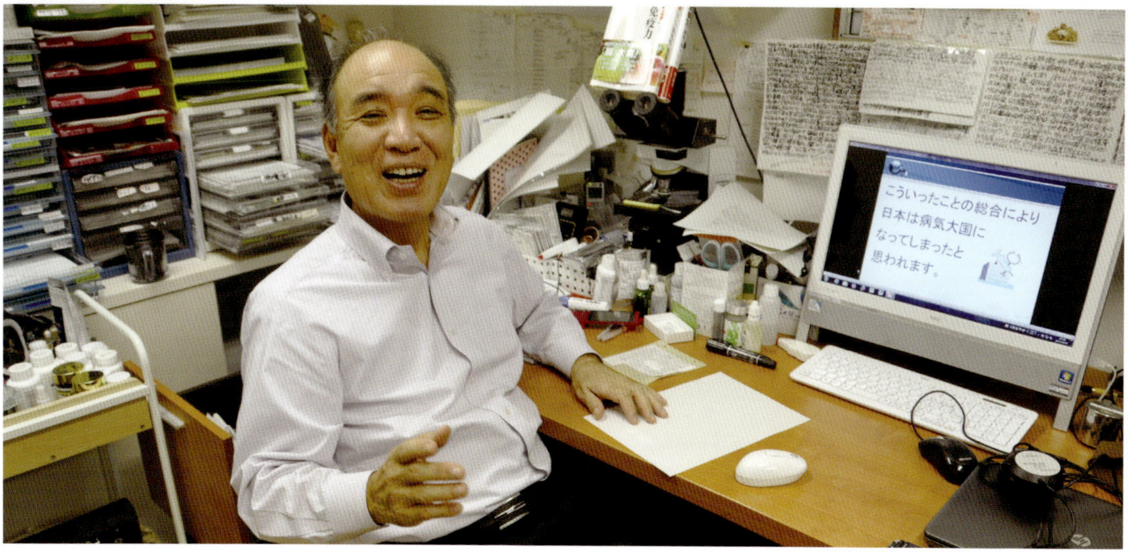

ファスティング（半断食）を実践すると、患者さんの治癒力はみるみる高まり、現代医学で治りにくいとされている、アトピーや糖尿病、さまざまな体の痛みが完治し、がんの末期でも治癒に向かう人は少なくありません。

本書では、酵素食がもつ強力な健康パワーをご紹介するとともに、料理研究家である神崎夢風先生が考案された「活性酸素除去料理」のレシピを公開します。活性酸素除去料理は、老化と万病の元である活性酸素を除去して健康増進をはかる効果があり、酵素たっぷりの生食と一緒にとれば「向かうところ敵なし」です。今ある病気も治っていきますし、病気を防ぐこともできます。

神崎先生の料理はどれもたいへんおいしいうえに、手軽に作ることができます。ご自身はもちろんのこと、ご家族の健康を守るためにも、ぜひ食卓に乗せてください。本書がみなさまの健康作りに役立てていただけましたら幸いです。

平成25年11月　鶴見　隆史

誰もが健やかに暮らせる
“活性酸素除去料理”の
幸せレシピ

私が食医学の道に進んだのは、食事によって自ら心臓病を克服したことがきっかけです。私は、小学生のときに狭心症と診断され、中高時代は運動を制限されていたため73キロまで太り……と、苦悩の青春時代を過ごしました。

人生を悲観していた私に光が差したのは父の一言でした。高校卒業後の進路について父に相談すると、こんなアドバイスをくれたのです。「〝食〟という字は〝人を良くする〟と書くだろう。自分のためにも、人のためにも役立つ健康になれる料理とか、誰でもわかる栄養学を研究してみるといいよ」と。

私は父の言葉を胸に栄養士の資格をとるために上京しました。その後、縁あってアメリカから帰国した医師から最新の栄養学を学ぶことができ、「活性酸素」が老化や万病の原因であることを知りました。

そこで、私は生活習慣から活性酸素を除去するよう心がけ、食事を変えたところ、1年で26kgやせ47kgになり、心臓病は3年で完治しました。この経験から、私は活性酸素を除去する食材の選び方や調理法の研究をはじめました。やがて完成したのが、この本でご紹介する「活性酸素除去料理」です。

活性酸素除去料理は、1日に9品目（乳・卵・魚・肉・豆・野菜・芋・果物・穀物）＋海藻で作るという特徴があります。これにより、体質改善や免疫力アップに必要な、酵素をはじめとするさまざまな栄養を体にとり込むことができます。

私が主宰している「食医食」では、食べることで病気を回復させる〝食〟と、食べることで病気を予防する〝食〟の理念にもとづき、全

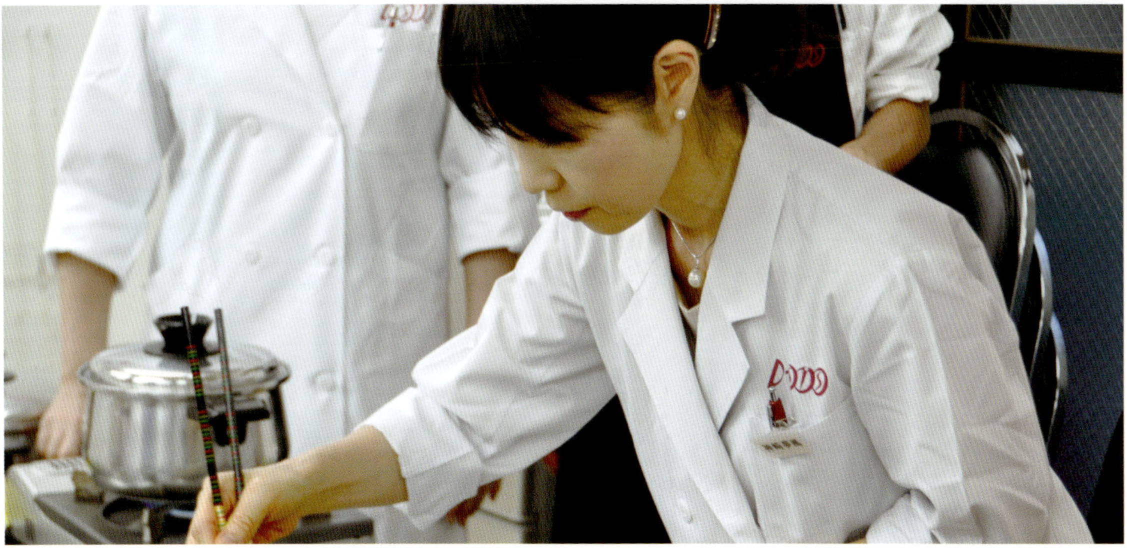

国各地で料理教室を開き食指導を行っています。受講生の皆さんからは、アトピーやメタボ、高血圧、糖尿病が治ったなど、嬉しい声が数多く寄せられています。

〝健康という結果の出る家庭料理〟の普及に邁進してきた私にとりまして、日本の酵素医学で先駆的な研究を続けてこられた鶴見隆史先生と共著を編むことができますことは、このうえない喜びです。鶴見先生は手術もせず現代薬も使わず、酵素食を主体とした治療でがんをはじめ数々の難病を治癒に導き、長く絶望のなかにいらした患者さんを救ってこられました。鶴見先生の食指導は、本来あるべき正しい医学の姿を私たちに示してくださいました。鶴見先生の酵素医学から学んだ「生食のすすめ」は、食医食体質改善指導にいかし、本書でも酵素たっぷりの生食レシピを多数ご紹介しました。

私が家庭料理で大切にしていることは、「簡単に作れて、おいしくて、身体によくて、経済的な健康料理」です。私も主婦であり、2人の子供を育てながら仕事をしてきました。今回、ご紹介する１１４点のレシピは、食医食の実践のような料理ばかりです。ご家族全員が病気知らずで、心豊かに健康生活を送っていただけましたら幸いです。食医食をきっかけとした「気づき」を、できるところから「行動」に移し「習慣」にしていただけば、「運命」が変わると信じています。「運命」という言葉の中には「命」という字があり「命」には「口」という字が入っています。食生活をぜひとも大切にしてください。

平成25年11月　神崎　夢風

免疫力を高める食事のルール10

免疫力を高める近道は、毎日の食事で酵素をたっぷりとること。
体の中に酵素が十分にあれば、食べ物の消化吸収がよくなり、代謝もアップします。
免疫力をつかさどっている腸のはたらきもよくなり、腸内の善玉菌も増えて、免疫力も高まります。
ここで紹介する10のルールを実践すると、酵素を効率よく活用できるうえ、
ガンや老化の原因となる活性酸素を除去することができ向かうところ敵なしです。
食事を変えれば、体がぐんぐん元気になっていくことがわかるでしょう。

ルール1

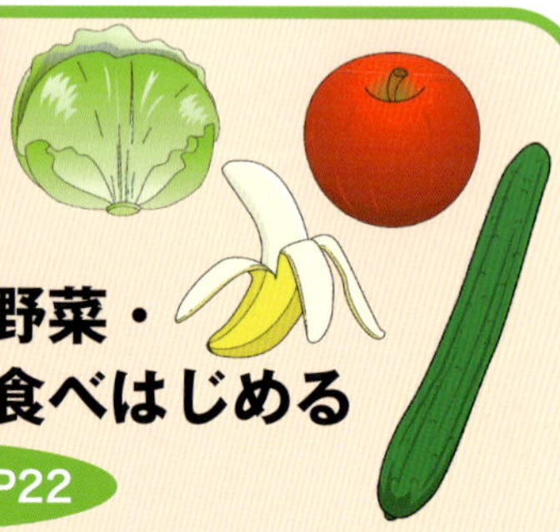

食事は生野菜・果物から食べはじめる

⇒詳しくは P22

酵素を確実にとり入れるコツは、食事の時まっさきに酵素を胃の中に送りこむこと。加熱調理したものを食べる前に、生野菜や果物を食べましょう。

ルール2

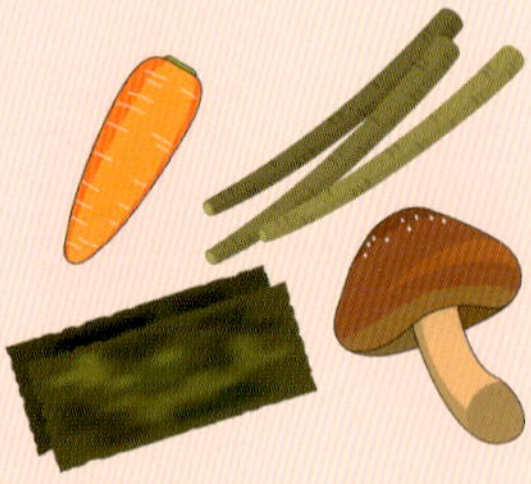

食物繊維をたっぷりとる

⇒詳しくは P36

腸内の老廃物や毒素の排泄を促し、腸内の環境を整える食物繊維。食物の消化吸収を助けるので、酵素のムダ遣いを防ぐことができます。

ルール3

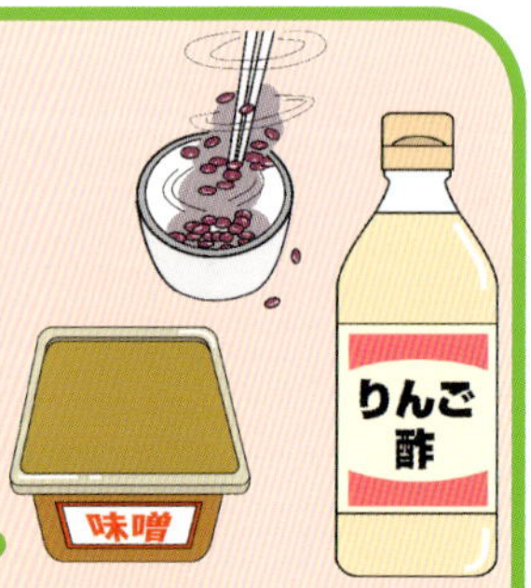

発酵食品を欠かさない

⇒詳しくは P44

納豆、ぬか漬けなどの発酵食品は、腸内の善玉菌のエサになる乳酸菌と、酵素がたっぷり。毎日とれば腸も元気になり、免疫力もアップします。

ルール4

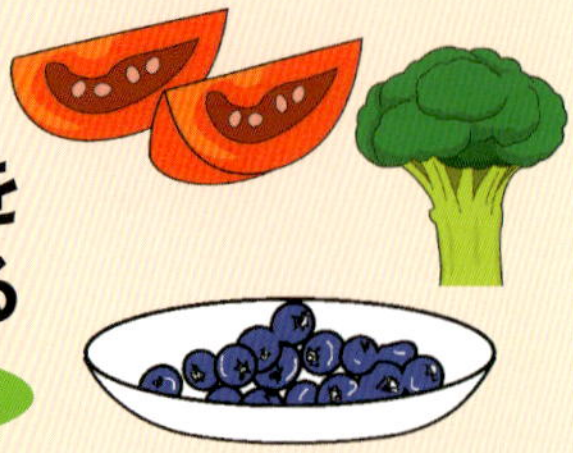

抗酸化食品をしっかりとる

⇒詳しくは P62

免疫力をアップするには、万病の元である活性酸素を除去するファイトケミカル（植物性化学物質）をとりましょう。野菜や果物にたっぷり含まれています。

ルール **5**

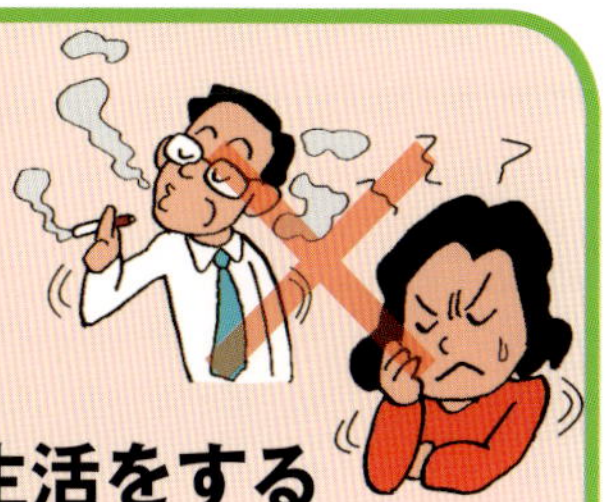

活性酸素を増やさない生活をする

⇒詳しくはP60

活性酸素の発生を抑えるには、生活習慣の見直しを。タバコをやめる、睡眠をしっかりとる、適度な運動をするなど、できることはたくさんあります。

ルール **6**

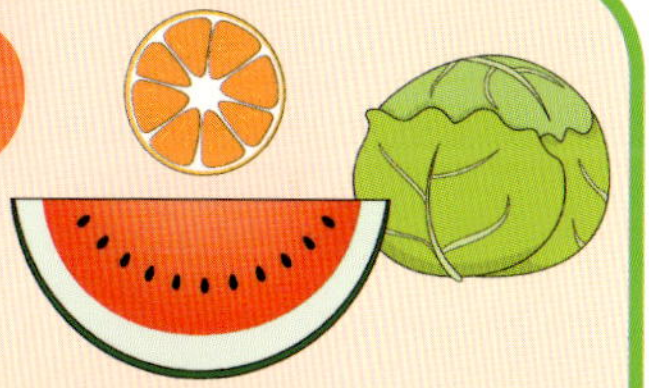

食事で体内酵素を増やす

⇒詳しくはP18

体内で生産できる酵素の量には限りがあるので、食事でこまめに酵素を補うことが大切。野菜や果物を生でたっぷりとりましょう。

ルール **7**

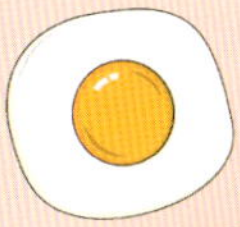
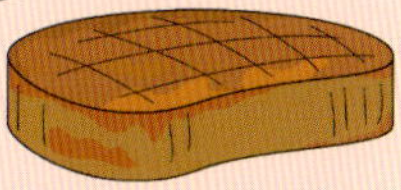

卵・肉・魚は食べ過ぎない

⇒詳しくはP26

動物性たんぱく質をとり過ぎると、腸内の悪玉菌が増えたり、腸の壁が異常をきたしたりして免疫力の低下を招きます。卵・肉・魚は控えめに。

ルール **8**

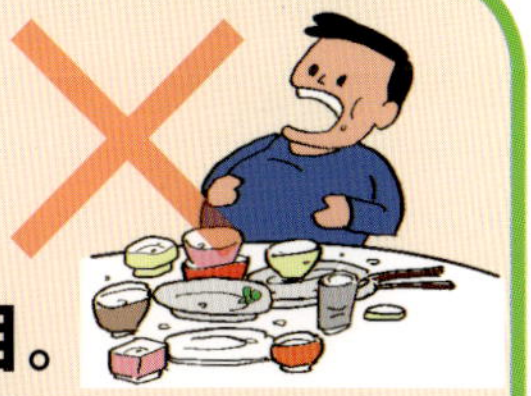

食事は腹八分目。慣れたら六分目に

⇒詳しくはP20

食事の量が多いと、その分、消化酵素をたくさん使います。酵素のムダ遣いを防ぐには腹六分目が理想です。まずは腹八分目をめざしましょう。

ルール **9**

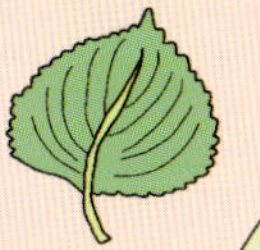
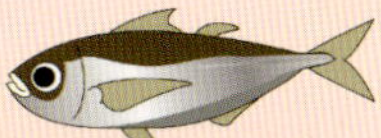
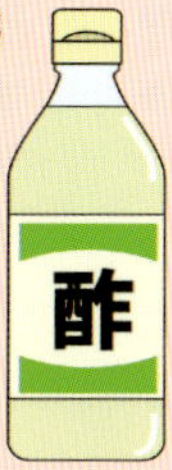

“油”は選んで少なめにとる

⇒詳しくはP50

油には､トランス型油脂などの体に悪い油と、αリノレン酸などの体にいい油があります。いい油を控えめに使うことが免疫力アップのコツです。

ルール **10**

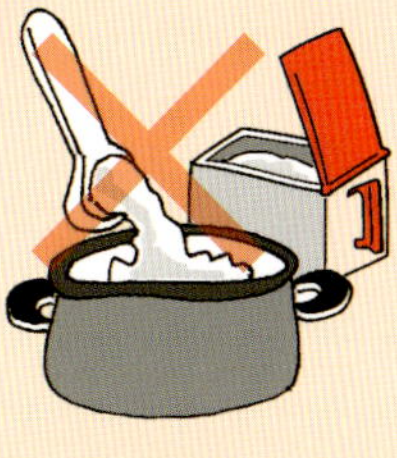

白砂糖はとらない

⇒詳しくはP52

白砂糖の主成分であるショ糖は、酵素を大量に消費し、腸内の悪玉菌を増やすワーストワン食品。甘味はハチミツ、黒砂糖などで代用を。

食事を変えれば病気は治る　目次

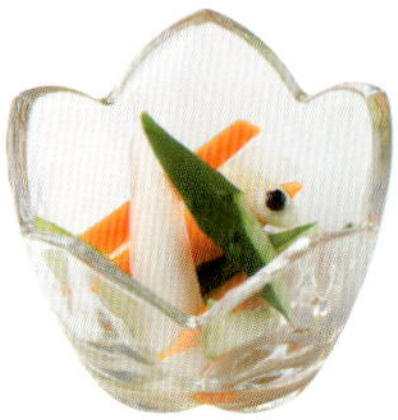

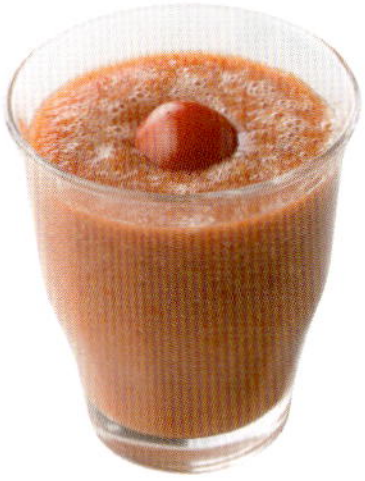

Part2　手早く、おいしい、経済的！ 体にいい「これで大丈夫」レシピ

酵素たっぷりの生野菜・果物ジュース

酵素食の基本 生野菜サラダ

発酵食品【漬け物・ピクルス】

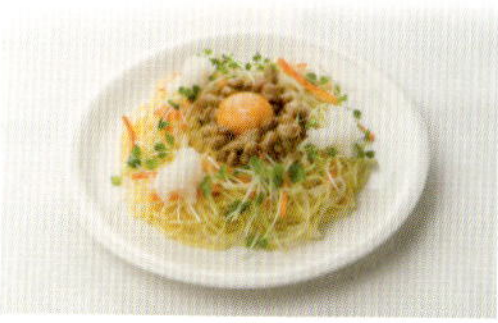

発酵食品【酢を上手にとるレシピ】

発酵食品【塩麹を使ったレシピ】

発酵食品【味噌を使ったレシピ】

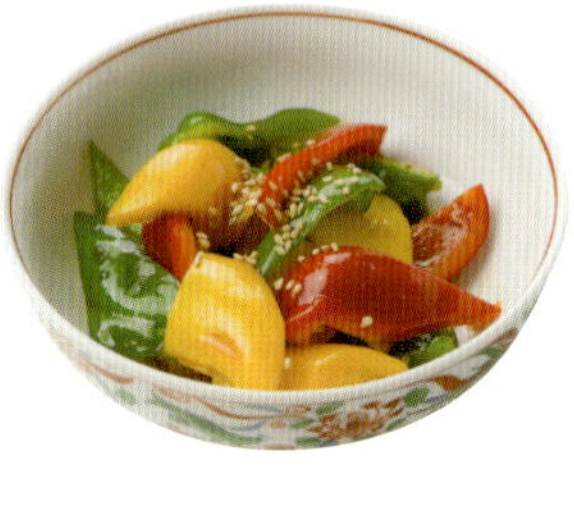

発酵食品【納豆を使ったレシピ】

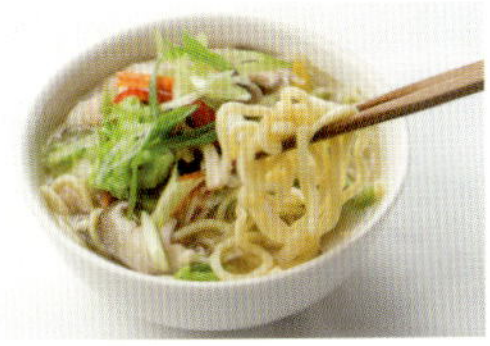

低GI食を作る工夫レシピ

体を温めるレシピ

「スキキライ食品」を上手に食べるレシピ

食医食スイーツ

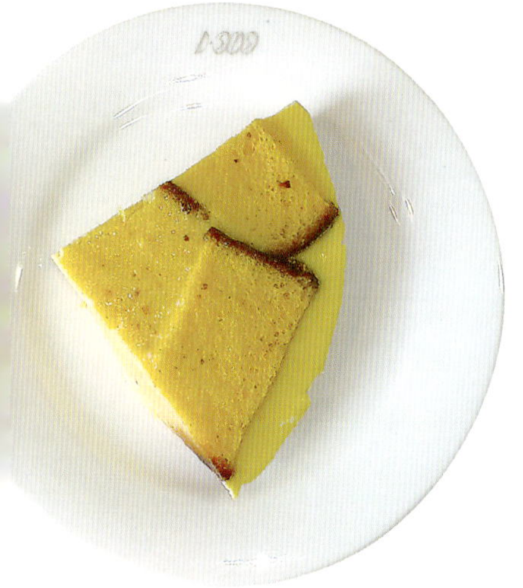

Part 1 「腸」からつくる健康ライフ

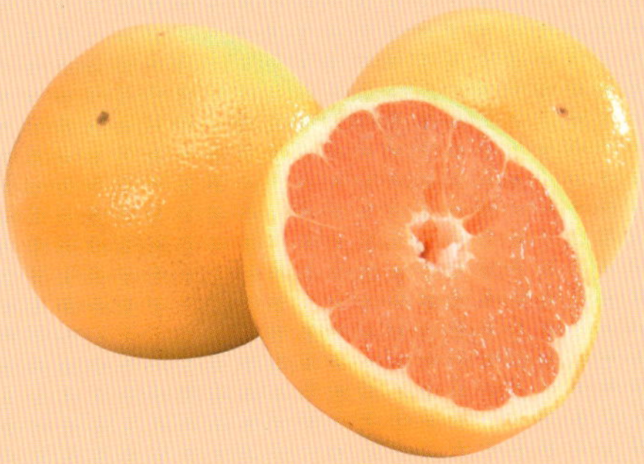

第1章 酵素が免疫力の高い体を作る

酵素は、生命活動に欠かせないたんぱく質の1種。不足すると免疫力が低下し体調不良や病気を招くことに。健康を保つ秘訣は、酵素たっぷりの食事にあります。まずは酵素のはたらきを理解しましょう。

酵素って何？①

免疫力のカギは酵素にあり

「酵素」は免疫力を高めるかなめ！

〝酵素〟といえば、「酵素パワーで汚れを落とす」などといった洗剤をイメージする人も多いのではないでしょうか。

汚れを分解するのも酵素のはたらきですが、これからみなさんに紹介するのは、人間の体のなかにあって、さまざまなはたらきをする酵素のお話です。

酵素は私たちの生命活動に欠かせない存在です。食べ物の「消化・吸収」を促すのも酵素ですし、細胞の再生や老廃物の排泄、エネルギーの産生、免疫の維持など、「代謝」とよばれるはたらきを支えているのも酵素です。

なんらかの理由で酵素が不足すれば、当然、消化不良や代謝不良が起こります。こうなると体を構成している細胞のはたらきも低下し、その影響は体調不良や病気となって表れます。

あなたの酵素力はどのくらい？

病院にいくほどではないけれど、調子が悪いという場合、酵素不足が疑われます。

ここに挙げた症状は、酵素不足による消化不良や代謝不良、免疫力の低下によって起こるものです。思い当たる症状をチェックしてみましょう。チェックの数が多いほど、酵素が不足しているということです。

びっくりするほど酵素が足りない！という結果が出ても大丈夫。食事を変えれば、酵素不足は解消できます。

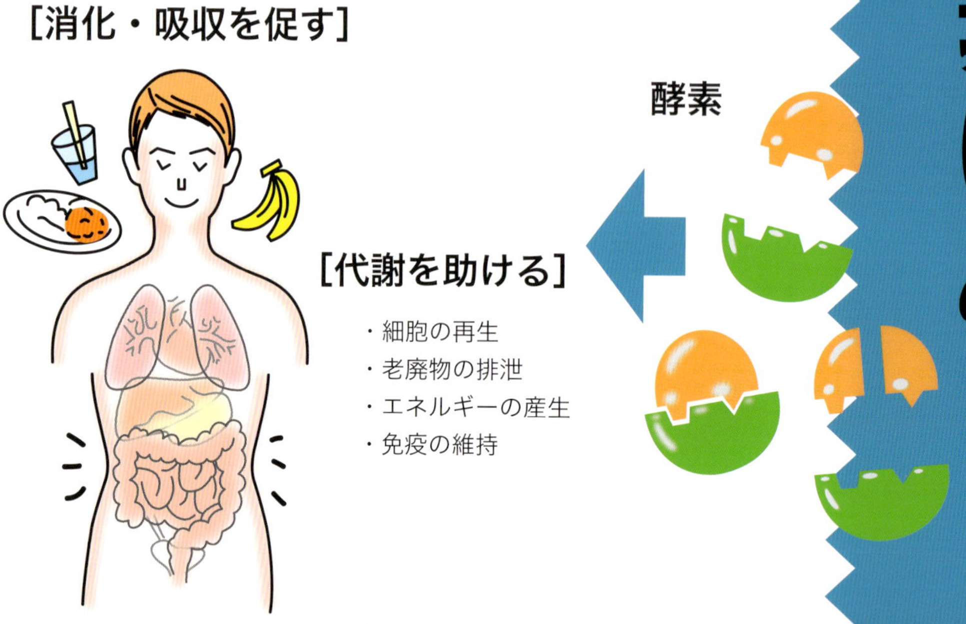

こんな症状ありますか？

①□よく頭痛がする、頭が重い
②□肩こりや腰痛などがある
③□体の関節が痛む
④□舌・歯肉・唇が腫れやすい
⑤□風邪をひきやすい
⑥□セキがよく出る、のどがはれやすい
⑦□目の下にクマがある
⑧□冷え症、体がむくみやすい
⑨□肌荒れ、肌のかゆみがある
⑩□めまいや耳鳴りがある
⑪□便秘しがち、便やおならがくさい
⑫□下痢しやすい、お腹が張る
⑬□ゲップがよく出る、胸やけしやすい
⑭□尿がくさく、色が濃い
⑮□尿の出が悪い
⑯□口臭がある
⑰□食後に眠くなる
⑱□疲れやすい
⑲□集中力がない、もの忘れしやすい
⑳□イライラしやすい
㉑□生理不順や生理痛が重い
㉒□多汗・寝汗が多い
㉓□汗をほとんどかかない、寝汗が出ない

☑の数で酵素不足の程度がわかります。

☑が０個［健康］

酵素は十分にあり、健康です。今の食生活を続けましょう。

☑が１～３個［まぁまぁ］

酵素レベルは普通です。食事や生活に気をつけて、さらに酵素を増やしましょう。

☑が４～６個［酵素不足］

消化酵素が不足しています。食事を見直す必要があります。

☑が７個以上［危険］

消化酵素、代謝酵素が大幅に不足しています。食事、ライフスタイルを見直し、半日断食を行いましょう。

酵素って何？②

酵素には体内酵素と体外酵素がある

食物の消化を一手に引き受ける第9番目の栄養素「酵素」

前項で、酵素が不足すると不調を招くということは、おわかりいただけたのではないでしょうか。では、もう少し詳しく酵素のはたらきをみていきましょう。

酵素は体内で起こる化学反応の触媒（化学反応を推し進める物質）としてはたらくたんぱく質で、人間のみならず動物や植物など、あらゆる生命体にとってなくてはならない栄養素です。

栄養学の世界で酵素のはたらきが知られるようになったのは、ごく最近のこと。そのため酵素は、8大栄養素（炭水化物、たんぱく質、脂質、ビタミン、ミネラル、食物繊維、ファイトケミカル、水）に続く、新しい第9番目の栄養素と呼ばれています。

酵素は大きく分けると、体内にある「体内酵素」（潜在酵素）と、外部から食事によってとり入れる「体外酵素」があります。体外酵素の代表は、食物からとり入れる「食物酵素」。そしてもう1つは、腸内細菌が生み出す「腸内細菌酵素」です。

［酵素の分類］

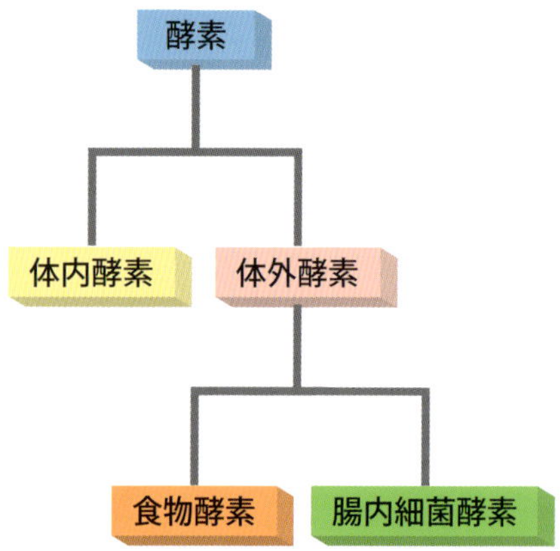

栄養をとっても消化酵素がないと意味がない

体内酵素のうち「消化酵素」は消化器官内で分泌され、食物に含まれる栄養を、エネルギー源として腸壁で吸収できるように小さな分子に分解します。

さきにあげた8大栄養素が体内ではたらくためには、消化酵素が欠かせません。いくら栄養たっぷりの食事をとっても、消化酵素がなければ栄養成分は腸を素通りして吸収できず、体に役立てることはできないのです。

生命を維持する代謝酵素

２万種類以上もあるといわれている体内酵素のうち消化酵素以外は、すべて「代謝酵素」です。代謝酵素は、次に挙げるようにあらゆる生命維持活動にかかわっています。

- 体内に吸収された栄養素をエネルギーに変える
- 古くなった細胞や組織を新しく入れ替える
- 遺伝子の修復や免疫力を調整する
- 有害物を解毒する
- 老廃物を排泄する

酵素の種類が多いのは、１つの酵素は１つのはたらきしかおこなわないため、役割の数だけ酵素が必要になるからです。

人間の体を構成する１００兆個もの細胞は、１日１００万回の化学反応を起こして生命活動を維持しています。この化学反応を仲介している酵素がなければ、人はまばたきすることも、息をすることも、食べ物を消化することもできません。酵素は、私たちの健康、命を支える特別な栄養素といえましょう。

[消化酵素のはたらき]

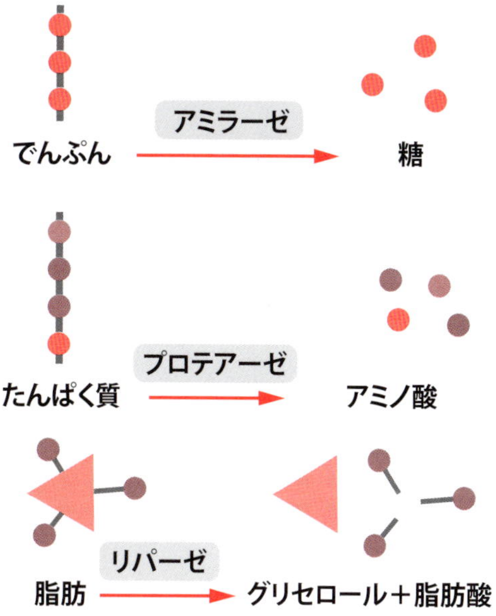

消化酵素は、炭水化物のデンプンを分解するアミラーゼ、たんぱく質を分解するプロテアーゼ、脂質を分解するリパーゼという３つのグループに分かれ、全部で24種類ある。

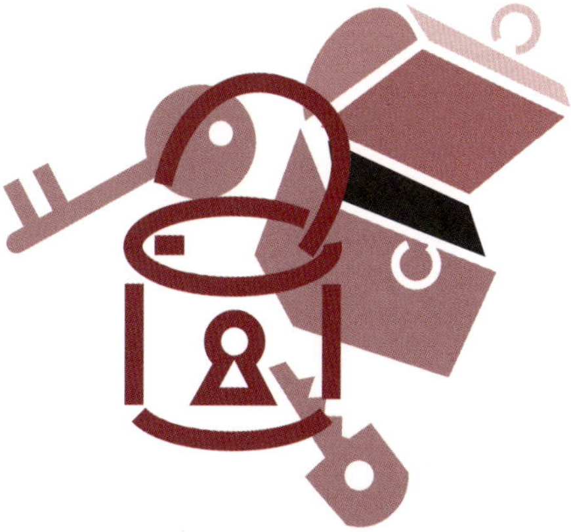

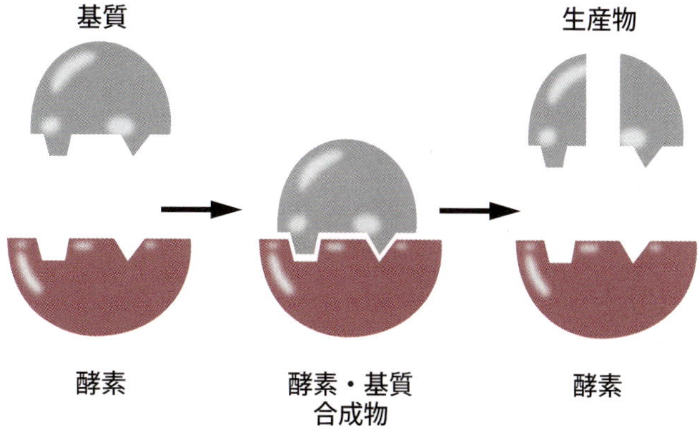

「カギ」と「カギ穴」のように、ある酵素が果たす役割は決まっている。

体内酵素を節約して食物酵素をたっぷりとる！

体内で作られる酵素には限りがある

生命を保つうえで欠かせない酵素にも寿命があります。短いものは数時間、長くても数10日ではたらきを終えてしまいます。そのため体内では、毎日、新しい酵素が作られています。

ただし、1日に生産される酵素の量には限りがあり、一生で一定量しか作ることができません。

しかも酵素を作る能力は20歳以降から徐々に低下し、40歳以降は急激に衰えます。ですから、年齢を重ねるほど、食物から酵素を補う必要があるのです。

このようにいいますと「私は、まだ若いから大丈夫」と思うかもしれません。たしかに若い人ほど、酵素を作る能力は高いのですが、かといって安心はできません。酵素をムダ遣いすると、誰でも酵素不足になるおそれがあるからです。

消化酵素と代謝酵素のバランスが健康を左右する

私たちの体は、1日に一定量だけつくられる酵素を、消化酵素と代謝酵素に振り分けています。どちらも生命活動に欠かせないものですが、重要なのは両者のバランス。一方が多くなれば、もう一方は少なくなります。

ここでポイントになるのは、〝消化酵素の割合が小さい〟ほうが健康維持につながるということです。

1日に作ることができる酵素のうち、消化酵素の消費量が増えると、代謝酵素が不足し、結果的に代謝が滞ってしまいます。そうなると、細胞の入れ替えや組織の再生・修復、老廃物の排泄、エネルギーの変換、免疫力の維持など、あらゆる代謝活動がおろそかになってしまうのです。解毒や排泄といったはたらきが低下すると細胞は老廃物や毒素、脂肪をためこむようになります。加えて、老化やガンを招く活性酸素を除去するはたらきも低下し、肥満、リウマチ、体の痛み、ガン、糖尿病、心臓病などさまざまな病を引き寄せます。

酵素のムダ遣いに注意

消化酵素を使いすぎる最大の原因は食べ過ぎです。お腹いっぱいになるまで食べると、食物を消化するために消化酵素を大量に使ってしまいます。
　そのほか、焼き肉など加熱調理したものや白砂糖、加工食品に含まれている食品添加物、体に悪い油、動物性たんぱく質、高GI食などのとり過ぎも、消化酵素のムダ遣いにつながります。
　飽食の時代を生きる現代人は、好きなものを好きなだけ食べるのがあたり前になっています。代謝や解毒が追いつかないような食習慣は万病の源。第2章でお話ししますが、腸を汚して免疫力を低下させる原因にもなります。
　年齢にかかわらず、酵素が不足する可能性は誰にでもあります。それを防ぐためには、体の外から酵素をとりこむ必要があります（体外酵素）。毎日、食べ物から酵素をとることが大切です。

[酵素をムダ遣いしない!]

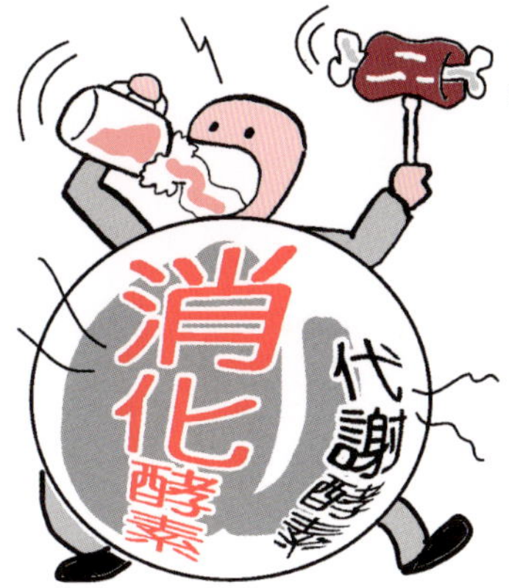

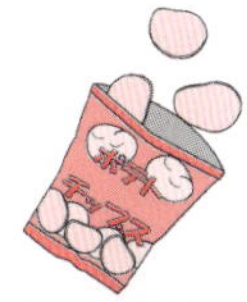

食べ過ぎ、特に食物酵素の少ない加熱調理した食品や食品添加物の多い加工食品などをとり過ぎると、体内の消化酵素は消費される一方に。

不健康な人の場合

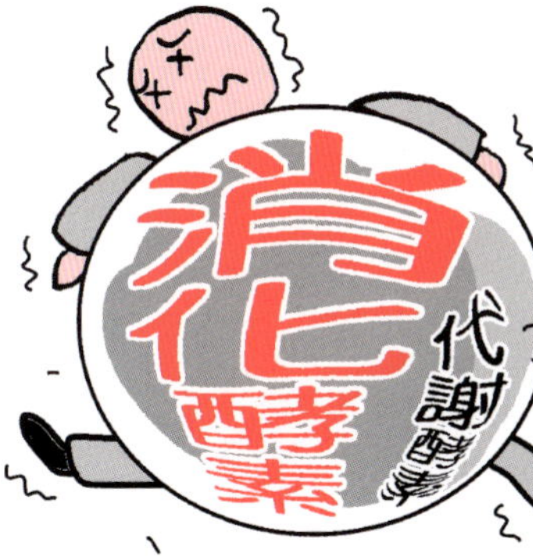

酵素の少ない食生活では、消化のために潜在酵素が消化酵素として多量に消費されてしまい、その分、代謝酵素が少なくなる。代謝ができずに免疫力もダウン。

健康な人の場合

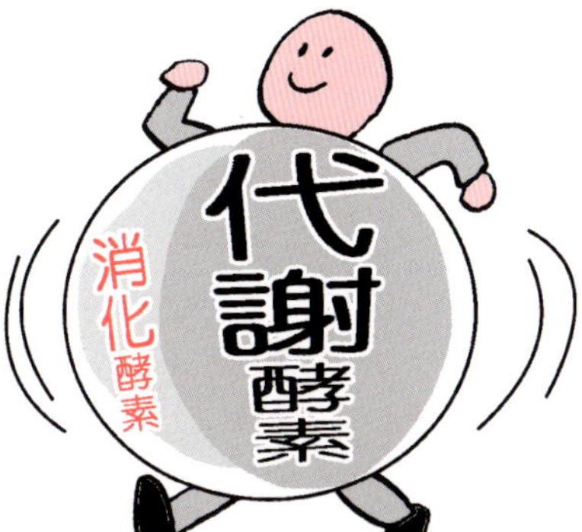

酵素たっぷりの食生活を送っていると、消化が順調に行われ、免疫力もアップ。潜在酵素を代謝酵素に回せるため、体のために有効に使うことができる。

酵素力を低下させる NG習慣10

酵素力が不足する原因は2つ。1つは食物酵素の摂取量が少ないこと。もう1つは、酵素をムダ遣いする食習慣やライフスタイルです。主だったNG習慣と、解決策を紹介しましょう。

NG1 過食

食べ過ぎは消化酵素を大量に使ってしまいます。そうなると代謝用の酵素が消化に回されるため、代謝がとどこおり、肥満、肌荒れなどさまざまな不調が起こったり、免疫力が低下して慢性病を招いたりします。

解決策

食事は腹六分目が理想！
腹八分目から始めましょう。

NG2 食べてすぐ寝る

人の生理リズムでは、午後8時から午前4時までは「吸収と代謝」の時間（P 67)。この時間帯に食べてすぐ寝ると、休息すべき消化酵素を無駄に使ってしまいます。また酵素のはたらきも弱いので、消化不良を招きます。

解決策

午後8時までに食べ終わり、寝る前3時間は食べないようにしましょう。

NG3 肉・魚・卵をとり過ぎる

動物性たんぱく質のとり過ぎは、消化酵素の大量消費を招きます。おまけに消化しきれなかったたんぱく質は窒素残留物となって血液をドロドロに汚して、全身に悪影響を及ぼします。

解決策

動物性たんぱく質は控えめに。食べたときは、その2倍以上の量の生野菜、果物を食べましょう。

NG4 生食が少ない

酵素は48℃以上になるとはたらきが止まります。そのため長時間加熱したものや、レンジ調理したものに酵素は含まれていません。加熱食に食事が偏ると、おのずと酵素不足におちいります。

解決策

生の野菜や果物を積極的にとり、生食と加熱食のバランスを6：4に近づけるようにしましょう。

NG5 白砂糖と悪い油のとり過ぎ

菓子類に含まれる白砂糖（ショ糖）や、スナック類、加工食品、マーガリンに含まれるトランス型油脂は、〝消化酵素ムダ遣い食品〟の代表です。とり過ぎると腸の腐敗を招いて、免疫力の低下を招きます。

解決策

「とらないように意識する」からはじめましょう。

NG6 生の「種」を食べている

生のナッツ、野菜や果物の種、豆などには「酵素抑制物質」が含まれています。これらを生で食べると、消化酵素、代謝酵素ともに使い過ぎてしまいます。スイカ、ブドウ、ミカンの種は食べないようにしましょう。

解決策

トマト、イチゴ、キュウリ、オクラなど取り出しにくい小さな種は大丈夫。
豆類は加熱して食べましょう。

NG7 加工食品をよく食べる

私たちが年間に摂取している食品添加物の量は、４～８キロともいわれています。食品添加物は、大量に酵素を消費させるばかりでなく、酵素のはたらきを妨げたり、酵素を変質させたりします。

解決策

加工食品を買う際は、食品の裏ラベルを見て、添加物のないものを選びましょう。

NG8 長期間、西洋薬を飲んでいる

治療薬といえども薬は体にとって異物なので、解毒するために代謝酵素を大量に使います。「薬を飲んでいるのに体調が悪い」と感じたら、代謝がおろそかになり、体が悲鳴をあげているサインです。

解決策

主治医に断薬か減薬を相談し、生食を増やしましょう。

NG9 たばこを吸う・お酒を飲み過ぎる

発がん物質をふくむたばこは、酵素を無駄遣いするだけでなく、活性酸素を大量に発生させる万病の元。「百薬の長」といわれるお酒も飲み過ぎは禁物。消化酵素、代謝酵素を大量に消費します。

解決策

たばこはやめましょう。
お酒を飲む人は、週２～３日は休肝日に。

NG10 夜更かしする

酵素は、夜間に作られます。夜更かしすると、酵素を十分に産生できなくなります。また、本来は組織の修復や細胞の入れ替えのためにはたらく代謝酵素が、エネルギー産生にも無駄に使われてしまいます。

解決策

午後 11 時までには床につき、
７～８時間は眠りましょう。

毎日の食事で酵素を しっかり補給しましょう

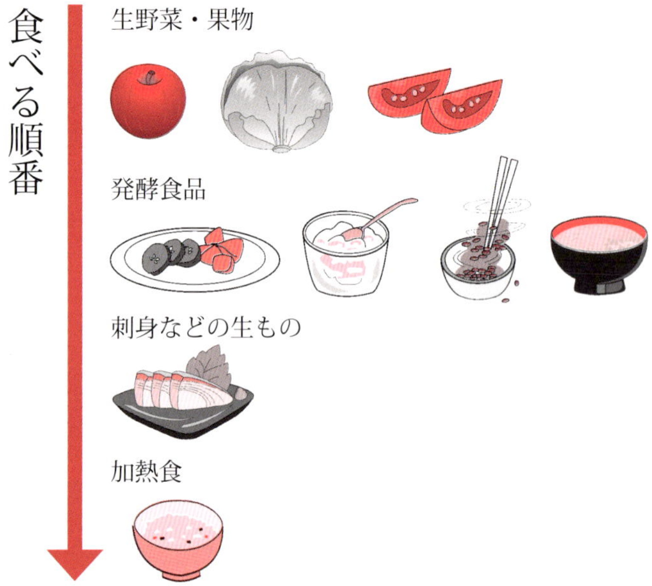

生の野菜と果物を たっぷり食べる

酵素がほかの栄養素と大きく異なるのは、「生きているたんぱく質」であるという点です。酵素が活性化するのは40～48℃。53℃以上に加熱すると活性力は失われてしまいます。

生きた酵素を補給するには、生の野菜や果物をたっぷりとること。1日の食事のなかで、生食を増やすことが大切です。理想的には生食と加熱食の割合は6：4。これが無理なら、できるだけ生食を増やすよう心がけましょう。

動物性の食品からも酵素をとることはできます。魚は刺身やたたき、カルパッチョにするといいでしょう。生肉は食中毒の恐れがあり、おすすめできません。生卵を食べるときは、白身にアレルギー物質が含まれているので、黄身だけにしましょう。納豆や味噌、ぬか漬け、キムチ、ピクルスなどの発酵食品からも生きた酵素を補充することができます。酵素たっぷりのお料理は、Part2（P75～）で紹介します。

食べる順番、 食べる時間もひと工夫

酵素をうまくとり入れるコツは、まだあります。食事は生野菜や果物、発酵食品から食べ、その後加熱したものをとります。この順番にすると食物酵素の消耗を防ぐことができます。

酵素を効率よく活用するには、体の生理リズムに合わせて生活することも大切です。酵素を中心とした「酵素栄養学」では、1日を次のように3つに分けて考えています。

①午前4時～昼12時
　排泄の時間
②昼12時～午後8時
　栄養補給と消化の時間
③午後8時～午前4時
　吸収と代謝の時間

このリズムに合わせると、朝食は軽めに、夜は午後8時までに終えることが理想です。1日の生理リズムについては、第4章P67で詳しくお話しします。

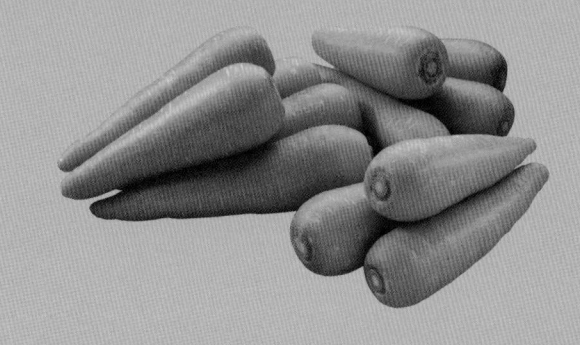

第2章
免疫力は「腸」から生まれる

腸には全身の90%の免疫機能が集中しています。免疫力を高める近道は、腸内細菌の善玉菌を増やし、悪玉菌を減らすこと。免疫力と腸内細菌の深い関係を解説しましょう

体を病気から守る免疫部隊は腸に集まっている！

酵素と免疫力、どんな関係があるの？

私たちの体には、病原菌や毒素から体を守る「免疫」というしくみが備わっています。

免疫パワーを発揮するには、「白血球」、白血球の集合基地である「腸」、腸に住んでいる「善玉菌」が重要な役割を担っています。

酵素たっぷりの食事をとると、腸内の善玉菌が増えて活発になり、そのはたらきで腸の中がきれいになります。腸内環境が改善されると、腸に集まっている白血球が十分にはたらくことができるようになり、その結果、免疫力が高まります。まず免疫について説明しましょう。

酵素食

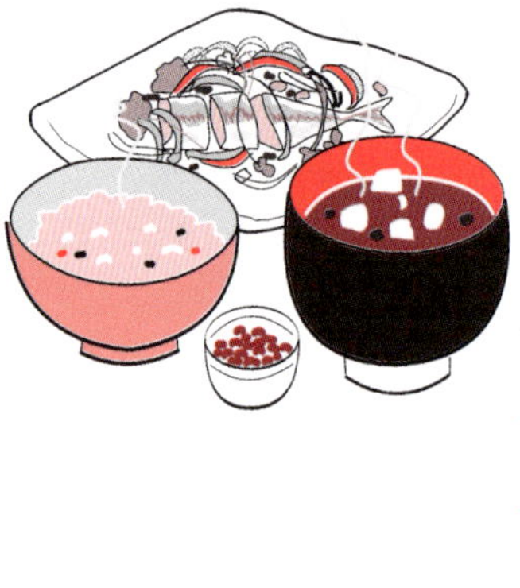

消化吸収力がアップ！ ← 白血球がはたらきやすくなる ← 免疫力アップ！

免疫系の役割

免疫系で主役となってはたらいているのが白血球です。白血球には、リンパ球や顆粒球、マクロファージなど、さまざまな種類があり、それぞれ独自の役割を担っています。

免疫系には、「自然免疫」と「獲得免疫」という二重の防御システムがあります。生まれた時から体内にそなわっているのが自然免疫。マクロファージや好中球、ＮＫ細胞などが24時間体内を巡回して、病原菌やガン細胞を見つけると、敵を食べて排除しています。

獲得免疫は、Ｔ細胞やＢ細胞などのリンパ球が、ウイルスや細菌、ガン細胞などに対して、「抗体」というたんぱく質を使って攻撃するシステムです。

リンパ球は一度会った敵を記憶し、次に同じ相手と出会ったときは、その敵専用の抗体を作って撃退します。私たちが、はしかや水疱瘡に二度かからないのは、そのウイルス専用の抗体でリンパ球が撃退しているからです。

体内では毎日、数千ものガン細胞が生まれていますが、リンパ球がこれらを排除しているおかげで、やすやすとガンにかかりません。

〝腸〟は人体最大の免疫器官

免疫力が発揮されれば、感染症やガンから、身を守ることができます。

免疫機能は体のあちこちに存在していますが、近年の研究で全身の免疫機能の9割が腸に集中していることが明らかになりました。

口から胃、小腸、大腸、肛門にいたる消化管は全長10メートル。食べ物は、この管のなかを通り抜ける間に、さまざまな酵素によって脂質、アミノ酸、単糖に分解されます。栄養素の90％は小腸が消化吸収し、毛細血管を通して全身に配られます。残りは大腸で水分を絞った後、便になり排泄されます。

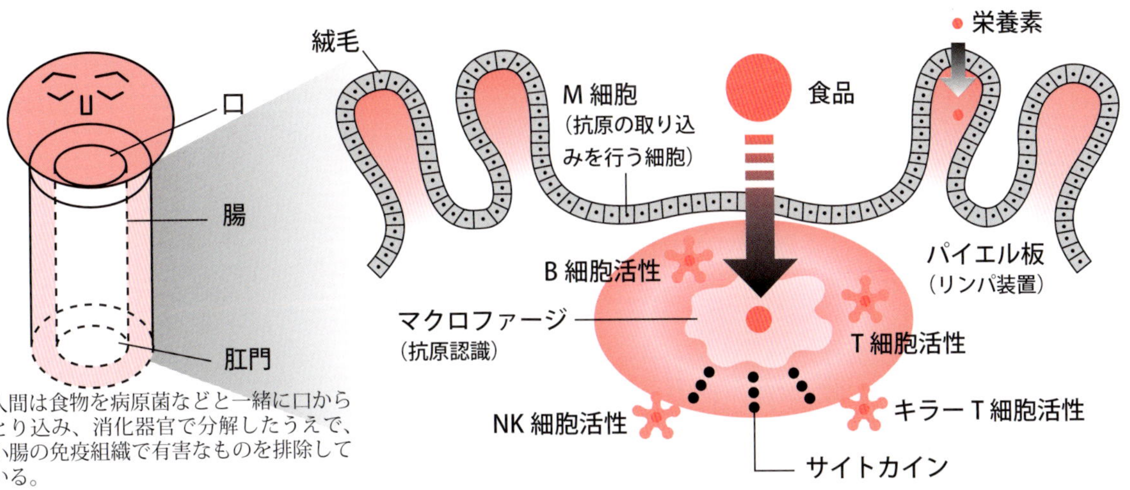

人間は食物を病原菌などと一緒に口からとり込み、消化器官で分解したうえで、小腸の免疫組織で有害なものを排除している。

消化管は内なる外の器官

消化管は体内にありますが、たえず食物が通過し外界からの刺激を受けているので〝内なる外〟といわれています。

腸には食べ物と一緒に、いろいろな病原菌や有害物質がひっきりなしに侵入してきます。そんな敵から身を守るため、小腸には全リンパ球の70％、ガン細胞を攻撃するリンパ球にいたっては80％が集結しています。

小腸にある免疫組織は「パイエル板」と呼ばれ、体内で関所としてはたらいています。パイエル板には、病原菌やウイルスなどの抗原を取りこむM細胞がひかえ、侵入者を監視しています。

またパイエル板の下には、リンパ球やマクロファージなどが多数集合していて、外部から侵入してきた危険なものを排除しています。

小腸に続く大腸では、腸に生息する腸内細菌が、免疫機能を活性化したり、外敵が悪さをしないように押さえ込んだりするはたらきをしています。

腸は人体最大の免疫器官。免疫力を高めるポイントは腸を元気にすること！　これに尽きます。

腸内を腐敗させる悪玉菌を、善玉菌を増やして退治しよう！

腸の中ではさまざまな細菌が勢力争いをしている！

腸には、１０００種もの腸内細菌がいます。その数はなんと１００兆個、重さは１・５キロにもなります。このような膨大な数の腸内細菌には、善玉菌と悪玉菌のほか、どちらにも分類されない日和見菌があります。

善玉菌と悪玉菌は常に勢力争いをしており、一方が増えると一方が減るという関係にあります。

善玉菌が優勢であれば腸は元気。問題は悪玉菌が増殖した場合です。腸のはたらきが低下して、免疫力は低下の一途をたどります。

悪玉菌の代表は、ウェルシュ菌や黄色ブドウ球菌、大腸菌です。これらは腸内のたんぱく質を分解して、炎症やガンの引き金になるアンモニアやアミンなど毒性の物質を作り出します。

腸内の腐敗は万病の元

肉の過食、野菜不足、砂糖のとり過ぎ、ストレスなどは悪玉菌が増える好条件です。

悪玉菌が増殖すると腸の蠕動《ぜんどう》運動が低下して便秘になります。便秘が続くと腐敗した便をエサにして、さらに悪玉菌が増えます。

悪玉菌は、硫化水素、インドール、スカトールなどの窒素残留物を作り、ここに腐敗した便から生じる毒素が加わって、腸内の腐敗と汚染が拡大します。

これらの毒素が腸から血管へ再吸収されると、血液は汚染されると同時に、赤血球同士がくっついてドロドロになる「ルロー現象」が起こります。

汚れた血液を取り込んだ細胞自体も汚染され、はたらきが悪くなって疲労や肌荒れ、ガン、アトピー、リウマチなどあらゆる病気を引き起こします。

酵素不足も悪玉菌を増やす原因になります。満腹するまで食事をとる習慣があると、消化酵素を大量に使っても食べ物を消化しきれなくなります。消化できなかった残留物が、腸内にとどまって悪玉菌のエサになるのです。

たとえば肉を大量に食べてたんぱく質が消化しきれないと、その残りかすは窒素酸化物として腸内に停滞します。悪玉菌は窒素酸化物が大好物。自分の栄養に

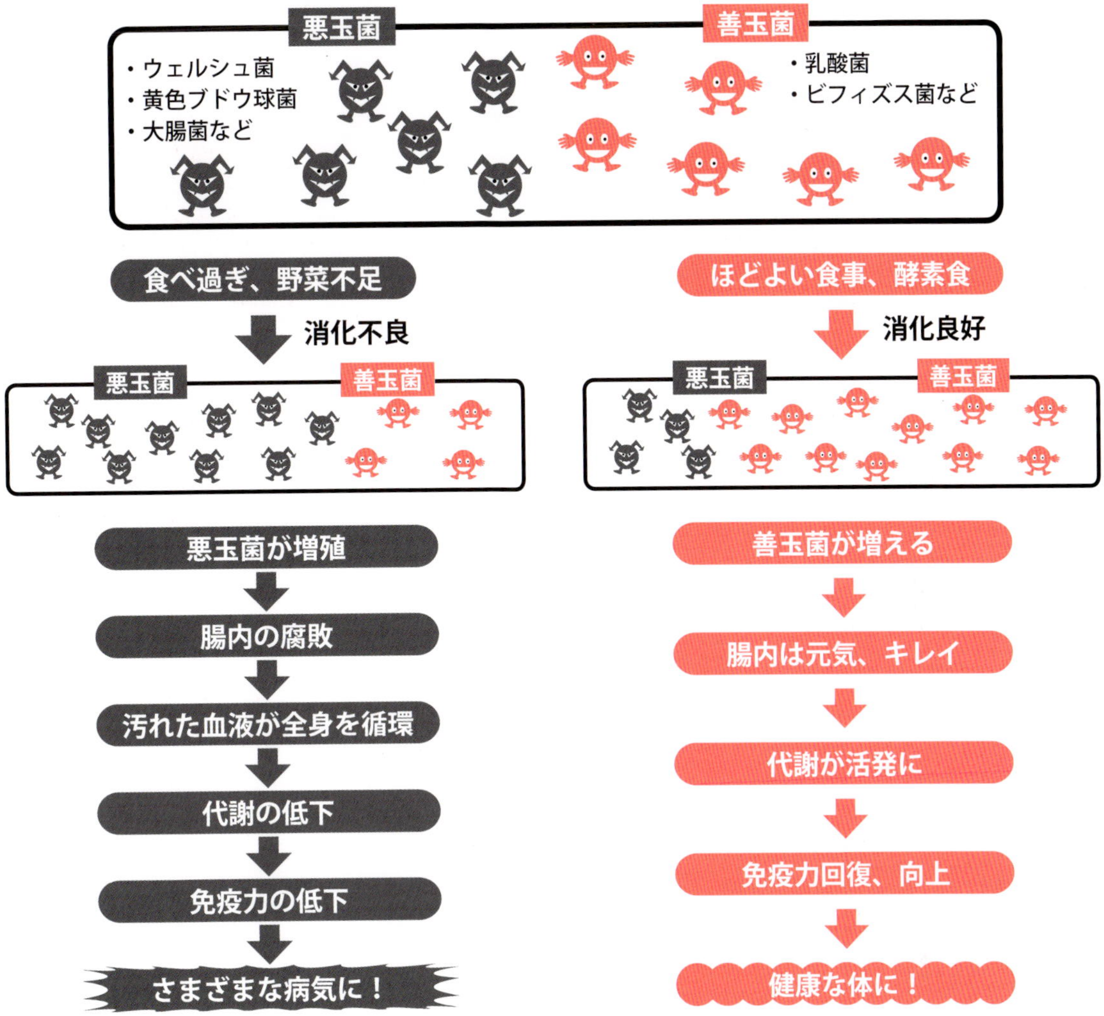

してどんどん増え、腸の腐敗に拍車がかかります。

善玉菌を増やせば免疫力が高まる！

こうした悪い流れから抜け出すには、食べ過ぎをあらため、善玉菌を増やす食事を心がけることが大切です。腸が元気になれば、免疫力も回復し、大事に到らずにすむのです。

乳酸菌やビフィズス菌に代表される善玉菌は、食べ物の消化吸収をスムーズにし、糖などを分解して乳酸と殺菌力の強い酢酸を作り、腸内を酸性にして悪玉菌の増殖を抑制したり、ウイルスや毒素の侵入を防いだり、発ガン物質を分解して、病気に対する抵抗力を高めます。

また善玉菌が作る酢酸は腸の蠕動《ぜんどう》運動を活発にするはたらきをするので、便通を促し便秘や下痢を防ぐ整腸作用があります。

そのほか小腸の免疫機能を活性化したり、酵素（体外酵素）を作って腸内の消化力を高めたりするなど、重要なはたらきをしています。

腸内の腐敗・悪玉菌のの増殖が招く不調 9

消化不良や悪玉菌の増殖などによって腸内が腐敗すると、腸から汚れた血液が全身に送られ細胞のはたらきが低下します。同時に腸の免疫機能もダウンして、さまざまな不調や病気を招きます。ここでは身近な不調を挙げました。1つでもあてはまるものがあれば、30、31ページを参考にして、酵素たっぷりの野菜や果物、善玉菌を増やす食事に切り換えましょう。腸内環境がよくなって免疫力も回復し、不調とサヨナラできます！

1 便秘になる、便やおならがくさい

腸内の腐敗が進むと、インドールやスカトールなどの窒素残留物が腸に停滞します。これがイヤなにおいの元です。腐敗が進んだ環境では悪玉菌も増えるので便秘に拍車がかかり、さらに腸内環境が悪化します。

2 体臭や口臭が強くなる

体臭や口臭が強くなるしくみは、便やおならがくさくなるのと同じです。腸内の腐敗が進むとインドールやスカトールなどの毒素が皮膚や口から漏れ出して体臭や口臭となります。

3 肌荒れ、ニキビ

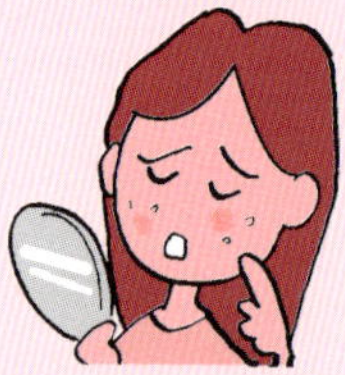

スキントラブルの多くは便秘が原因。便秘で腐敗した腸から送られる血液は、毒素を含んだ質の悪いものです。それを受け取った皮膚細胞は汚染され、肌の新陳代謝も低下してトラブルを起こします。

4 シミやシワ

消化不良を起こすと、腸にたまった未消化物を処理するため、白血球は活性酸素を放出します。活性酸素はリポフスチンという老化色素に変化し、シミやシワを作り、老化を早めます。

8 下痢

大腸では食べ物のカスから水分を吸収し、便を作ります。悪玉菌が増えると、水分吸収を助ける善玉菌が不足したり、腸の蠕動《ぜんどう》運動が異常になったりして水分吸収が十分にできなくなり下痢になります。

5 頭痛・肩こり・腰痛

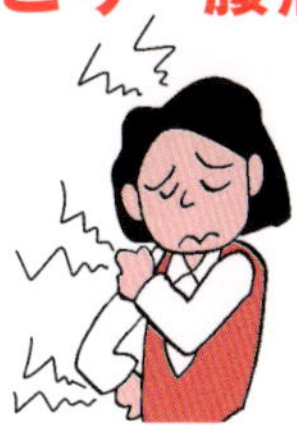

悪玉菌が作り出す有害物質や、消化不良で生じる窒素酸化物は、血液をドロドロにします。そうなると血流が悪くなり、細胞のはたらきも低下。「痛み物質」などの排泄も滞って体のあちこちに痛みが生じます。

6 リーキガット症候群

栄養を吸収する小腸には無数の絨毛《じゅうもう》があります。悪玉菌が出すアルカリ性物質は、絨毛に炎症を起こします。すると腸の粘膜がゆるみ広がってしまいます。これがリーキガット症候群。さまざまな病気を招きます。
小腸の粘膜がゆるくなると、本来なら通過できない大きな分子が腸から血液へ送り込まれてしまいます。その結果、アトピーやぜんそくなどのアレルギー病や、膠原《こうげん》病、潰瘍《かいよう》性大腸炎などさまざまな難病を招きます。

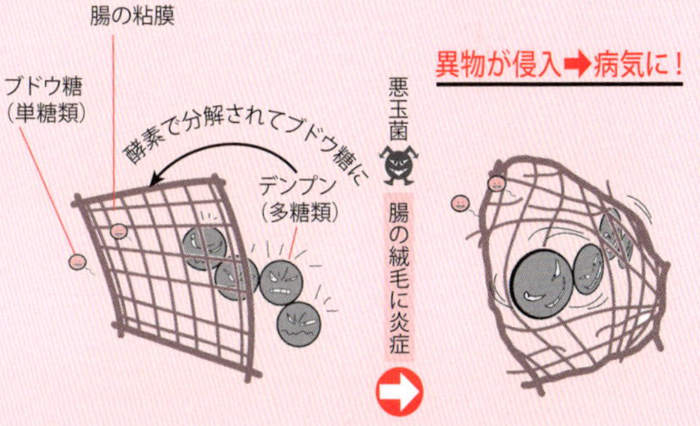

腸が健康な時は、
ブドウ糖のような
小さな分子しか通さない。

腸の粘膜がゆるむと、デンプンなどの
異物が腸から血液へ侵入。アレルギー
や膠原病、神経疾患などを引き起こす。

9 イライラ、うつ

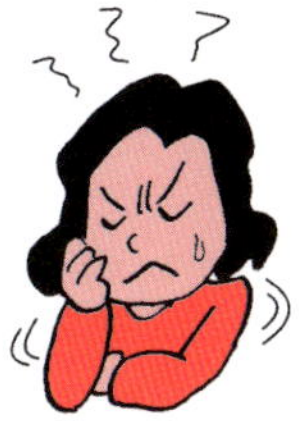

幸福感をもたらすセロトニンという物質があります。近年、セロトニンの95％は、善玉菌が生産していることがわかりました。汚れた腸のなかでは善玉菌が減少し、幸せ物質も不足して、イライラやうつを誘発します。

7 太りやすい・メタボ

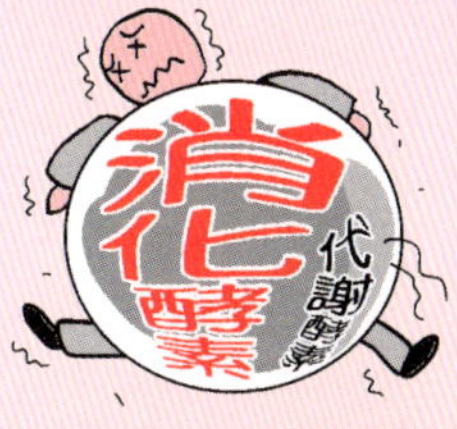

腸が腐敗して汚れていると、消化酵素が大量に必要になります。結果的に代謝酵素が不足し、代謝不良が生じます。普通に食べていても、代謝が低下しているので太りやすくなります。

食事で腸を元気にして、免疫力を高めよう！

人の体を樹木にたとえると

人体の器官の役割を樹木にたとえると、食事の大切さがわかります。

葉は光合成でガス交換を行っていますから、人の肺にあたります。枝や幹は体の骨格や筋肉に、樹液は血液やリンパ液にあたります。

もっとも重要な樹木の根は、人の小腸に相当します。地下深く張り巡らされた根は、栄養吸収細胞から土壌の栄養分や水分を吸い上げ、樹木全体に栄養を送りこみます。

土壌が汚染されていれば、根は毒素を吸い上げ、それが続けば樹木は枯れてしまうでしょう。

腸内環境の悪化は「汚染された土に生えた木」と同じ

では、人間の場合はどうでしょうか？人間の栄養吸収細胞は、小腸の空腸・回腸のなかにある腸絨毛《じゅうもう》です。腸絨毛１本につき、５０００個もの栄養細胞があり、小腸全体では１５００億個にもなります。これら膨大な数の細胞は吸収した栄養を、血管から全身に供給しています。

つまり私たちも樹木と同様、よくないものを食べ、土壌にあたる腸内環境が悪化すれば、病気になってしまうのです。

よい土なら樹木がイキイキと成長するように、人間も腸内環境によい食事をとれば健やかに暮らすことができます。

善玉菌が喜ぶ食事とは？

腸内環境を良好にするには、善玉菌を増やすことが大切です。生野菜、果物、海藻、豆類、漬け物などには、善玉菌の好物がたっぷり含まれており、これらを食事にとり入れると、善玉菌は勝手に増えてくれます（個々の食品については、38ページ以降で詳しく説明します）。

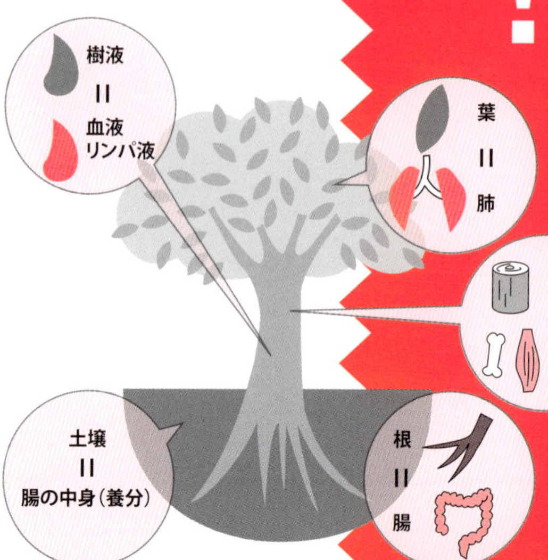
樹液
=
血液
リンパ液
葉
=
肺
幹
=
骨・
筋肉
土壌
=
腸の中身（養分）
根
=
腸

善玉菌が喜ぶのはこんな食品

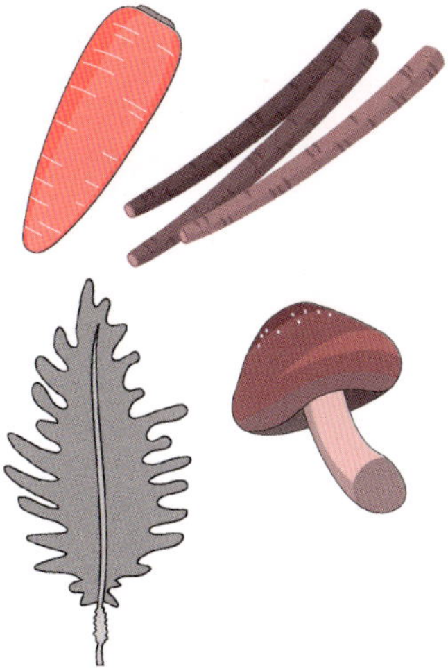

食物繊維

野菜や海草、豆類などに豊富に含まれている食物繊維は便通を整え、クリーンな腸内環境を保ちます。腸の居心地がいいと、善玉菌も喜んでどんどん増えます。
また、食物繊維は善玉菌のエサになります。善玉菌が食物繊維を分解するときに作られる酢酸は、腸内を酸性にして、悪玉菌を押さえ込むはたらきがあり、善玉菌の勢力拡大にひと役買います。
酢酸などの短鎖脂肪酸は、健康維持にたいへん役立ちますが、これは腸内が“発酵”状態のときに生まれます。発酵は、腸内環境がきわめてよいときに起こる現象です。

発酵食品

ぬか漬けや納豆、みそなどの発酵食品には、善玉菌のエサになる乳酸菌がたっぷり含まれています。植物性の発酵食品に含まれる乳酸菌は、生きたまま腸に届くため、効率よく乳酸菌を増やすことができます。

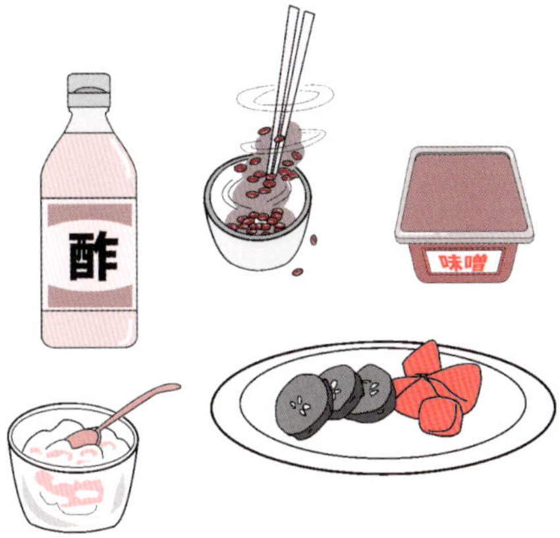

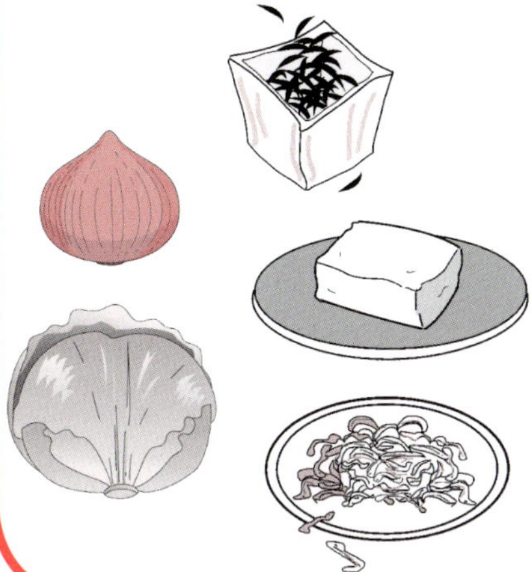

低GI食（低糖質食品）

GIとは「グリセミック・インデックス」の略語で、GI値は血糖値を上げる速さを表す指標です。高GI食は、糖質が多く消化酵素を激しくムダづかいさせます。一方、低GI食は食物酵素のムダづかいが起こらず、酵素不足を防ぎます。食物酵素が効率よく使われ、消化不良を防いで腸内の環境も良好に。善玉菌が増えやすい環境を作ることができます。

食事を変えるとこんなに元気に！ メリット10

酵素や食物繊維、発酵食品を積極的にとると、次のような効果が得られます。
①腸内で善玉菌が増え、悪玉菌が減る　②消化不良で起こる腸内の腐敗が解消する
③血液の汚れが解消し、血行がよくなる　④悪玉菌の蔓延が解消して便通がよくなる
⑤腸内環境がよくなり、腸の免疫機能が回復する。
こうなったらしめたもの！　細胞はぐんぐん元気になって、体にいいことがたくさん起こります。

メリット1　美肌になる

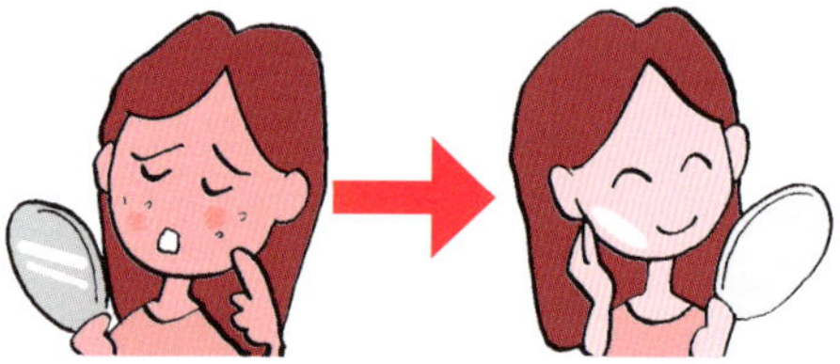

さらさらの血液が流れるようになると、皮膚細胞の新陳代謝も活発になり、老廃物も排泄しやすくなります。皮脂のバランスもよくなり、吹き出ものやニキビも解消します。くすみもとれて美肌に生まれ変わります。

メリット2　肥満解消

腸内環境が改善すると、消化酵素を効率よく使えるようになる分、代謝酵素をしっかり使えるようになります。代謝がアップし、太りにくく、やせやすくなるので、無理なくダイエットできます。

メリット3　むくみ解消

むくみとは、組織に余計な水分がたまった状態のこと。血行不良になるとリンパの流れも滞り、水分の代謝が低下してむくみが生じます。血流がよくなれば、リンパの流れもスムーズになり、むくみも解消します。

メリット4　気分がハッピーに

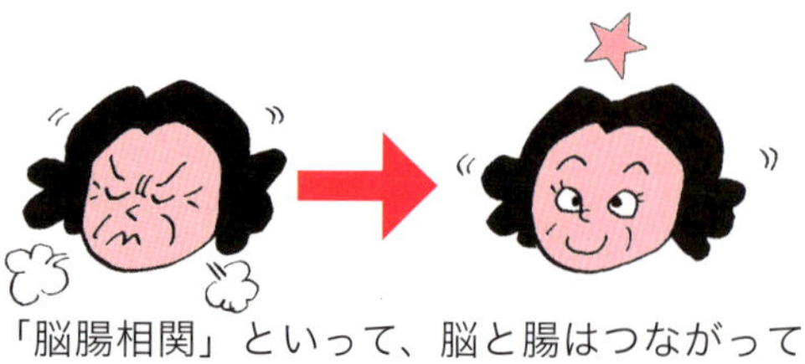

「脳腸相関」といって、脳と腸はつながっており、腸の具合がいいと脳も活性化します。腸内環境がよくなると、幸福感が高まる、頭が冴える、集中力がつくなど精神面でもさまざまなプラス効果があります。

メリット 5　アレルギー病が改善

花粉症、ぜんそく、アトピー性皮膚炎などのアレルギー病には、悪玉菌がもたらす小腸粘膜の炎症（p29）がかかわっています。悪玉菌の増殖がおさまれば小腸粘膜も正常になり、アレルギー病が治ります。

メリット 6　頭痛・肩こり・腰痛が解消

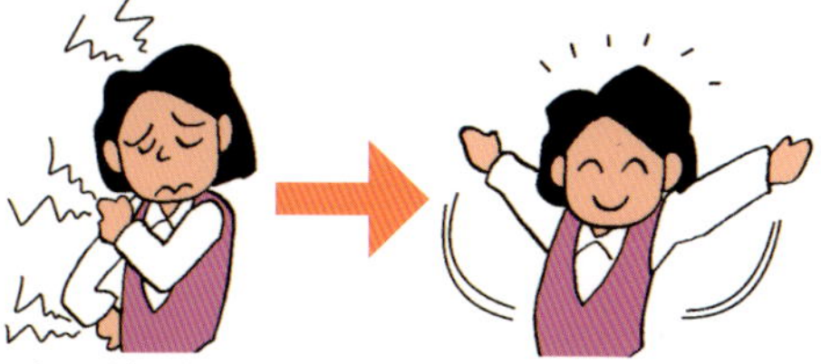

腸内環境がよくなれば、血行もスムーズになり、新陳代謝も活発になります。痛みをもたらす物質や、老廃物も排泄しやすくなるので、頭痛や肩こり、関節痛など、さまざまな痛みが解消します。

メリット 7　疲れにくい

血行がよくなると、細胞には酸素と栄養がたっぷりと届きます。また食事から酵素が補充されるので、代謝もよくなります。エネルギー産生が活性化することから、疲れにくく、疲れがとれやすい体になります。

メリット 8　冷え症解消

血液は筋肉のなかを通り抜けるとき、筋肉が作った熱によって温められます。温まった血液は全身を巡り、組織を温めます。冷えは血行不良が原因。血液がスムーズに流れるようになれば、冷えも解消します。

メリット 9　風邪を予防

腸内環境がよい状態であれば、腸の免疫機能も高くなり、リンパ球も活性化します。ウイルスへの攻撃力が増強されて、風邪を引きにくくなるだけでなく、感染力の強いインフルエンザにもかかりにくくなります。

メリット 10　ガン・生活習慣病を予防

多くの慢性病は、腸内環境の悪化（腐敗）による、血液の汚れ、血行不良によって生じます。腸内環境を整えると、ガン、高血圧、糖尿病、動脈硬化、脂質異常症、心臓病などさまざま病気にかかりにくくなります。

“酵素栄養学”はアメリカ生まれ

酵素が生命維持に欠かせない栄養素であることを明らかにしたのは、アメリカのエドワード・ハウエル医学博士（1898～1986）です。

ハウエル博士は新鮮な果実や、生の野菜から効率よく酵素を摂取する方法を提唱し、酵素栄養学を確立しました。

従来の栄養学を元にした食事療法では治らなかった病気も、酵素を取り入れる食事療法で治癒にいたるケースが続々出現。酵素は栄養学界で一躍注目を浴びる存在になりました。

アメリカではファスト・フードの消費量が増えるにつれ、肥満、心臓病、糖尿病、高血圧、がんなどの重篤な病気も激増していました。一般の人々の間で食生活が病気の発症と密接につながっていることが認識されるようになり、野菜ジュースやサラダなどの“生食”で酵素をとる食事が注目されるようになりました。

日本に酵素栄養学が上陸したのは1980年代。本書の著者である鶴見隆史医師は、国内でいちはやく酵素食をガン治療に導入し、高い効果を上げています。

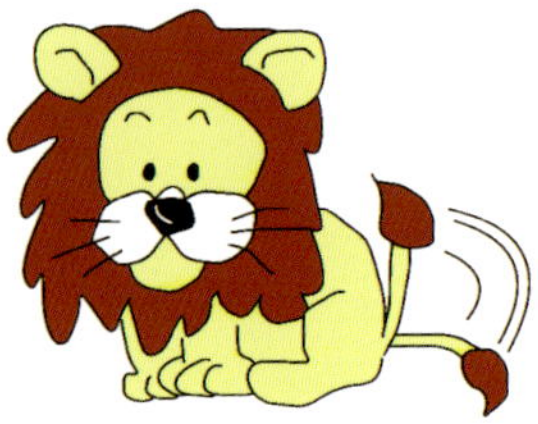

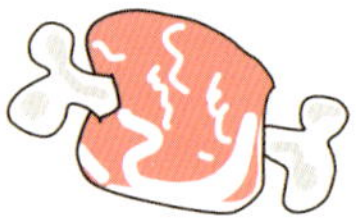

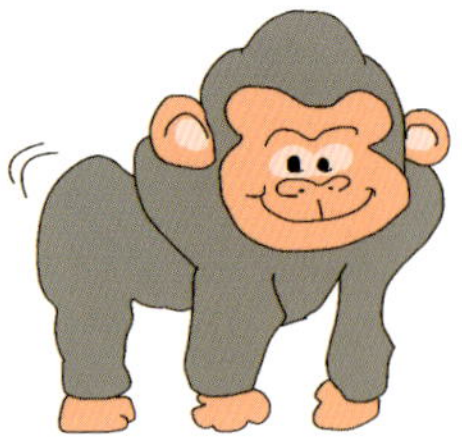

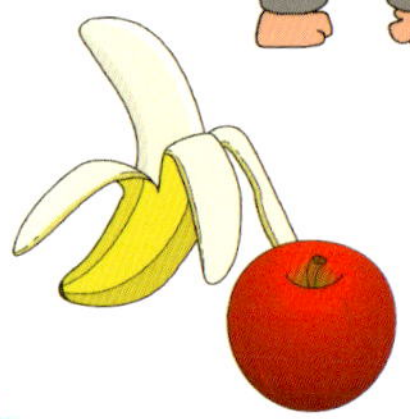

“生食”で動物園の死亡率が大幅に低下

シカゴにあるリンカーン・パーク動物園は、病死する動物が少ないことで有名です。この動物園では、動物に生のエサしか与えていません。たとえばライオンには、生の肉と骨やレバーのみ、ゴリラやチンパンジーには、バナナやリンゴなど生の果物と野菜だけを与えています。

第二次世界大戦前は、加熱食のエサがほとんどでした。そして、当時の動物たちは病気が多く短命でした。野生の動物には病気がないことから、職員たちは、「生食（酵素食）にしてみたらどうだろう？」と考え、試行錯誤を繰り返しながら生食オンリーに至りました。

「生食で動物たちが長生きになった」という話は評判になり、今ではアメリカのほとんどの動物園で生食のエサを与えています。酵素をたっぷり含んだ生食の大切さを示すエピソードといえましょう。

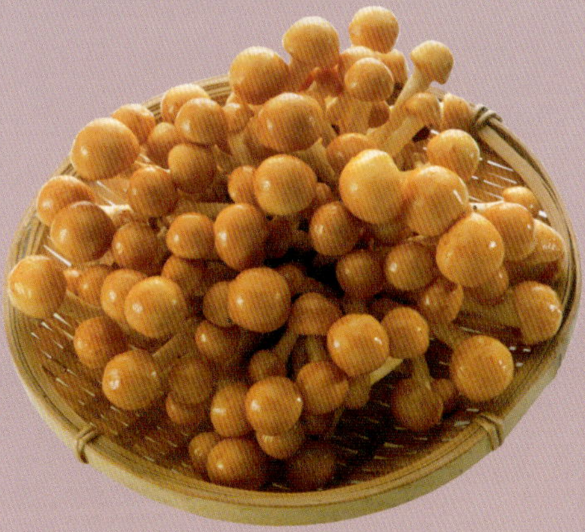

第3章
食物繊維で腸をクリーンにして、発酵食品で腸を元気づける

腸がクリーンであればあるほど、免疫力もアップします。食べるだけで善玉菌が増え、腸をきれいにする食材と、腸を汚すNG食材をピックアップしました。免疫力を高める食材選びはこれで万全！

腸内環境を整える食物繊維

2種類の食物繊維をしっかりとろう

ほとんどの人が食物繊維不足

食物繊維は栄養素としてはほとんど吸収されませんが、善玉菌と悪玉菌のバランスを整えて腸内環境を良好に保ったり、便通を促して大腸ガンを予防したり、糖尿病や高脂血症（脂質異常症）など生活習慣病を予防したりと大切なはたらきをしています。

厚生労働省によれば、私たちが一日に必要とする食物繊維の量は20～25gとされていますが、理想は30～40g。ところが日本人の食物繊維の平均摂取量は14g程度にとどまっており、ほとんどの人が食物繊維不足におちいっています。

腸を活性化するには食物繊維が欠かせません。毎日、しっかりとることが大切です。

食物繊維には、水に溶けやすい「水溶性食物繊維」と、水に溶けにくい「不溶性食物繊維」があります。この2つの食物繊維は、それぞれ異なったはたらきをしますので、水溶性と不溶性の双方をとることが重要です。

栄養の吸収を遅らせる水溶性食物繊維

水溶性食物繊維は、リンゴやミカンなどの果物やイモ類、コンブやワカメなどの海藻類に多く含まれています。水に溶けると粘りけが強くなり、胃や腸で溶けたものを包み込んで、吸収を妨げたり、遅らせたりするはたらきがあります。たとえば、糖質の吸収を遅らせて血糖の急激な上昇を抑え、インスリンの過剰な分泌を防ぎます。

そのほか、ナトリウムやコレステロールの吸収を妨げるはたらきがあり、高血圧や脂質異常、胆石症を予防します。

便秘予防に必須の不溶性食物繊維

不溶性食物繊維は、野菜、穀類、豆類に多く含まれています。保水性が高く、水分を吸収すると数倍～十数倍に膨れ上がります。これにより便のカサが増し、大腸の運動が活発になって、スムーズに体外へ排泄されることになります。

不溶性食物繊維は、大腸を通過するときに、水銀やカドミウムなどの重金属や、発ガン物質のダイオキシンなどの有害物質を吸着し、便と一緒に排泄するはたらきもあります。

不溶性食物繊維を含む食品には、かみ応えがあるものが多く、咀嚼の回数が増えるので、唾液の分泌がよくなり、むし歯の予防にもなります。

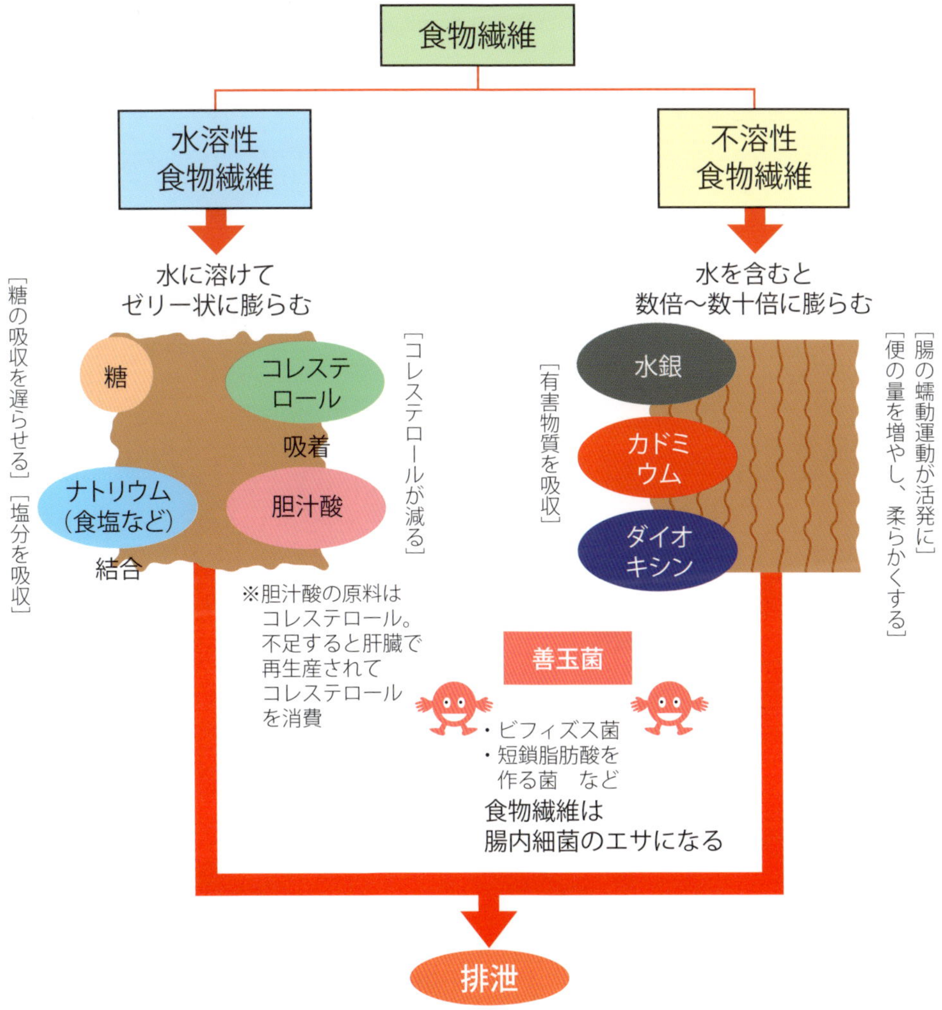

水溶性食物繊維の主な効果

①善玉菌を増やし
腸内環境を整える
②糖尿病予防
③心臓病予防
④脳血管疾患予防
⑤高コレステロール血症予防
⑥胆石症予防

不溶性食物繊維の主な効果

①善玉菌を増やし
腸内環境を整える
②便秘解消
③大腸ガン、膵臓ガン、
胆のうがんの予防
④憩室炎の予防
⑤虫歯予防
⑥重金属による病気を予防
⑦高コレステロール血症予防

食物繊維たっぷり食品ガイド①

野菜・海藻

野菜　不溶性食物繊維の宝庫

野菜は不溶性食物繊維の宝庫であるとともに、ビタミン、ミネラルの重要な供給源。生でとれば、酵素もしっかり補うことができます。

[淡色野菜]

白菜や大根、もやし、玉ねぎ、キャベツなど切った時に中が白っぽいものを淡色野菜といい、体を若々しく保つビタミンＣが豊富です。淡色野菜に含まれるイオウ化合物には、免疫力を高め、ガンや生活習慣病の予防効果があります。

[緑黄色野菜]

ニンジンやピーマン、パプリカ、かぼちゃ、小松菜、ブロッコリー、ホウレンソウなど、切った時に芯まで色がついているものが緑黄色野菜。粘膜を保護するはたらきのあるビタミンＢ群、ビタミンＣのほか、骨を丈夫にするカルシウム、ナトリウムの排泄を促すカリウムなど、さまざまな栄養成分を豊富に含んでいます。

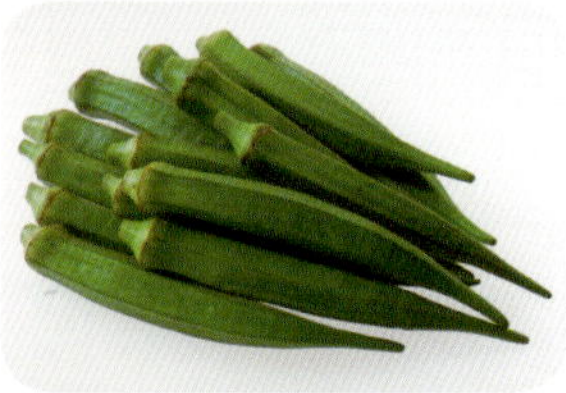

オクラ

ビタミンＣが多く、生食が一番。ゆでる時は、先にゆでてから切ったほうが、味もよい。

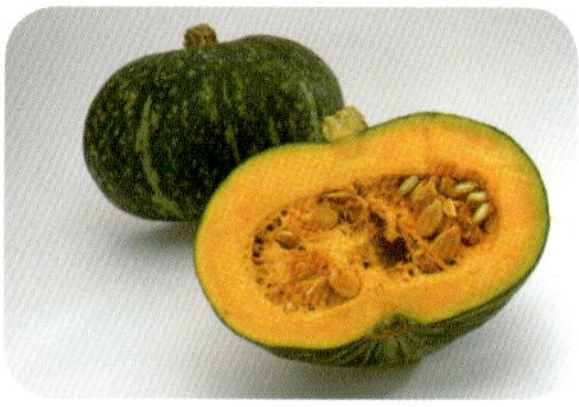

かぼちゃ

ビタミンＡが多く、カロテンも豊富な子供も喜ぶ野菜。お菓子にも活用できる。

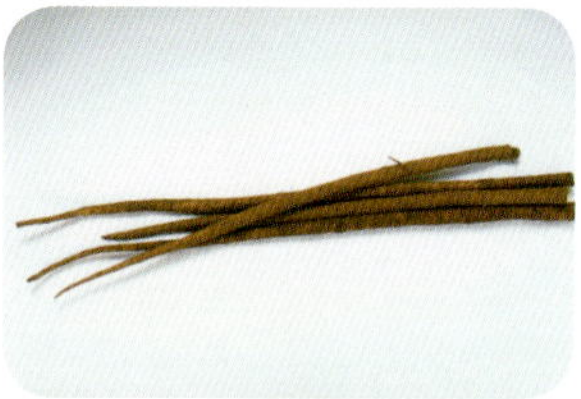

ごぼう

固いので、ささがきやすりおろしてひき肉やすり身を加えると多めに摂取できる。

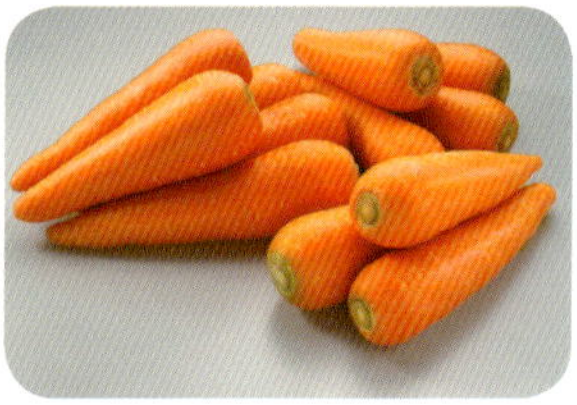

人参

カロテンが豊富でビタミンＡの宝庫。油とともに摂取すると吸収率アップ。

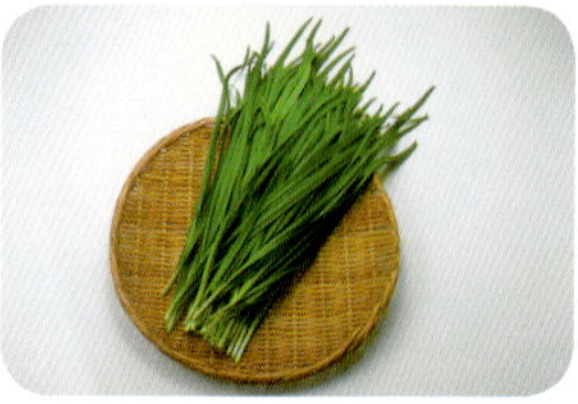

にら

ビタミンＣ・Ｂを多く含む。火を通しすぎないほうが食べやすい。

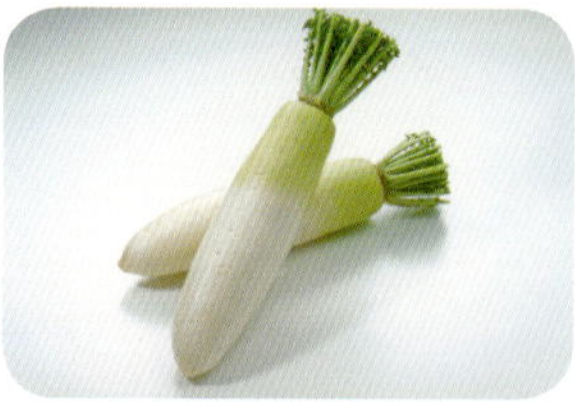

大根

ビタミンＣとジアスターゼという酵素成分が腸内の善玉菌を増やす。大根おろしにすると吸収率アップ。

海藻　水溶性食物繊維を多く含む

わかめ、海苔、昆布、ひじき、もずくなどの海藻類は、野菜に劣らず食物繊維を多く含む食品です。
海藻特有のねばねばしたぬめりに、水溶性食物繊維が多く含まれています。もずくや昆布に多い、フコイダンという食物繊維には、免疫を活性化し抗ガン作用があります。

海藻のなかでも昆布に多く含まれているヨードは、血管や細胞を若々しく保つはたらきや、血行を促すはたらき、血圧を下げるはたらきなどがあります。海藻は、低カロリーなうえにたんぱく質・糖質・ビタミン・ミネラルなど生命を維持するうえで必要な栄養素も豊富です。少量でも毎日とりましょう。

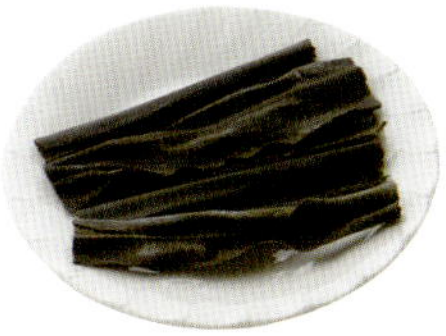

昆布

昆布に含まれるヨードは、上に書いたようなはたらきをするほか、甲状腺腫や放射線障害を防ぐ効果も期待できる。

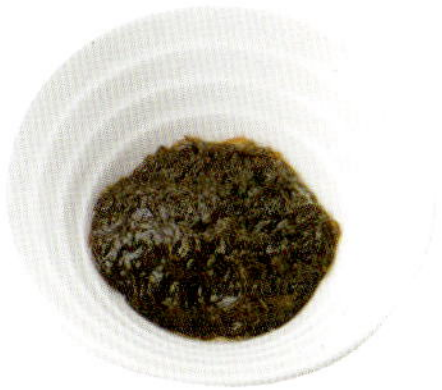

もずく

もずくもアルカリ食品の代表格。ヌメリ成分の「フコイダン」に血液サラサラ効果があることが実証されている。

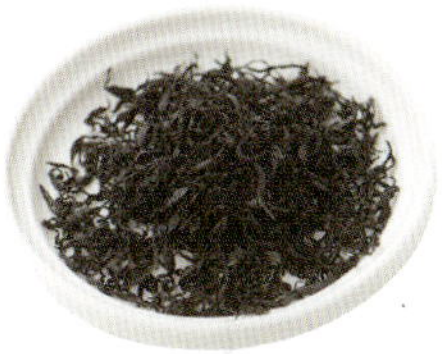

ひじき

ひじきはアルカリ食品の王様のようなもの。免疫力をつけるのに、とてもよい食品。

主な野菜類・海草類に含まれる食品繊維の量

食品名 （かっこ内は1食あたり標準使用量）	1食あたり 食物繊維量（g）	食品名 （かっこ内は1食あたり標準使用量）	1食あたり 食物繊維量（g）
野菜類　※印は加工品		野菜類　※印は加工品	
切り干し大根［20g］※	3.58	グリーンアスパラガス［40g］	0.67
日本かぼちゃ［100g］	2.99	キャベツ［40g］	0.57
かんぴょう［10g］※	2.58	きゅうり（ぬか漬け）［40g］	0.56
たけのこ（ゆで）［100g］	2.27	春菊［40g］	0.55
ブロッコリー［70g］	1.87	大根葉［20g］	0.55
にんじん［70g］	1.79	アスパラガス（缶詰め）［40g］	0.50
ほうれんそう［70g］	1.75	サラダ菜［40g］	0.45
なす［100g］	1.66	わけぎ［20g］	0.43
玉ねぎ［100g］	1.50	ふき［40g］	0.39
ごぼう（水煮）［40g］	1.43	しょうが［20g］	0.37
大根［100g］	1.34	小松菜［20g］	0.35
大豆もやし［70g］	1.09		
白菜［100g］	1.09	海藻類	
さやいんげん［40g］	0.94	ひじき［10g］	5.49
オクラ［20g］	0.92	昆布（塩昆布）［20g］	2.92
さやえんどう［40g］	0.82	ま昆布［10g］	2.86
トマト［100g］	0.79	生わかめ［20g］	1.98
ピーマン［40g］	0.78	寒天［2g］	1.63
セロリ［40g］	0.77	青のり［2g］	0.77
にら［40g］	0.77	乾燥わかめ［2g］	0.76
たくあん漬け［20g］※	0.76	あまのり［2g］	0.59
チンゲンツァイ［70g］	0.70	もずく［20g］	0.24

地方衛生研究所全国協議会発表のデータから作成
出典：『食物繊維は凄い』（森文平ほか）

食物繊維たっぷり食品ガイド②

きのこ・豆

きのこ　不溶性食物繊維が多く低カロリー

　しいたけ、えのきだけ、しめじ、まつたけなど、きのこ類の食物繊維含有量はトップクラス。
　不溶性食物繊維のはたらきで便通を促したり、腸内の有害な物質を吸着して排泄したりします。腸の活性化には、もってこいの食品といえるでしょう。
　きのこ類には、食物繊維のほかにもさまざまな栄養素が含まれています。動脈硬化や糖尿病を予防するビタミンB群、丈夫な骨を保つビタミンD、骨や歯の材料になるリン、ナトリウムを体外に排泄するカリウムも豊富です。
　低カロリーで満腹感を得やすいので、ダイエット中も安心して食べることができます。

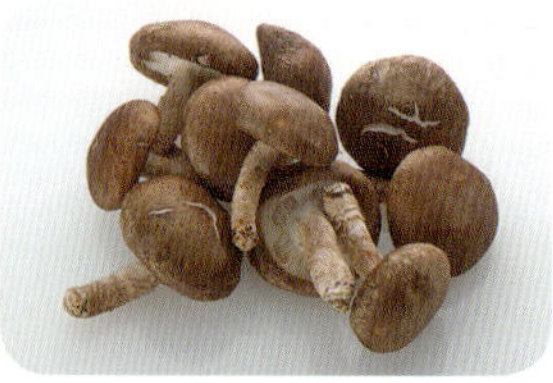

しいたけ

特に干ししいたけはグラムあたりの食物繊維量が格段に多い。旨み成分であるグルタミン酸も一番。

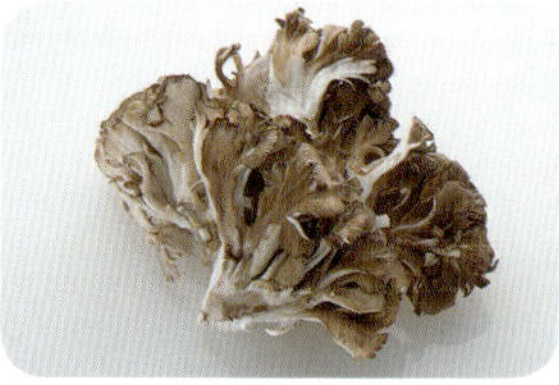

まいたけ

亜鉛、ナイアシン、ビタミンDが特に多く、免疫力を上げることができる。

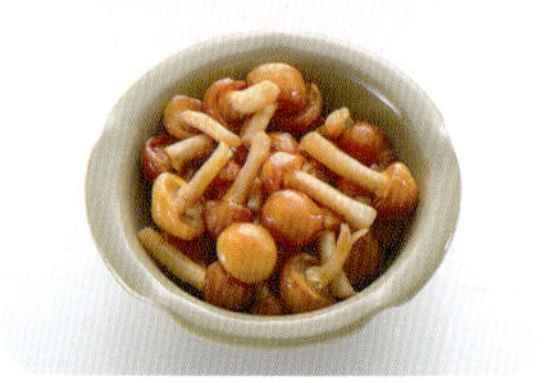

なめこ

ヌメリ成分であるムチンはたんぱく質の消化吸収を助ける。

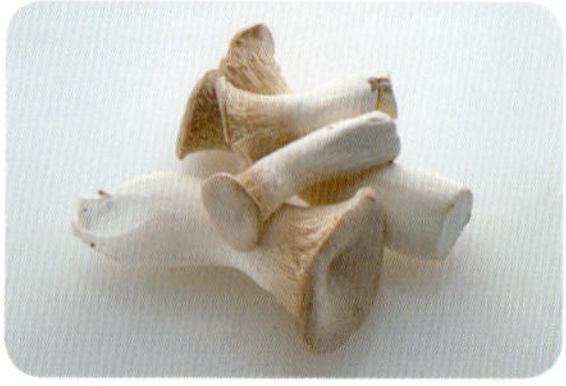

エリンギ

ビタミン類のほかカリウムも多く、他のきのこよりトレハロースという糖を多く含む。

きのこ類の一般成分

						ミネラル類				ビタミン類		
	水分	たんぱく質	脂質	炭水化物	食物繊維	カリウム	カルシウム	リン	鉄	B_1	B_2	D_2
	g	g	g	g	g	mg	mg	mg	mg	mg	mg	μg
乾シイタケ	9.7	19.3	3.7	63.4	41.0	2100	10	310	1.7	0.50	1.40	17
生シイタケ	91.0	3.0	0.4	4.9	3.5	280	3	73	0.3	0.10	0.19	2
エノキタケ	88.6	2.7	0.2	7.6	3.9	340	微	110	1.1	0.24	0.17	1
エリンギ	87.5	3.6	0.5	7.4	4.3	460	1	120	0.3	0.14	0.28	2
ナメコ	92.7	1.6	0.1	5.1	2.7	210	4	56	0.6	0.06	0.11	0
ヒラタケ	89.4	3.3	0.3	6.2	2.6	340	1	100	0.7	0.40	0.40	1
ブナシメジ	90.8	2.7	0.6	5.0	3.7	380	1	100	0.4	0.16	0.16	2
マイタケ	92.3	3.7	0.7	2.7	2.7	330	1	130	0.5	0.25	0.49	3
マッシュルーム	93.9	2.9	0.3	2.0	2.0	350	3	100	0.3	0.06	0.29	1

（五訂食品成分表より、可食部100g当たり）

豆・豆製品　低脂肪・高タンパクで食物繊維たっぷり

大豆、小豆、空豆などの豆類は食物繊維に富むうえ、"低脂肪・高タンパク"。健康維持やダイエットに最適な食品です。豆にはさまざまな種類がありますが、いずれも良質のたんぱく質、ビタミンB_1、B_2、B_6等のビタミンやカリウム、カルシウム、鉄などのミネラルを豊富に含んでいます。

このうちビタミンB群は体内で酵素のはたらきを助ける補酵素としてはたらいています。たとえばビタミンB_1は、糖質を分解してエネルギーを作る際、代謝酵素のはたらきを助けているので、ビタミンB_1が不足すると、代謝酵素がうまくはたらかず疲れやすくなったりします。カルシウム、カリウム、鉄などミネラル類は、体調を整える重要な栄養素。ともすれば不足しがちなので豆類から補給しましょう。

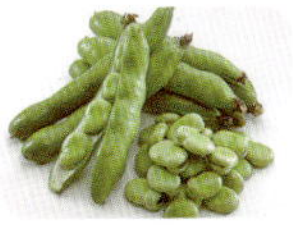

そら豆

豆類の中でビタミンB_1がトップクラス。ミネラルも豊富。

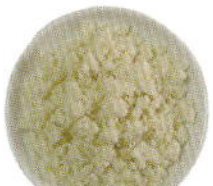

おから

大豆のイソフラボンが多く、肌にとてもよい。カロリーも低くダイエットに最適。

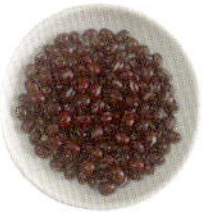

小豆

利尿や便通を促すサポニンという成分が豊富。

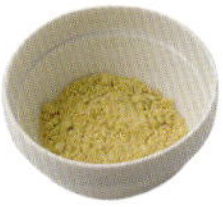

きな粉

善玉菌のビフィズス菌を増殖させるはたらきをするオリゴ糖を含む。

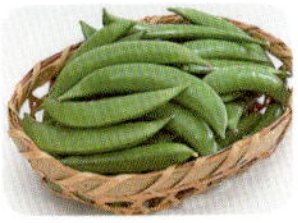

枝豆

大豆を未成熟のうちに収穫したもので、大豆にはないβカロテンが豊富。

主なきのこ類・豆・豆製品に含まれる食品繊維の量

食品名 (かっこ内は1食あたり標準使用量)	1食あたり 食物繊維量(g)	100gあたり食物繊維量(g) 生重量あたり	乾重量あたり
きのこ類			
生しいたけ [40g]	1.82	4.5	43.2
黒きくらげ [2g]	1.48	74.2	86.3
しめじ [40g]	1.24	3.1	30.6
えのきだけ [40g]	1.15	2.9	26.9
ほんしめじ [20g]	2.3	2.3	28.0
マッシュルーム(水煮) [20g]	0.89	2.2	28.3
干ししいたけ [20g]	0.87	43.4	47.4
なめこ [20g]	0.35	1.8	134.3
豆類・大豆加工食品			
いんげん豆(乾) [20g]	3.95	19.8	23.2
そら豆(乾) [20g]	3.91	19.5	22.1
糸引き納豆 [40g]	3.84	9.6	24.8
おから [40g]	3.77	9.4	58.2
きな粉 [20g]	3.43	17.1	17.4
小豆(乾) [20g]	3.19	16.0	18.5
脱脂大豆 [20g]	3.19	16.0	17.5
グリンピース(缶詰め) [40g]	3.10	7.7	21.2
大豆(乾) [20g]	3.01	15.0	19.4
大豆(ゆで) [40g]	2.84	7.1	21.8
うずら豆煮豆 [40g]	2.75	6.9	14.0
おたふく豆 [40g]	2.25	5.6	15.2
枝豆 [40g]	2.18	5.4	16.6
えんどう(ゆで) [40g]	2.08	5.2	21.9
凍り豆腐 [20g]	1.47	7.4	11.4
赤色辛みそ [20g]	1.28	6.4	11.6
生揚げ [70g]	1.19	1.7	3.6
甘みそ [20g]	0.86	4.3	8.3
焼き豆腐 [70g]	0.63	0.9	8.6
豆腐(木綿) [100g]	0.62	0.6	6.4
即席みそ汁 [10g]	0.62	6.2	6.7
調整豆乳 [200g]	0.52	0.3	2.6
豆腐(絹ごし) [100g]	0.35	0.3	3.1
油揚げ [10g]	0.16	1.6	5.2

地方衛生研究所全国協議会発表のデータから作成
出典：『食物繊維は凄い』(森文平ほか)

善玉菌が食物繊維から作る ミラクル物質"短鎖脂肪酸"の効果

食物繊維がもたらす効用のなかで、近年、とくに注目を集めているのが「短鎖脂肪酸」のはたらきです。
短鎖脂肪酸は、酪酸、プロピオン酸、酢酸などの有機酸で、腸内細菌が食物繊維やオリゴ糖を分解・代謝するときに作られます。そのはたらきの一端を紹介しましょう。

効果1 腸の免疫機能を高める

大腸の粘膜は短鎖脂肪酸を100％エネルギー源にしています。そのため短鎖脂肪酸が不足すると、大腸の粘膜が弱りバリア機能が低下して、細菌が体内に侵入しやすくなります。短鎖脂肪酸が十分にあれば、大腸の粘膜細胞が健康になり、腸管の免疫機能が高まって、細菌への抵抗力がつきます。
また小腸の絨毛《じゅうもう》を健康にして、栄養素の消化吸収力を高め、小腸のはたらきを整えます。

効果2 悪玉菌を抑え、便秘を防ぐ

短鎖脂肪酸は腸内を弱酸性にして善玉菌を増やし、悪玉菌の増殖を抑えます。酢酸は大腸の粘膜を刺激し蠕動《ぜんどう》運動を促すので、便通がスムーズになります。

効果3 大腸ガンを予防

短鎖脂肪酸は、がんを誘発するβ-グルクロニダーゼという酵素の活性を低下させ、がんを予防します。

効果4 腸炎を予防・改善

最近、下痢や便秘を交互に繰り返す過敏性腸症候群（過敏性腸炎）にかかる人が増えています。短鎖脂肪酸は、腸炎を引き起こす炎症性サイトカインの発生を抑え、腸炎を予防したり、改善したりします。

短鎖脂肪酸を増やす食品

■短鎖脂肪酸を一番増やすのは、水溶性食物繊維を含む食品

コンブやワカメなどの海藻類、りんご、よく熟したバナナなどの果物

■不溶性食物繊維では

穀類、大豆、きのこ類など

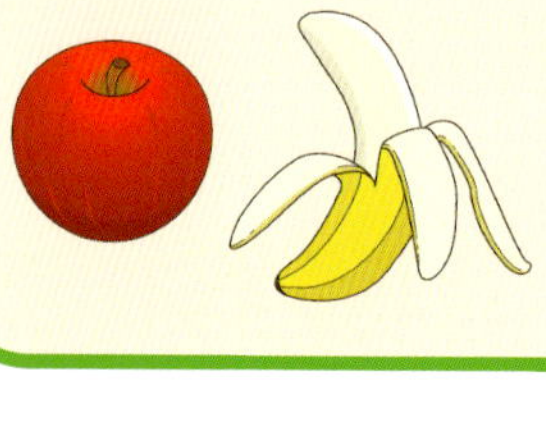

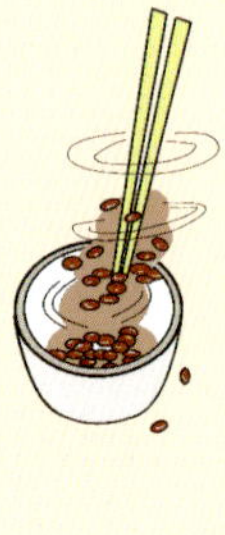

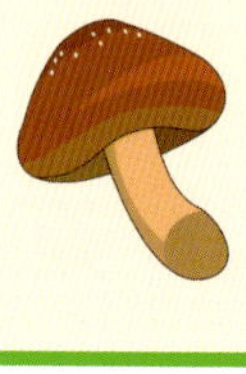

■その他の食品

黒酢、梅干し、酢、キムチ、ピクルス、らっきょう、漬け物などの発酵食品

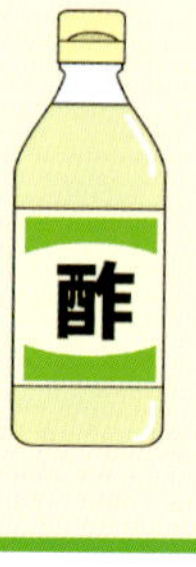

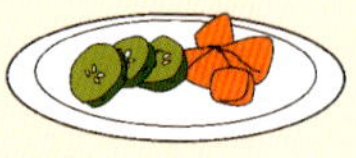

食物繊維足りていますか?

食物繊維が不足して悪玉菌が増えると、その影響はただちに便に表れます。自分の便の状態から、腸内環境のよし悪し、食物繊維の過不足、免疫力の強弱までわかります。表を参考に、すべてのチェック項目のクリアを目指しましょう。

チェック項目表

□ **排便の回数は１日１回以上ある**

毎日出ない人は要注意。毎日出ていても固い便なら食物繊維不足です。

□ **便の量は 125 ～ 180g ある**

これは日本人の平均的な便の量。理想は 200g。ちなみに中くらいのバナナ１本の重さは 140g 程度です。

□ **便の色は明るい茶色**

便の色が黒っぽいのは、肉や脂肪のとりすぎです。食事を見直しましょう。

□ **おならや便はにおわない**

音がしないくさいおなら、においが強い便は腸内環境が悪化しているサイン。

食物繊維で大腸ガンを予防

1977年、イギリスのトロウェル博士は食物繊維の摂取量と大腸ガンの発症率の関連を明らかにしました。１日の食物繊維の摂取量は、アフリカ人が36ｇ。スコットランド人は９ｇ。アフリカ人の4分の１しか食物繊維をとっていなかったスコットランド人は、10万人あたりの大腸がんの発症率がアフリカ人の10倍以上でした。

食事に気をつけていれば、ガンですら予防できます。

食物繊維をしっかりとりましょう！

食物繊維で大腸がんが減少する

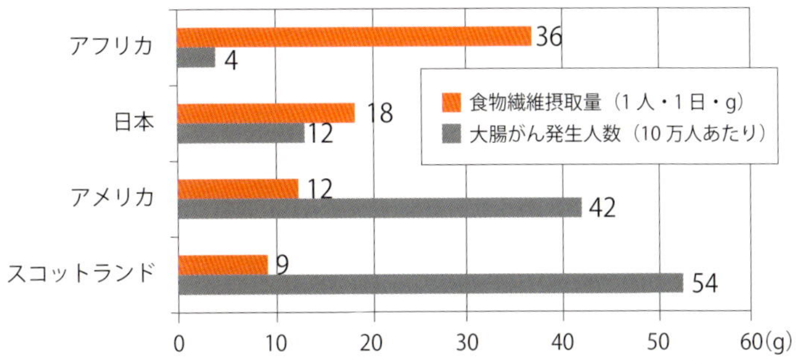

＊食物繊維摂取量の多い国ほど、大腸がんが少ないことを示している

生きた菌が腸に届く！

発酵食品で免疫力もパワーアップ！

発酵食品は腸内環境を整えてくれる

日本人の食生活に根づいている味噌、しょうゆ、ぬか漬け、納豆、ヨーグルトなどの発酵食品には、腸内環境を整える優れたはたらきがあります。

乳酸菌や麹菌などは目には見えませんが、酵素を使って食材に含まれる糖やでんぷん・たんぱく質を分解・合成してエネルギーを作り出し、成長・分裂しています。

こうした代謝活動を「発酵」といい、これによって元の食材が有用な食べ物に変化したものを発酵食品といいます。

主な発酵食品一覧

豆類の発酵食品	納豆（大豆）、醤油（大豆）、味噌（大豆）、豆板醤（そら豆）	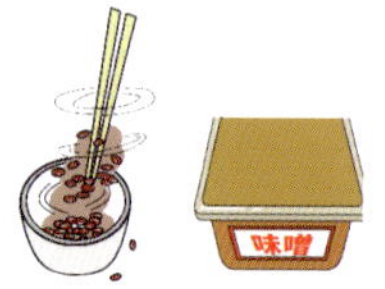
醸造酢	穀物酢（小麦、大麦など）、米酢（米）、リンゴ酢（りんご）、ワインビネガー・バルサミコ酢（ぶどう）	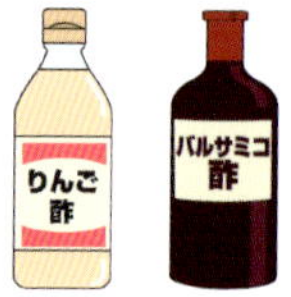
漬け物類	ぬか漬け、キムチ、ピクルス	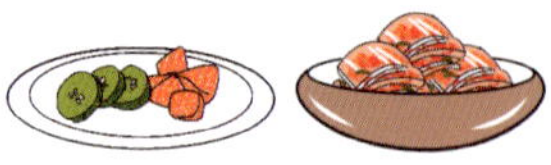
乳製品	チーズ、ヨーグルト	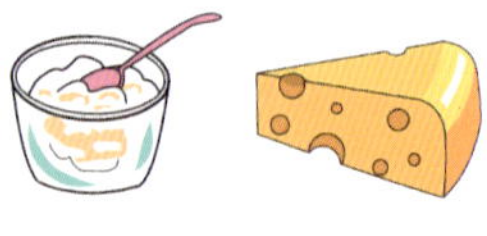
魚介類の加工品	かつお節（カツオ）、塩辛（イカなど）、くさや（ムロアジなど）、魚醤（魚類）、アンチョビ（イワシなど）	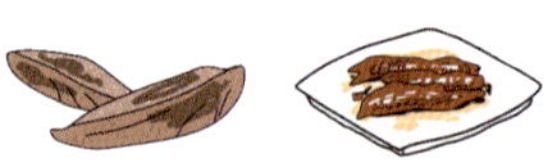
その他	みりん（米）、日本酒（米）、ワイン（ぶどう）、ビール（大麦）、シードル（りんご）、紅茶、烏龍茶	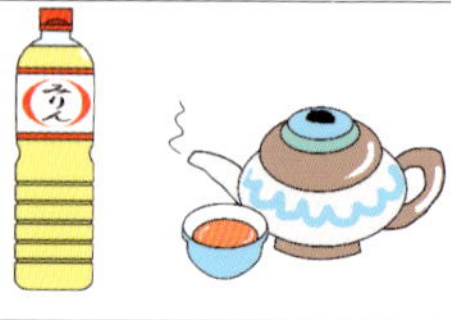

乳酸菌パワーを活用しよう

発酵を助ける乳酸菌には、味噌や麹、酢、納豆などに含まれている植物性乳酸菌と、ヨーグルトやチーズに含まれている動物性乳酸菌があります。

どちらも有用なはたらきをしますが、植物性の乳酸菌は、酸に強いという性質があります。胃を通過するときに出会う胃酸をものともせず、生きたまま腸に達するので積極的にとるといいでしょう。

微生物パワーで生まれた発酵食品には、次のようなはたらきがあります。

1

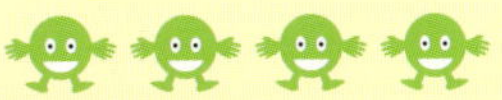

善玉菌を増やし腸内環境を整える

微生物の代表ともいえる乳酸菌は生きたまま腸に届きます。善玉菌はこれをエサにして勢力を拡大。悪玉菌の増殖を抑えます。

2

腸管が活性化し免疫力がアップ

乳酸菌などのはたらきで腸内環境が整い、腸のはたらきがよくなって、腸管の免疫力が高まり、病気にかかりにくくなります。

3

食材がおいしくなる

発酵によって生じるアミノ酸や核酸は、いわゆる“うまみ成分”。これにより元の食材にはない、コクや風味などが加わり味わいが増します。

4

栄養価がアップする

発酵の過程で作られる酵素のはたらきで、ビタミンなどさまざまな栄養成分が生み出され、栄養価が上がります。

5

消化吸収がよくなる

食材のたんぱく質やでんぷんは、微生物の酵素で分解されるので、胃腸に負担がかからず、栄養素の消化吸収率がよくなります。

6

保存性がアップする

発酵が進むと有益な微生物が増える影響で、食材を腐敗させる菌の増殖が抑えられ、保存性が高くなります。

7

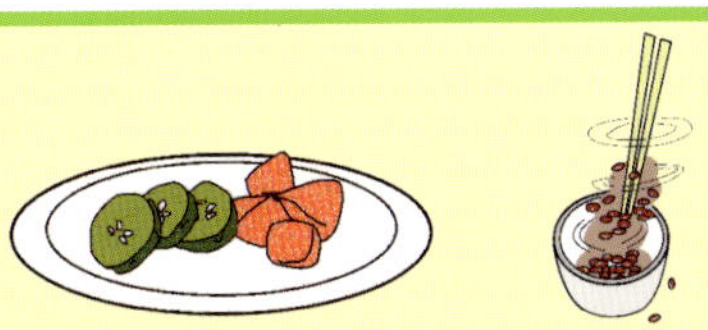

酵素をしっかり補給できる

発酵の過程では、食材を分解するためにいろいろな種類の酵素が作られます。発酵食品はいわば酵素のかたまりです。生の野菜や果物からとれる食物酵素は、ジュースにしたり、すりおろしたりすると、数分で活性を失ってしまいます。一方、発酵食品の場合は、時間が経っても酵素の活性は保たれています。冷蔵庫にぬか漬けや野菜のピクルス、ザワークラウト、納豆などを常備しておくだけで、毎日、手軽に酵素を補給することができます。
ただし酵素は熱に弱いので、味噌汁を作るときは、だし汁をぬるくしてから味噌を入れましょう。

おすすめ発酵食品 Best 5

キムチ、ぬか漬け、ピクルス、納豆、塩麹、ヨーグルトなどの発酵食品は、善玉菌の大好物である乳酸菌を豊富に含み、酵素もたっぷり。毎日とれば腸は元気になり免疫力もアップします。

Best 1 “キムチ”、“ぬか漬け”の乳酸菌は生きたまま腸に届く

キムチやぬか漬けには、大量の植物性乳酸菌が含まれています。ことに発酵が進んで酸味が強くなった古漬けやキムチは、乳酸菌の宝庫といえるでしょう。

植物性乳酸菌は胃酸に負けず、生きたまま腸に届くので、より効率よく善玉菌を増やすことができます。また、植物性乳酸菌には、整腸作用、高アレルギー作用、血糖降下作用、抗菌作用、コレステロール降下作用など、健康維持に役立つはたらきがたくさんあります。

キムチやぬか漬けなどの漬け物からは、酵素や食物繊維、がんを予防するファイトケミカル（62ページ参照）も同時にとることができ、発酵パワーとの合わせ技で腸内環境を整えることができます。

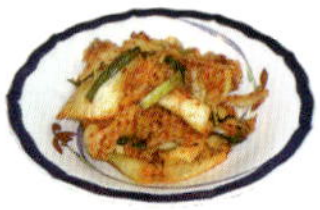

キムチ

唐がらしに含まれるカプサイシンは、体脂肪を燃焼させて脂肪の分解を進める効果がある。

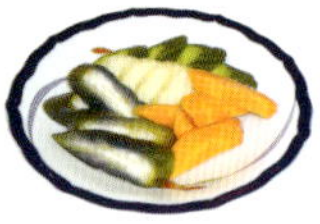

ぬか漬け

乳酸菌のほか、ビタミンB_2、カリウムも豊富に含む。

Best 2 “ピクルス”で大腸の免疫力アップ

ピクルスや酢の物などの酢を使った料理も、積極的にとりたいものです。酢の主成分である酢酸は、エネルギーを作る「クエン酸サイクル」を円滑に動かすために欠かせません。

酢をとることで代謝がよくなり、疲れにくくなります。酢酸には腸の蠕動（ぜんどう）運動を活発にして便通を整える効果、血圧を抑制する効果、血糖値をコントロールする効果、酵素を活性化する効果などがあります。

米が原料の米酢だけでなく、黒酢もおすすめです。黒酢は、玄米や大麦を原料としており、アミノ酸をはじめとする栄養成分が豊富に含まれています。ピクルスやキムチ、ぬか漬けは、大腸の粘膜を健やかに保つ短鎖脂肪酸の材料になり、大腸の免疫力を高めます。

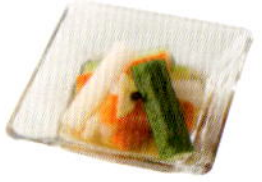

ピクルス

ピクルスに含まれるクエン酸の疲労回復効果は、ビタミンB群と一緒にとると効果アップ。加熱食のつけ合わせに最適。

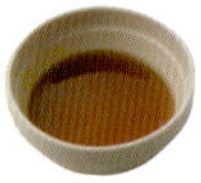

黒酢

玄米や大麦が原料で、アミノ酸をはじめとする栄養成分が豊富に含まれる。

Best 3　“納豆”は世界に冠たる健康食

数ある発酵食品のなかで、納豆はピカイチの健康食です。納豆は消化がいいうえ、良質なアミノ酸を豊富に含んでいます。

納豆菌は胃酸に強く、生きたまま腸に達し、善玉菌のエサになるブドウ糖や麦芽糖を作ります。また、納豆には善玉菌のオリゴ糖が豊富に含まれていますので、効率よく善玉菌を増やすことができます。

納豆菌が腸内で作る、たんぱく質分解酵素のナットウキナーゼは、血液の塊である血栓を溶かす作用があり、動脈硬化を防ぎ、脳梗塞や心筋梗塞などの予防にも役立ちます。

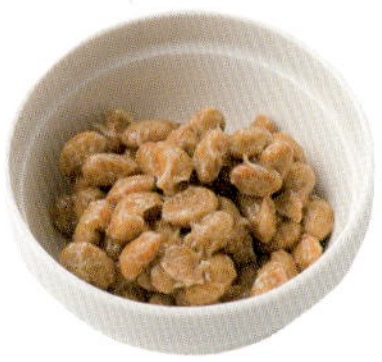

納豆

納豆をよくかき混ぜてネバネバを強くすると、抗菌作用があるリゾチームという酵素を効果的にとることができる。

Best 4　酵素たっぷりの“塩麹”は素材のうまみを引き出す万能調味料

麹は、蒸した穀類や豆類に麹菌という微生物を増殖させた発酵食品です。ここ数年、ブームになっている塩麹は、麹に塩を加えて熟成させた調味料です。

うまみのある、まろやかな塩味は、素材のおいしさを引き出す効果があります。

栄養面でも塩麹は優秀です。麹菌が作り出す酵素がたっぷり含まれているほか、グルタミン酸など19種類のアミノ酸が含まれており、そのうちの9種類は体内では合成できない必須アミノ酸です。またビタミン、乳酸菌などの栄養素にも富み、疲労回復、便秘予防、老化予防、美肌効果などが期待できます。

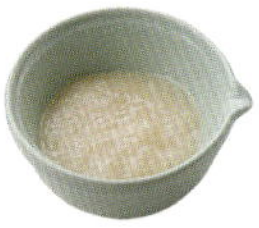

塩麹

塩麹を生野菜と組み合わせると、野菜の味わいが深くなり、とても食べやすくなる。

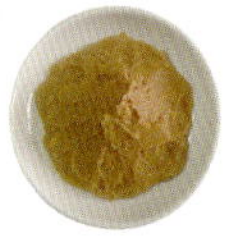

味噌

味噌や醤油も発酵食品。さまざまな種類があるので、料理によって使い分けたり、合わせて使ったりしてみよう。

Best 5　乳製品をとるなら“ヨーグルト”を

牛乳は、栄養価の高い飲料として飲まれてきましたが、工業的な酪農が増えるにつれ、乳牛の乳量を増やすために薬品を使いホルモン操作までするケースも見受けられ、アレルギーを起こす物質が含まれているものも多くなっています。無理を強いられる乳牛に乳房炎が増えて黄色ブドウ球菌が混入し食中毒事件が起きた例もあります。

また、超高温短時間殺菌された牛乳は良質なたんぱく質が破壊され、逆にアレルギー物質が生まれてしまいます。

おすすめなのは「有機飼育で低温殺菌」された牛乳で作られたプレーンヨーグルト。乳酸菌を豊富に含みますから、ただ食べるだけでなく、サラダのドレッシングやソースとして活用してみましょう。

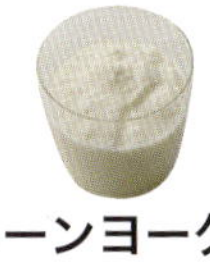

プレーンヨーグルト

果糖入りのものやフルーツヨーグルトは添加物に注意が必要。プレーンタイプが安心。サラダのドレッシングやソースとしても活用。

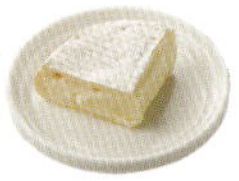

カマンベールチーズ

「プロセスチーズ」と違い、カマンベールチーズなどの「ナチュラルチーズ」は食べるその時まで発酵・熟成が進む。

低GI食を増やして酵素のムダ遣いを防ぐ

「糖化」で体が破壊される

私たちにとってご飯などに含まれている糖質（ブドウ糖）は、エネルギー源として欠かせない栄養素です。

しかし、とり方を間違えると消化酵素のムダ遣いになり、代謝酵素が不足して体調が悪くなったり、消化不良を起こして腸に負担がかかったりするなどの弊害をもたらします。

最近の研究では、体のなかで余った糖質がたんぱく質とくっついて、たんぱく質を劣化させる「糖化」という現象が問題視されています。

糖化によって生じるＡＧＥｓ（終末糖化産物）が増えると、血管や骨、肌、目、筋肉などを構成するたんぱく質がもろくなったり、硬くなったりします。

肌のたんぱく質が劣化すれば、たるみやシワなどの老化が進み、血管のたんぱく質が劣化すれば動脈硬化が起こります。骨のたんぱく質が劣化すれば骨密度が低くなり骨粗しょう症になります。

このほか、ＡＧＥｓは白内障、アルツハイマー型認知症など、さまざまな病気を引き起こします。体内で糖質が余れば、当然ながら糖尿病も発症します。

糖化は、体の細胞や組織を破壊する、危険きわまりない現象といえましょう。

低GI食で健康を保つ

食物酵素のムダ遣いや糖化を防ぐには、低GI食をとることをおすすめします。31ページでお話ししたように、GI（グリセミック・インデックス）値は、食品ごとに血糖値を上げるスピードを表したものです。

GI値の高いもの（高GI食）は、血糖値を急上昇させるうえに、糖の利用を助けるインスリンを過剰に分泌させます。

インスリンは糖を脂肪に変換するので、過剰にインスリンが分泌されると、糖がどんどん脂肪になって肥満を招きます。また、インスリンを分泌している膵臓に負担をかけることになります。

反対にGI値の低い食品（低GI食）は、消化吸収に時間がかかり血糖値の上昇がゆるやかになります。インスリンの分泌が抑えられ、ブドウ糖を取りこむ量が減るので、体内にため込んでいた糖や中性脂肪の分解が進み、自然なダイエット効果を得ることができます。

毎日の主食を高GI食から、低GI食に切り換えることから始めましょう。食品ごとのGI値がわかる表をチェックすると、「うどんよりそばのGI値が低い」「白米より玄米」「フランスパンより全粒粉パン」「おもち、ラーメンはやめておこう」など、どのように主食を選べばいいのかがわかるようになります。高GI食の代表である白砂糖を使ったお菓子は、これを機にやめましょう。白砂糖の害については52ページでお話しします。

　高GI食を食べていると、血液がドロドロになる「ルロー現象」が起こりますが、低GI食に切り換えると、血液はさらさらになって流れもよくなります。

　全身の血行がスムーズになれば、体のすみずみまで栄養と酸素が届き細胞も元気に。腸のはたらきもよくなって、免疫力を高めることができます。

主な食品のGI値（100gあたり）

高GI値（71以上）食品	
110	グラニュー糖 110 ／白砂糖 110 ／氷砂糖 110
100台	三温糖 108 ／黒砂糖 108 ／キャンディ 108
90台	あんパン 95 ／どら焼き 95 ／水あめ 95 ／フランスパン 93
80台	ビーフン 88 ／せんべい 88 ／はちみつ 88 ／大福 88 ／白米 85 ／もち 85 ／キャラメル 85 ／ポップコーン 85 ／かりんとう 85 ／ドーナツ 85 ／食パン 84 ／ロールパン 83 ／じゃがいも 83 ／メープルシロップ 82 ／練乳 82 ／ナン 82 ／ホットケーキ 82 ／ショートケーキ 82 ／いちごジャム 82 ／もち米 80 ／うどん 80 ／こしあん 80
70台	チョコレートケーキ 79 ／あん団子 79 ／みたらし団子 79 ／チョコレート 79 ／つぶあん 78 ／クッキー 77 ／赤飯 77 ／コーンフレーク 75 ／マフィン 75 ／とうもろこし 75 ／ベーグル 74 ／インスタントラーメン 74 ／チーズケーキ 74 ／切り干し大根 73 ／ラーメン 71
中GI値（70～61）食品	
60台	そうめん 68 ／クロワッサン 68 ／パスタ 65 ／かぼちゃ 65 ／長いも 65 ／パイナップル 65 ／カステラ 65 ／アイスクリーム 65 ／里いも 64
低GI値（60以下）食品	
60	五分づき米 60 ／栗 60 ／ポテトチップス 60
50台	ライ麦パン 58 ／ぎんなん 58 ／おかゆ 57 ／玄米 56 ／ピタパン 55 ／五穀米 55 ／ナッツ 55 ／ちくわ 55 ／さつま揚げ 55 ／さつまいも 55 ／シュークリーム 55 ／プリン 52 ／ごぼう 52 ／かまぼこ 51 ／そば 50 ／全粒粉パスタ 50 ／全粒粉パン 50 ／ツナ缶 50
40台	黒米 49 ／ベーコン 49 ／レバー（牛）49 ／赤米 48 ／うに 48 ／サラミ 48 ／レバー（豚）48 ／つみれ 47 ／あなご 47 ／コンビーフ 47 ／ココア 47 ／厚揚げ 46 ／ゼリー 46 ／ハム 46 ／ソーセージ 46 ／豚肉 45 ／牛肉 45 ／鶏肉 45 ／カキ 45 ／ウナギのかば焼き 44 ／しじみ 44 ／はまぐり 43 ／油揚げ 43 ／コーラ 43 ／スポーツドリンク 43 ／豆腐 43 ／まぐろ 40 ／あじ 40 ／いわし 40 ／かつお 40 ／さば 40 ／いか 40 ／えび 40 ／たこ 40 ／しらす 40
30台	生クリーム 39 ／日本酒 35 ／ビール 34 ／プルーン 34 ／きな粉 34 ／納豆 33 ／みそ 33 ／ヨーグルト 33 ／クリームチーズ 33 ／玉ねぎ 30 ／大豆 30 ／卵 30 ／果糖 30 ／バター 30 ／焼酎 30
20台	カシューナッツ 29 ／ピーナッツ 28 ／春雨 26 ／牛乳 26 ／アーモンド 25 ／アガベシロップ 25 ／こんにゃく 24 ／しらたき 23 ／ブラックチョコレート 22
10台	ひじき 19 ／めんつゆ 19 ／クルミ 18 ／ピスタチオ 18 ／昆布 17 ／青のり 16 ／コーヒー 16 ／マヨネーズ 14 ／みりん 14 ／寒天 12 ／ところてん 12 ／濃口しょうゆ 10 ／紅茶 10 ／日本茶 10
9以下	塩 9 ／薄口しょうゆ 9 ／穀物酢 3

＊炭水化物はGI値が高め。中でも、色がついたものより白いもの、硬いものより柔らかいもののほうがGI値は高めです。

野菜や海藻、きのこ類の大半は低GI食品！

とってはいけない油とおすすめの油

体に必要な油がある

油（油脂）には「体に悪いもの、太る」というよくないイメージがありますが、すべての油が一概にそうとは言えません。細胞膜の70％、脳の60％は脂肪ですし、ホルモンの原料になるなど、生命活動に必要な役割も担っています。特に、体内で作ることのできない「必須脂肪酸」は食べ物からとる必要があります。

しかし、やはり、とってはいけない・とりすぎてはいけない油もありますので、見極めるための知識が必要です。

今すぐやめたい「トランス型脂肪酸」

今日からやめたい油のワーストワンは、第1章でも触れたトランス型脂肪酸。マーガリンやショートニングなどに多く含まれています。

トランス型脂肪酸は、液状の植物油に水素を添加して、腐らないように固めたもの。自然界にない油をとれば細胞は異常をきたし、糖尿病、肝臓障害、ガン、動脈硬化、心臓病のリスクを高めます。

「マーガリンは食べないから大丈夫」という人も安心できません。トランス型脂肪酸は、市販のビスケットやスナック菓子、食パン、ハンバーガーやフライドチキンなど広範な食品に使われているからです。

知らず知らずとりすぎてしまう「リノール酸」

とり過ぎると体に悪い油はリノール酸です。リノール酸は必須脂肪酸ですから、以前は体によい油と考えられていました。

適量であれば問題ありませんが、とり過ぎるとアレルギー、動脈硬化、心臓病のリスクを高め、老化を促進します。

リノール酸は、スナック菓子、マヨネーズ、インスタントラーメン、アイスクリームなど、あらゆる食品に含まれており、知らず知らずのうちに過剰摂取しています。

食品表示に「植物性油脂」「植物性食用油」とあれば、トランス型脂肪酸やリノール酸が含まれていると考え、それらの食品を避けましょう。

時間の経った揚げ物・スナック菓子の「酸化した油」は要注意

油は長時間空気に触れたり、高温で加熱すると酸化し「過酸化脂質」という有害な物質に変わります。時間の経った揚げ物やスナック菓子など、油が古くなるほど酸化が進み活性酸素（第4章で説明します）を発生させ、血液を汚してしまいます。動脈硬化などの原因にもなりますので、外食時や市販の惣菜・スナック菓子には注意しましょう。

脂肪酸の分類

脂肪酸とは

私たちがとっている脂質のほとんどが「トリアシルグリセロール」と呼ばれる油脂。「グリセリン」といろいろな種類の「脂肪酸」が結合したものです。
脂肪酸は、炭素（C）と水素（H）と酸素（O）の３つの原子でできています。そして「炭素の数」や「炭素と炭素のつながり方」などの違いで、脂肪酸の種類や性質が異なります。

炭素の数による脂肪酸の分類

1　長鎖脂肪酸（炭素の数が 11 個以上）

飽和脂肪酸、EPA・DHA などのフィッシュオイル（イワシ、アジ、サバ、カツオ、マグロ、サケなどが含む）、アルファ・リノレン酸、リノール酸

2　中鎖脂肪酸（炭素の数が 8～10 個以上）

飽和脂肪酸やパーム核油、ヤシ油

3　短鎖脂肪酸（炭素の数が 7 個以下）

酢酸、プロピオン酸、イソ酪酸、乳酸、コハク酸

炭素と炭素のつながり方による脂肪酸の分類

種類		主な脂肪酸名	多く含む食品例	働き
飽和脂肪酸	飽和脂肪酸	ラウリン	牛肉、ヤシ油、バター、ラード、ヘット、ココナッツなど	・エネルギー源となる ・コレステロール、中性脂肪を増やす。 ・とりすぎると動脈硬化の原因となる。
		ミリスチン酸		
		パルミチン酸		
		ステアリン酸		
不飽和脂肪酸	一価不飽和酸（n-9系）	オレイン酸	オリーブ油、菜種（キャノーラ）、ナッツ類、ラード、牛脂	・心臓病・がんの発病性低下・コレステロール低下・胃酸の分泌調整。
		リノール酸	コーン、菜種（キャノーラ）、オリーブ、ベニバナ、大豆、ひまわり、ごま油、くるみ、綿実油	・コレステロール低下。 ・とりすぎるとアレルギー、動脈硬化を招く。
	多価不飽和脂肪酸（n-6系）	r-リノレン酸	母乳、月見草油	・血糖値、血圧、コレステロール低下・血液の凝固阻止。
		アラキドン酸	レバー、卵白、アワビ、サザエ	・血圧調節・免疫系等を調節。 ・とりすぎると動脈硬化・アレルギーを招く。
	多価不飽和脂肪酸（n-3系）	α-リノレン酸	亜麻、しそ、えごま、しそ油、亜麻仁（フラックスシード）油	・アレルギー予防・高血圧、心疾患予防。
		エイコサペンタエン酸（EPA）	さば、いわし、さんま、はまち、ぶり	・中性脂肪低下・高血圧、高脂血症・認知症、高血圧予防。
		ドコサヘキサエン酸	かつお、まぐろ、さわら、うなぎ、さんま、ぶり	・抗がん血圧降下作用・虚血性心疾患、高脂血症、認知症、高血圧予防。

今日からやめたい、減らしたいNG食品3+1

身近な食品のなかにも、酵素をムダ遣いさせたり、病気の引き金になったりするものが多々あります。
「今すぐやめたいNG食品」や「少しずつ減らしたい食品」を紹介しましょう。

NG食品1 「白砂糖」は酵素を大量消費させ腸内環境を悪化させる

洋菓子や和菓子、菓子パン、ジュース、市販の惣菜などに使われている白砂糖の主成分は「ショ糖」。ショ糖は、なかなか分解されないため、大量に消化酵素を消耗するうえ、消化不良が起こりやすくなります。消化しきれなかった糖は、大きな分子のままなので、腸の粘膜を傷つけリーキガット症候群（29ページ）の引き金になります。

加えて、消化されなかったショ糖は、小腸内で悪玉菌のエサになって、悪玉菌の増殖を促します。悪玉菌が増えると白血球は活性酸素を放出して攻撃します。活性酸素は腸管の粘膜を傷つけたり、さまざまな病気を招いたりします。

甘味が欲しいときは、てんさい糖や黒砂糖、はちみつ、メープルシロップ、アガペシロップ、羅漢果などがおすすめです。

NG食品2 「加工食品」は食品添加物のてんこ盛り

一説によれば、日本人が一年間で口にする食品添加物は４～８キロにもなるといわれています。

食品添加物とは、加工食品の製造や保存に用いられるもので、甘味料、調味料、着色料、保存料、酸化防止剤、漂白剤などがあります。

これらは、酵素のはたらきを妨げたり、酵素を大量に消費させたり、酵素自体を変質させて発ガン性を高めたりするなど、百害あって一利なしです。

現在､国内で使用が認められている食品添加物は、800種あまり。

たとえばハム、ソーセージ、ベーコンなどに含まれている亜硝酸ナトリウム（発色剤）、リン酸（結着剤）、かまぼこやちくわなどの練り物に含まれるソルビン酸Ｋ（カリウム・合成保存料)、バターやインスタントラーメンなどに含まれるBHA(酸化防止剤）など、挙げたらキリがありません。

子どもたちが大好きなスナック菓子やファストフードにも、酸化防止剤や発色剤などが数多く使われています。子どもが幼いうちから「食べていいもの」「食べないほうがいいもの」を教えてあげることも、家庭教育の役割です。

買い物をするときは、食品の裏にあるラベルをチェックして、添加物のないものを選びたいものです。食品のなかには、腐敗を防ぐために、必要最低限の保存料を使っているものもあります。しかし、家庭で料理を手作りすれば、その必要最低限の添加物も摂取せずにすみます。加工食品に頼らないことがなにより大切です。

NG食品3　水は命の元。「水道水」は工夫して使おう

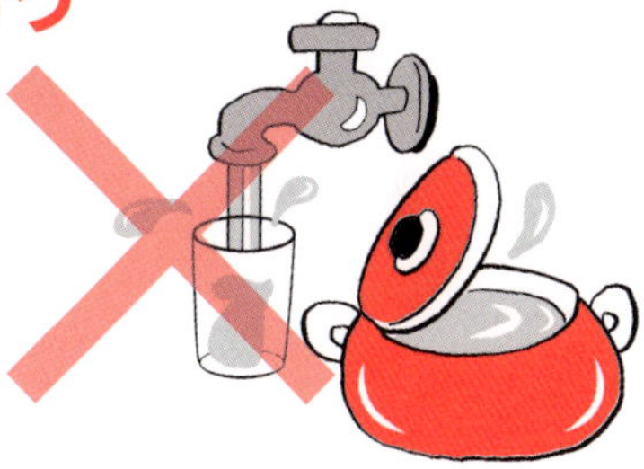

私たちにとって水は命の綱。空気と同じく、不可欠な存在です。

人間の体重に占める水分（体液）の割合は、成人男性で体重の約60%、女性は55%ほど。体内で水分が一番多いのは、細胞の中にある細胞内液で、体液全体の３分の２を占めています。残りの３分の１は細胞の外にある細胞外液です。

細胞内では、エネルギーを作る、新しい物質を合成するなど、さまざまな生命活動が行われています。これらの化学反応は酵素が司っています。細胞内に十分な水があれば、酵素は効率よくはたらき、化学反応もスムーズに進みますが、細胞内液が十分にないと、酵素ははたらくことができません。

私たちが日々飲んでいる水は、細胞内液や細胞外液の材料になるもの。水の質が悪ければ、酵素は正常な活動ができません。良質な水であれば酵素も細胞も活性化します。

酵素にとって良質な水の条件とは

①pHが7．4～7．5の弱アルカリ性
②有害物質が検出されず無色透明
③ミネラル、酸素が多いこと

水道水は、この条件を満たしません。それどころか、河川や海、地下水は、工業排水や生活排水で汚染が進み、浄水場では大量の塩素を用いて汚染を取り除いています。

塩素殺菌は水道水の味をまずくするだけでなく、ガンやアレルギーなど病気の引き金となるトリハロメタンという有害物質を発生させます。

安全な水道水を飲むには、浄水器を用いて、塩素やトリハロメタンなどの有害物質を取り除くことが大切です。さまざまなタイプの浄水器があるので機能を調べて選びましょう。

NG食品＋1　できるだけやめたい「西洋薬」

薬は食品ではありませんが、酵素を破壊するはたらきがあるので、ここに挙げておきます。「西洋薬」は、体内酵素のはたらきを抑えることで、症状を緩和するため、体内の有益な酵素のはたらきまで邪魔するという弊害をもたらします。

たとえば頭痛や生理痛で用いる消炎鎮痛剤は、酵素のはたらきを抑えて痛みを緩和します。痛みが起こるたびに服用すると、血流が悪くなって冷えが生じたり、胃腸障害を起こしたりします。また抗生物質は、酵素のはたらきを抑えて病原菌を死滅させますが、同時に善玉菌も死滅させて腸内環境を乱します。

西洋薬は、できるだけ使用しないことが大切です。腸内環境を整えておけば、風邪もひかず、頭痛も予防することができます。

アメリカではガンが減っている！

1981年以降、ガンは日本人の死因のトップ。現在も右肩上がりに死亡数が増えています。一方、アメリカでは1990年代半ばから、ガンの患者、死亡率が減り続けています。

医療先進国といわれる両国の間で、このような差が生じた背景には、1977年に発表された「マクガバンレポート」の存在があります。

マクガバン上院議員の主導で作成された5000ページに及ぶ報告書では、肉食中心、ビタミン・ミネラル不足などの間違った食事が、ガンや生活習慣病の原因であることが指摘されました。

この報告をうけ、アメリカは国をあげて国民の食事改革に乗り出し、肉を減らし、食物繊維を積極的に摂取するという食事指導を医師が行うようになりました。こうした努力が効を奏して、ガンの減少につながりました。

食事を変えれば病気は治る！ レポート１

『ファスティングと酵素食を行い、子宮頸ガンを手術せず1か月半で治した』

注：子宮頸ガンのクラス：クラス１は正常、クラス２は細胞に異常はないが炎症などがある場合。クラス３は前ガン状態だがガンではない。クラス４は初期のガン、クラス５はガン。

ファスティングと酵素食をとり手術待ちの間にガンが治癒！

A子さん（51歳）は不正性器出血があり、大学病院を受診し細胞診を行ったところクラス５の子宮頸ガンと診断されました（注）。幸い転移はなく、１か月半後に手術をすれば完治するということでした。

A子さんは、１か月半もなにもせず待っていることに不安を感じました。「手術待ちをしている間に免疫力を高めたい」そう考えたA子さんは、３日後に鶴見クリニックを受診。

鶴見隆史先生が指導したのは、ファスティング（半断食。第５章参照）をしっかり行うこと、酵素たっぷりの食事をとること、体に悪いものを食べないことでした。そのほかライフスタイルを見直して軽い運動をする、温熱療法などの必要性をアドバイスしました。

A子さんは食事を見直し、好物の白砂糖を使ったお菓子類やケーキを一切やめ、野菜おろし（p73参照）のファスティングを数日間実行しました。すると快便になり、肩こりや腰痛、イビキまで解消しました。

１か月半後、予定通り入院したA子さんは、手術前の検査で再度、細胞診を行いました。結果はクラス１。正常になっていたのです。それでも、担当医は「どこかにガンがあるはずだから手術しましょう」といいます。

A子さんはこれを拒否。３週間後に行った細胞診でもクラス１だったため、より詳しく調べるため組織診を行い、ガンの完治が認められました。それから７年、A子さんは健康に暮らしています。

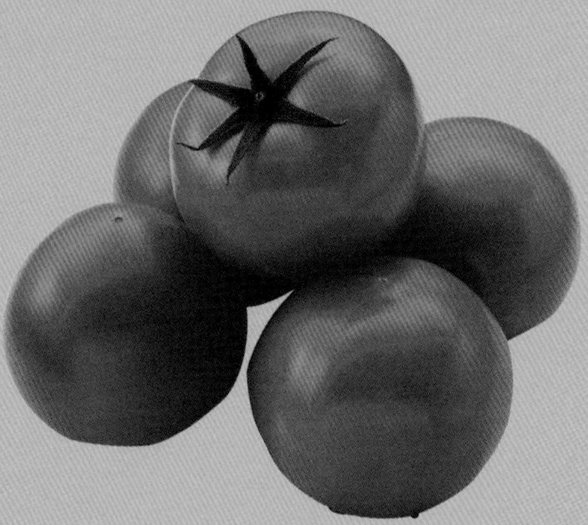

第4章

老化と万病のもと“活性酸素”を撃退する！

細胞を錆びつかせて、老化や病気をもたらす"活性酸素"。この猛毒から身を守る方法は、ごく身近にあります。「活性酸素除去料理」と、生活の工夫を紹介しましょう。

「活性酸素」とは何か

老化と万病をもたらす活性酸素

私たちは起きている時も、眠っている時も、たえず呼吸をしています。呼吸によって取りこまれた酸素は、体内の栄養素を分解してエネルギーを作り出しています。

酸素はエネルギーを作るうえで欠くことができませんが、問題は、呼吸で取り入れた酸素のうち2%が「活性酸素（フリーラジカル）」という物質になってしまうことです。「活性」という言葉には、体のはたらきを活発にしてくれるようなよいイメージがあります。しかし、活性酸素は強い〝酸化力〟をもつ毒性の物質なのです。

活性酸素は5つある

名　称	科学記号	フリーラジカル	発生順
スーパーオキサイドラジカル	$O_2^{\cdot -}$	○	1
過酸化水素	H_2O_2	×	2
ヒドロキシルラジカル	$\cdot OH$	○	3
一重項酸素	$^1O_2$	×	／

酸素（O^2）は、原子核のまわりの電子が2個のペアを組んで安定しています。ところがなんらかの理由で相棒を失うと、残された電子はプラスの電子をもった相手の電子を奪い取って安定しようとします。このように活性酸素がほかの物質と結びつくことを「酸化」と言います。

体内では活性酸素による酸化によって、さまざまな機能がダメージを受けます。まっさきに被害を受けるのは、細胞を包んでいる細胞膜です。細胞膜を作っているリン脂質は、酸化しやすい不飽和脂肪酸です。リン脂質が酸化すると、「過酸化脂質」という毒物に変化します。

過酸化脂質に変わった細胞膜は異常をきたして壊れ、細胞のなかの遺伝子や、エネルギーを作り出すミトコンドリアという器官が損傷して、その結果、細胞は死に至ります。

細胞内の遺伝子がダメージを受けると、新しい細胞を作るときにエラーが発生し、発ガンの引き金になります。

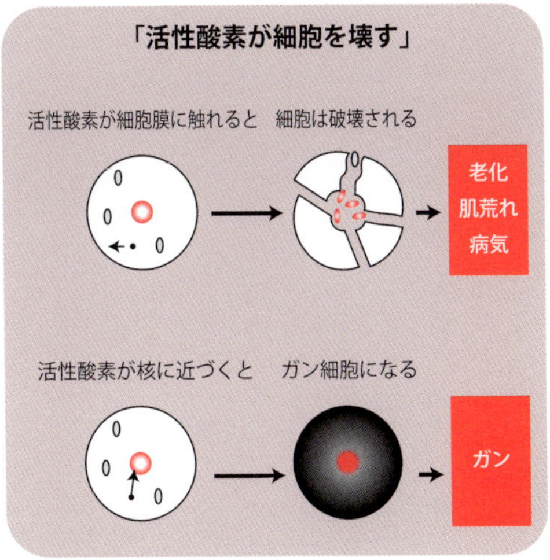

また、過酸化脂質は血管の内壁を傷つけたり、血液中のＬＤＬコレステロールを酸化して、血管がもろくなる動脈硬化を起こし、心筋梗塞や脳梗塞の発症リスクを高めます。

活性酸素を撃退する体内酵素

ここまでは活性酸素を諸悪の根源のようにいいましたが、一方で活性酸素はエネルギーを作って体に活力を与えるなど、体に有益なはたらきもしています。白血球はウイルスや細菌に対して、活性酸素を使って撃退します。おかげで、私たちは感染症にかからずにすんでいるわけです。

活性酸素が問題を起こすのは、増えすぎたときです。活性酸素が増えすぎると破壊力も強くなり、外敵だけでなく、さきにお話ししたように体内の正常な細胞まで、どんどん破壊されるからです。

私たちの体には、活性酸素を無毒化する「スカベンジャー（抗酸化物質）」と呼ばれる酵素を作る能力が備わっています。主なスカベンジャーは、ＳＯＤ（スーパー・オキサイド・ディスムターゼ）、カタラーゼ、グルタチオン・ペルオキシダーゼです。

困ったことに、スカベンジャーを作る能力は20歳をピークに衰え、年齢を重ねるごとに低下し続けます。活性酸素が増えすぎると、スカベンジャーだけでは太刀打ちできず、体の酸化が進み、さまざまな健康被害を招きます。

呼吸をしている以上、活性酸素は必ず発生しますが、あきらめることはありません。活性酸素を増やさないようにライフスタイルを見直したり、Ｐａｒｔ２で紹介する活性酸素を除去する食事をとることで、酸化から身を守り、若さと健康を保つことができます。

活性酸素から細胞を守る3つの酵素

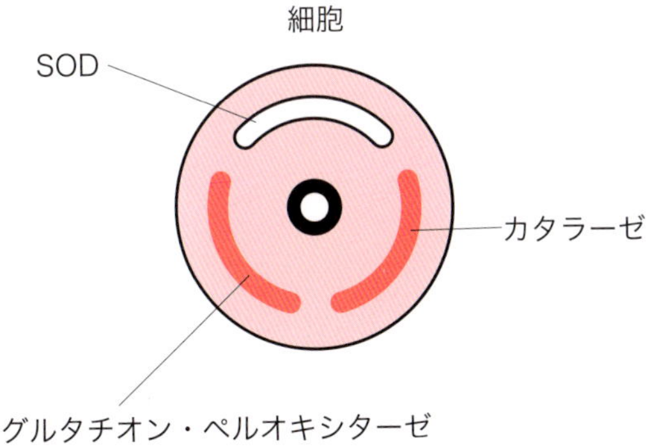

SOD（スーパー・オキサイド・ディスムターゼ）

→活性酸素のうち、「スーパーオキサイドラジカル」を無毒化する。

カタラーゼ

グルタチオン・ペルオキシダーゼ

→活性酸素のうち、「過酸化水素」を無毒化する。

！ 活性酸素４種類のうち、一番毒性の強い「ヒドロキシルラジカル」および、「一重項酸素」に効く体内の酵素は存在しない！

→体外からファイトケミカルやビタミン、ミネラルなどの抗酸化物質を摂取することで対抗するしかない。

活性酸素が引き起こす病気

細胞のサビつきが老化と病気の元

　私たちの体は、たえず活性酸素の脅威にさらされています。活性酸素を除去するスカベンジャーの産生量が低下すれば、なおのこと体内の酸化に拍車がかかります。

　酸化といってまっさきに思い浮かぶのが、鉄がサビて「酸化鉄」になる現象です。長い間、空気に触れたクギはサビついてぼろぼろになり、やがて朽ち果ててしまいます。

　体内の細胞もサビる（酸化する）と、このクギと同じ運命をたどります。サビついた細胞は、下の囲みのようなダメージを被ります。

①細胞内の環境が悪化する

　サビついた（酸化した）細胞膜は、はたらきが低下し細胞の内外の物質の交換がスムーズにできなくなります。その結果、必要な栄養はとりこめず、不要な老廃物を排出できなくなり、細胞内はいわばゴミの山になってしまいます。

②細胞のはたらきが衰え、老化が進む

　栄養不足で老廃物がたまった細胞は、はたらきが低下し正常な新陳代謝が行えなくなり老化が進みます。

③免疫力の低下

　活性酸素が増えて細胞の酸化が進むと、細胞が集まってできている組織や神経に被害が拡大します。

　たとえば血管や内臓を意識とかかわりなく調整している自律神経のはたらきが乱れ、内臓のはたらきも低下します。自律神経は免疫を司る白血球の数やはたらきも調整しているので、免疫力もダウンします。体のはたらきを調整したり、体を病気から守ったりするはたらきが低下すれば、まっしぐらに病気へ進んでいくことになります。

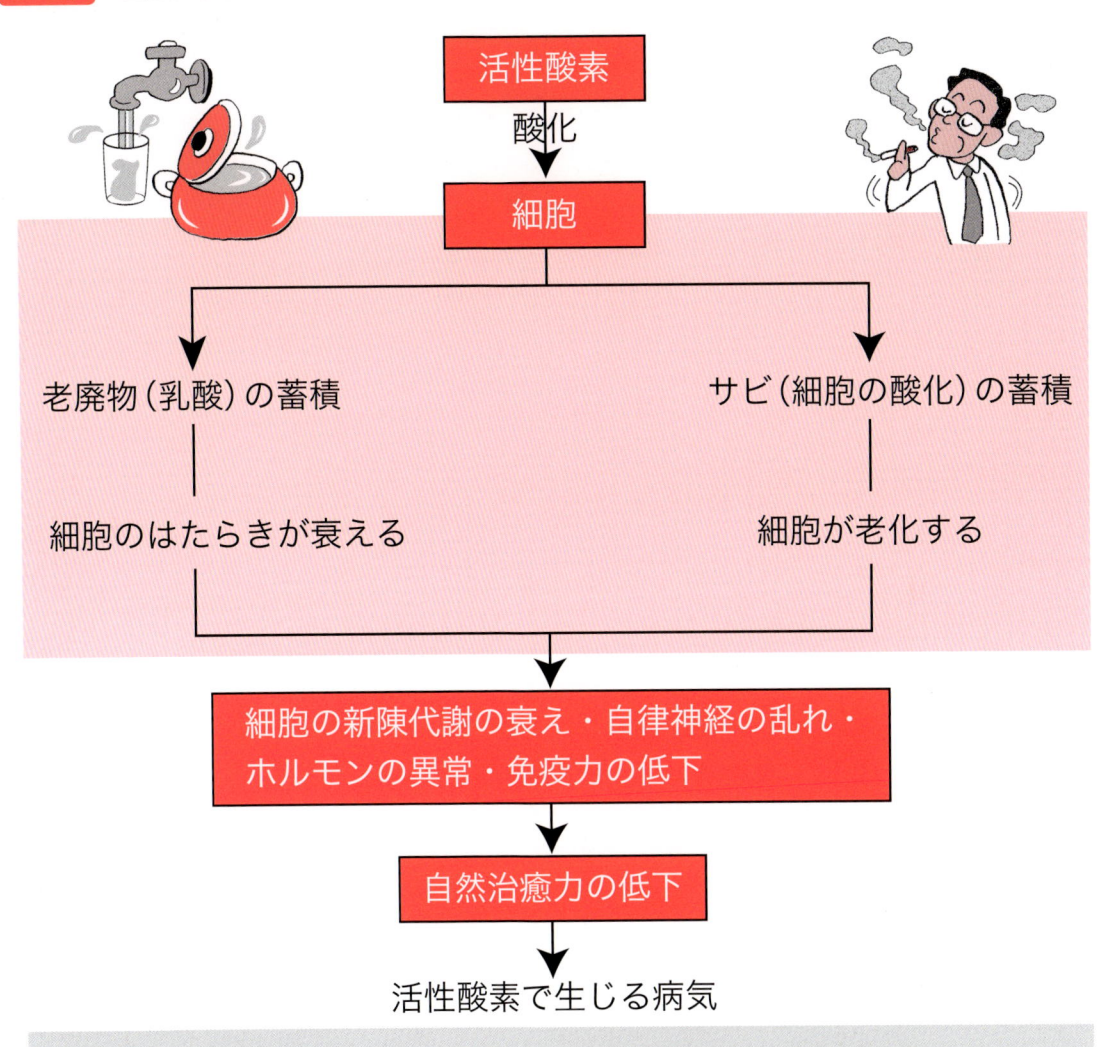

活性酸素

酸化

細胞

老廃物（乳酸）の蓄積

細胞のはたらきが衰える

サビ（細胞の酸化）の蓄積

細胞が老化する

細胞の新陳代謝の衰え・自律神経の乱れ・ホルモンの異常・免疫力の低下

自然治癒力の低下

活性酸素で生じる病気

・シミ、シワ、肌の老化
・風邪、気管支炎、肺炎、肺気腫
・パーキンソン氏病
・脳卒中、認知症
・ガン、白血病、悪性リンパ腫
・多発性硬化症、膠原病
・痛風、糖尿病、高血圧
・白内障、網膜症、緑内障、網膜ハク離
・難聴、耳鳴り、めまい（メニエール氏病）
・慢性胃炎、胃潰瘍、食道炎
・クローン氏病、潰瘍性大腸炎
・つわり、生理痛、子宮筋腫
・卵巣のう腫、卵巣炎
・喘息、アトピー性皮膚炎、花粉症
・心臓病（狭心症、心筋梗塞、弁膜症他）
・腎炎、腎不全
・あらゆる痛み、こり
・神経疾患
・皮膚病

活性酸素を増やす原因10

私たちが1日に500リットル呼吸すれば、その2％の10リットルは活性酸素になりますが、実際にはこれだけではすみません。暴飲暴食、睡眠不足などの偏った生活習慣や、排気ガス、あらゆる機器から発生する電磁波など環境の悪化も、活性酸素を増やす原因になります。主だったものを挙げておきましょう。

原因1 ストレス・イライラ・怒り・不安

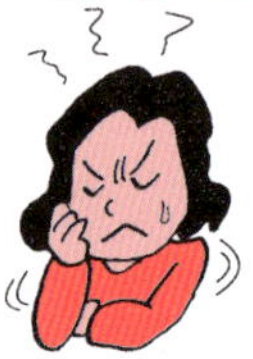

ストレスやイライラ、怒りや不安などを抱えていると、血管を収縮させる交感神経が優位になり、血行が滞って体の末梢は虚血状態に陥ります。血流が再開したとき、大量の活性酸素が発生します。

原因2 高 GI 食

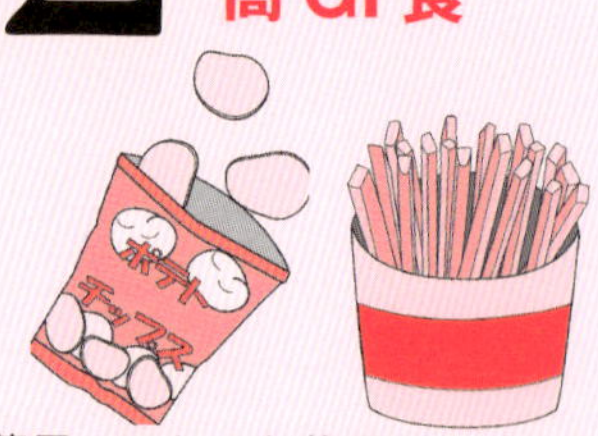

和菓子、洋菓子、スナック菓子、アイスクリームなどの甘い菓子類や、高 GI 食（p 48）を食べていると、血液中でだぶついた糖とたんぱく質がくっつく「メイラード反応」が起こり、大量の活性酸素が発生します。

原因3 水道水をそのまま飲む

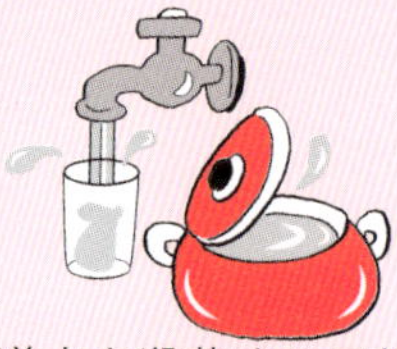

浄水場では水道水を殺菌する目的で塩素を使用します。そのため水道水には残留塩素、塩素から発生するトリハロメタンが含まれています。いずれも活性酸素を生み出す物質なので、浄水器は必須といえるでしょう。

原因4 タバコ

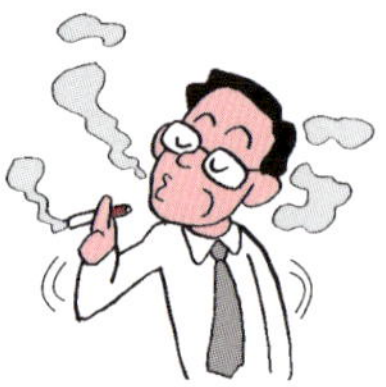

タバコの煙に含まれている一酸化窒素、発ガン物質のタールやニトロソアミンなどの有害物質が肺に入ってくると、これを排除しようとして免疫系がはたらき、活性酸素を大量に発生させます。禁煙を強くおすすめします。

原因5　酸化した油、トランス型脂肪酸

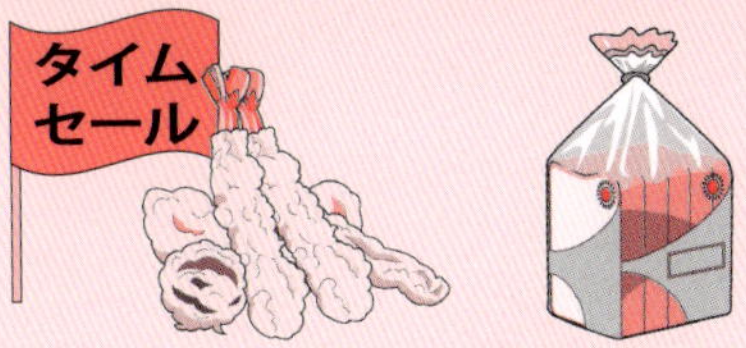

市販の揚げ物や、マーガリン・食パンなどに含まれるトランス型脂肪酸（p 50）は、口に入れるときにはすでに酸化しています。酸化したものを食べることは、自ら活性酸素を取り込んでいるのと同じです。

原因6　アルコールの飲み過ぎ

アルコールを肝臓で解毒するとき、「シトクロム p450」という酵素がはたらき、同時に活性酸素が発生します。
お酒飲みで、顔色がくすむ " 酒焼け " が見られる場合、肝臓が活性酸素のダメージを受けているサインです。

原因7　激しい運動

軽く汗ばむ程度のウォーキングなどは問題ありませんが、テニスやジョギングなどを激しくやりすぎると、呼吸数が増え酸素を大量に取り込むことになり、活性酸素を増やします。運動はほどほどに楽しみましょう。

原因8　紫外線

紫外線は体内に活性酸素を発生させます。
皮膚組織に活性酸素が生じると、シミやそばかすができ、皮膚の弾力性が失われてシワができます。
外出時はメガネ、サングラスをお忘れなく。

原因9　口から入る化学物質

食品添加物、農薬、西洋薬などの化学物質は、体内で化学反応を起こし活性酸素を大量発生させます。
食品の成分表示をチェックし、西洋薬を常飲しないなどを心がけることで、活性酸素を増やさずにすみます。

原因10　電磁波

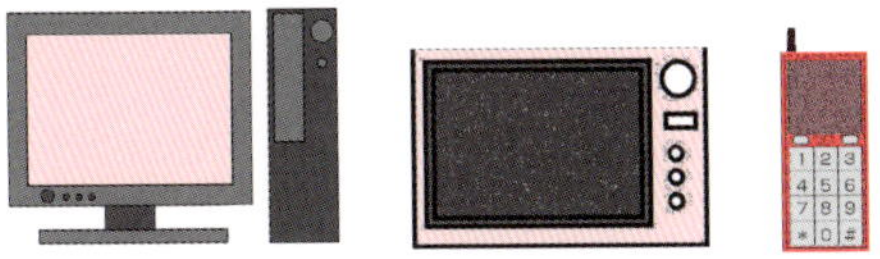

電磁波は活性酸素の発生源です。携帯電話、パソコン、テレビ、電子レンジなど、あらゆる電化製品から電磁波は放たれています。家電の電源をこまめに切る、抗酸化食品をしっかりとるなどして、防衛しましょう。

食べ物で活性酸素を撃退しよう！

ファイトケミカルでサビない体になる

活性酸素の害から身を守るには、ライフスタイルを見直すとともに、毎日の食事で抗酸化作用のある食品をしっかりとる必要があります。

そのカギとなるのが「ファイトケミカル」です。

植物が紫外線や害虫などから自らを守るために作り出す機能性成分の総称で、植物の色素や香りなどを構成している成分です。魚介類や海藻類にも、色素成分などのファイトケミカルを含むものがあります。

ファイトケミカルそのものは、体の栄養やエネルギーにはなりません。しか

代表的なファイトケミカルとそれを含む食品

（カッコ内は、それぞれのファイトケミカルを含む食品の例）

①ポリフェノール

アントシアニン（赤ワイン、ブルーベリー）、イソフラボン（大豆）、セサミン（ごま）、カテキン（お茶）

②含硫化合物（イオウ化合物）

アリルイソチオサシアネート（わさび、からし）、アリイン（ニンニク）、スルフォラファン（ブロッコリー）

③カロテノイド

β-カロテン（ブロッコリー、ほうれん草、ニンジン）、リコピン（スイカ、トマト）、アスタキサンチンサン（鮭）

④糖関連物質

β-グルカン（きのこ類）、フコイダン（海藻類）、ペクチン（リンゴ）

⑤アミノ酸関連物質

グルタチオン（アスパラガス）、タウリン（イカ、タコ、魚貝類）

⑥香気成分

オイゲノール（バナナ）、リモネン（柑橘類）、ジンゲオール（しょうが）

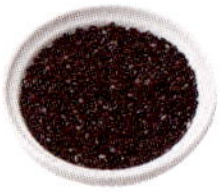

ごま

ゴマに含まれるセサミンには、抗酸化作用の他、アンチエイジング、コレステロール低下などの効果があることが知られている。

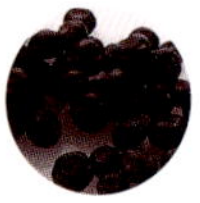

ブルーベリー

ブルーベリーの紫色は、アントシアニンによるもの。眼精疲労の回復、視力改善作用など、目に効くと同時に活性酸素除去にも役立つ。

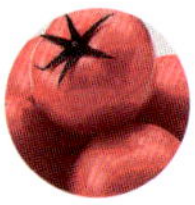

トマト

カロテノイドの中でもトマトの赤色のもとであるリコピンは、β-カロテンの2倍以上の抗酸化力を発揮する。

し、活性酸素を無毒化する抗酸化作用や、免疫機能を調整する優れたはたらきをします。

野菜や果物、キノコ類、海藻類を食べることでファイトケミカルをしっかりとることができ、細胞の酸化を防ぎます。

抗酸化ビタミンと抗酸化ミネラルで活性酸素を除去！

活性酸素に対抗するには、「抗酸化ビタミン」と「抗酸化ミネラル」も積極的にとることが大切です。

ビタミンの中でも特に、「ACE（エース）」と呼ばれているビタミンA、ビタミンC、ビタミンEは、強力な抗酸化力を発揮します。

ミネラル類の亜鉛・銅・セレン・マンガン・鉄は、体内のスカベンジャーの材料になったり、そのはたらきを助けたりして、体の抗酸化力を強化します。

ファイトケミカルと抗酸化ビタミンと抗酸化ミネラルを一緒にとることで体の抗酸化力は最強になります。

抗酸化作用を発揮するビタミン＆ミネラル

◆ビタミンA

春菊、ニラ、小松菜などの緑黄色野菜に多く含まれるβ-カロテンは、体内でビタミンAに変化。活性酸素を除去し、皮膚や粘膜を健康に保ち、免疫力・生殖機能を維持・強化する。

◆ビタミンC

活性酸素のうちスーパオキシド、一重項酵素、ヒドロキシルラジカルを除去。血液中のコレステロールの酸化を防ぎ動脈硬化を予防し、また、免疫力を強化し感染症を予防する。柑橘類をはじめとする果物に多く含まれる。

◆ビタミンE

活性酸素を無毒化して細胞膜の酸化を防ぎ、過酸化脂質の生成をブロックする。若さを保つうえで、ビタミンCと共に必要不可欠なビタミン。血流の促進、性ホルモンの合成にもかかわる。アーモンド、大豆、うなぎなどに多く含まれる。

◆セレン

過酸化脂質を分解する酵素に欠かせない成分。ビタミンEと一緒にとると、最大の抗酸化作用を発揮する。免疫力を強化してガンを予防、水銀、カドミウムなどの有害金属の毒性を無害化する。アジ、カツオ、鶏のササミ、豚肉の赤味などに多く含まれる。

◆亜鉛

体内のスカベンジャーのはたらきを活性化して、活性酸素を撃退。牡蠣《かき》、たたみいわし、ゴマ、豚レバーなどに多く含まれる。

◆銅

体内のスカベンジャーの合成に不可欠。過酸化脂質の生成を抑える。牛のレバー、ごま、エビ、イカなどに多く含まれる。

◆マンガン

体内のスカベンジャーの合成に不可欠。細胞膜や組織の酸化を防ぐ。しょうが、しそ、青海苔、キクラゲ、干し柿などに多く含まれる。

◆鉄

体内のスカベンジャーの合成に不可欠。体の抗酸化力を強化する。豚・鶏のレバー、卵黄、青海苔、ヒジキ、クレソン、パセリ、納豆に多く含まれる。

活性酸素除去料理で健康になる！ 若くなる！

抗酸化成分たっぷりの「活性酸素除去料理」を作ろう

40歳を過ぎると、体の抗酸化力は急速に低下します。若さと健康を保つためには、生活のなかで活性酸素をいかに除去できるかがカギを握っています。

活性酸素対策では、まず食習慣の見直しが必要です。「酵素」「ファイトケミカル」「抗酸化ビタミン」「抗酸化ミネラル」などの成分を、毎日、過不足なくとることで、体の抗酸化力をグンとアップすることができます。

この本のＰａｒｔ2で紹介する食医食の「これで大丈夫レシピ」は、右に挙げた成分や必要な栄養素をあますところなく盛り込んだ〝活性酸素除去料理〟です。

本書の共著者・神崎夢風先生は、30数年前から活性酸素がもたらす健康被害に着目していました。食を通して健康になる方法を研究した結果、活性酸素を発生させず、なおかつ抗酸化力の高い食材や水、調味料の選び方、調理法を考案。安全な食材を使った膨大な「活性酸素除去料理」のレシピを編み出しました。

神崎先生が主宰する日本食医食協会（一般財団法人）の講座で、活性酸素除去料理を学んだ受講生の多くが、アトピー性皮膚炎、メタボリックシンドロームなどのさまざまな生活習慣病を改善しています。

日々の食事を酵素や抗酸化成分たっぷりの料理に変えることで、活性酸素に襲われ酸化が進んだ〝病気体質〟を本来あるべき姿に戻し、健康を回復することができます。

栄養バランスを重視！

神崎先生の食医食料理は、〝健康という結果を出す料理〟を目標に開発されましたが、見た目はごくごく普通の家庭料理です。調理方法もいたってシンプルで手早くできるので、今日から作ることができます。

食事で一番大切なことは、〝バランスよく食べる〟ということです。自然界は多様なものとのバランスによって成り立っています。その一部である私たちが心身の調和を保つためには、バランスのとれた食事をとることが欠かせません。

そこで、食医食料理では、1日に〈9品目（乳・卵・魚・肉・豆・野菜・芋・

果物・穀物）＋プラス1（海藻）〉をとることを基本にしています。多彩な食材をとり入れることで、酵素、抗酸化成分、良質のたんぱく質、炭水化物、脂肪を過不足なくとることができます。できるだけ多種類の食材を使って、栄養のをとるようにしましょう。86ページのバランスチェックシートを活用すると、頭で考えて食べるようになり、徐々に品数が増えていきます。

顔色のくすみがとれない、アトピーがつらい、生活習慣病が改善しない……。こんな不調や病気を抱えている人も、食事を変えると3か月ほどで体質が改善し快方に向かいます。健康に不安がない人も、ぜひ食医食料理を食卓に乗せ、体を酸化から守りましょう。

食医食料理の基本ポイント

①1日に9品目＋海藻を食べる
②塩素が入った水道水を使わない
③農薬がかかった野菜を使わない、または農薬を除去して使う
④添加物の入った材料を使わない
⑤添加物の入った調味料を使わない
⑥活性酸素の除去能力を高めてくれる材料を使う

食事を変えれば病気は治る！　レポート2

『活性酸素除去料理に変えたら、産後に悪化したアトピーが3か月で改善した』

生まれてすぐに発症

Aさんがアトピー性皮膚炎を発症したのは、生まれて間もない頃です。症状は顔を中心に表れていましたが、病院で処方されたステロイドを塗っていれば皮膚は落ち着いているので、ご本人は成人後も薬を顔に塗り続けていました。

症状が悪化したのは2人目のお子さんを出産してからです。突然、吹き出ものと湿疹ができて、顔は真っ赤に。病院で強いステロイドを処方されましたが効果はなく、誰だかわからないほど顔が腫れ上がりました。

Aさんは人目を気にして、幼いお子さん2人と家に閉じこもりがちになりました。そんなとき知人を介して食医食の体質改善方法（p76）を知り、神崎夢風先生のアドバイスを受けながら食生活を変えました。

水道水ではない質のよい水を使うようにし、食事は活性酸素除去料理にしました。Aさんのご両親が育てている無農薬のお米や野菜、添加物の入っていない調味料などを使い料理を作るようにしたところ、徐々に顔の腫れや吹き出ものは改善。

その後、何度か顔の赤味や湿疹などが悪化しましたが、

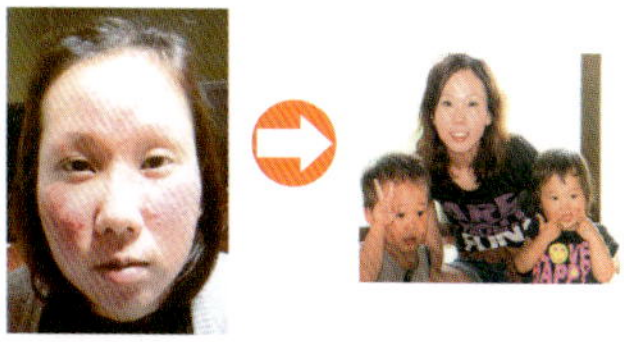

これは「好転反応」という解毒排毒のはたらきが活発になると出てくる現象です。

好転反応の意味を理解したAさんは、不安もなくなり徹底した食生活を続けました。3か月後、顔はきれいになり、お化粧もできるようになってAさんは外出も平気になりました。3キロの減量という嬉しいサプライズもあり、Aさんはすっかり明るさを取りもどし、元気に暮らしています。

活性酸素の害から身を守る生活の工夫

生活習慣を見直そう

活性酸素の害から身を守るには、
①活性酸素を増やさない
②できた活性酸素はすみやかに処理する

この2つが大切です。

これをクリアするうえで、食事は重要な役割を果たします。活性酸素除去料理を食卓に乗せて、酵素と抗酸化成分をフル充電しましょう。

60ページでも触れたように生活の中には活性酸素を増やす要因がたくさんあります。ライフスタイルを見直して、体の内外にある悪玉要因を減らすことも重要です。

活性酸素を増やす３大要因

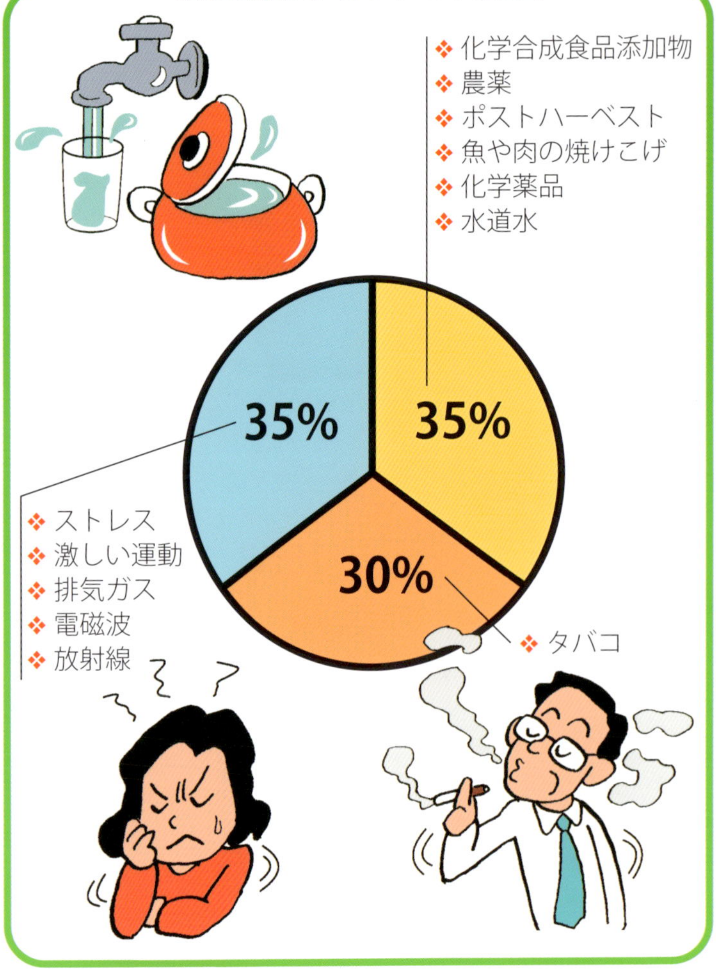

経皮毒にも注意が必要!

　一般にほとんど知られていない「経皮毒」も、活性酸素を増やす要因になるので要注意です。食べ物の場合は、有害物質は胃や腸で吸収された後、肝臓の酵素が解毒して便、尿、汗として体外に排泄されます。

　ところが皮膚から吸収された有害物質は肝臓を通らないため、解毒されずに体内に長い間とどまります。

　シャンプーやリンス、コンディショナー、ヘアカラー、化粧品に含まれる化学物質は、皮膚から取り込まれて体内に蓄積し、活性酸素を発生させるおそれが高いものです。

　一般に売られている洗剤や化粧品には、石油からつくられる「合成界面活性剤」や「合成保存料」が添加されています。これらには、アスベストやホルムアルデヒドなど、発ガン性のある物質も含まれています。

　皮膚から吸収される有害物質は微量ですが、じりじりと体内に蓄積し、活性酸素を発生させて細胞を酸化します。皮膚につけるものは、ラベルの表示をよく見て石油系化学物質を含まないもの、オーガニック系のメーカーのものを選ぶようにしましょう。

体の生理リズムに合った生活を

　体を酸化から守るためには、体本来の生理リズムに従って暮らすことも大切です。生理リズムを無視すると活性酸素が増える上に、体内酵素をムダ遣いして、結果的に体の酸化を推し進めてしまいます。

　体のリズムを理解するうえで参考になるのが1830年代にアメリカの医師たちが提唱した「ナチュラルハイジーン」の考え方です。

　ナチュラルハイジーンでは、生の野菜や果物を中心とした自然食をとり、一日の生理リズムにそった生活をしていれば、病気を予防・改善し、健康を保つことができるとして、1日24時間の生理リズムを次のように考えています。

体本来の生理リズム

午後8時〜午前4時 →吸収と代謝の時間

午後8時過ぎからは代謝活動を最優先にする時間帯。消化吸収した栄養素を活用して、細胞の入れ替えや組織の修復などを行います。また、この時間帯に食物をとると、消化酵素を大量に浪費し、代謝酵素が不足してしまいます。活性酸素を無毒化するスカベンジャーを産生する時間帯です。夜遅い食事はやめておきましょう。

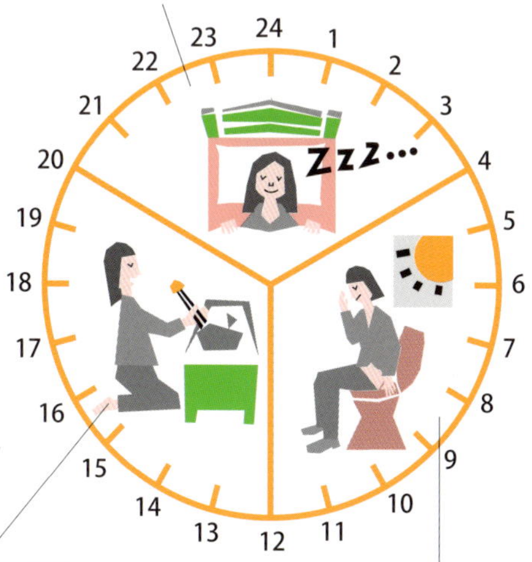

昼12時〜午後8時 →栄養補給と消化の時間

起床後3時間ほどすると、内臓もフル稼働。消化酵素のはたらきも活発になるので食事に適した時間帯です。

午前4時〜昼12時 →排泄の時間

"排泄"に専念したい時間帯。果物やサラダ、ジュースを中心とした軽めの朝食にすることで毒出しがスムーズに進み、活性酸素の除去に役立ちます。

食事を変えれば病気は治る！　レポート３

『活性酸素除去料理を実践して18kgのダイエットに成功！ 胃のポリープが消え血圧も安定』

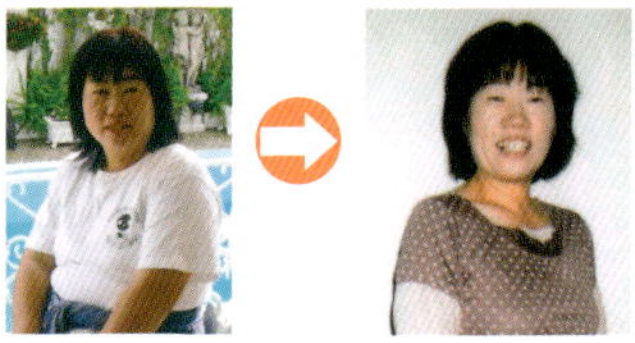

バランスよく食べてやせる

平成19年１月、神崎夢風先生主催の「食医食セミナー」に参加したＭさん（49歳）。セミナーで体型を計測した結果、身長153㎝に対して体重75．5kg、BMI32.3（注）。基礎代謝をもとに計算した体年齢は67歳。太り過ぎと体の老化が判明しました。

がっかりしていたＭさんに神崎先生がかけた一言は、「大丈夫ですよ。絶対にやせられますよ」。Ｍさんはこの言葉に励まされ、９品目プラス海藻のバランスに気をつける活性酸素除去料理を実践するようになりました。

すると１か月後には、５キロ減って70．5kgに。Ｍさんはがぜん気持ちが前向きになり、活性酸素除去料理を続け、１年後には７．１キロ減の68．4kgになりました。

それから４か月後には、７キロやせ61．4kg、BMI26.2まで改善。平成20年９月には、57.9kg、BMIは24.7になり、１年４か月で約18キロのダイエットに成功！

減量と平行して体も健康になりました。高めだった血圧が正常値になり、健康診断で２年連続見つかっていた胃のポリープも消えました。

「マイナス18キロは、体質改善した結果です。食事の大切さを実感しました」とＭさん。現在も、リバウンドゼロで元気に暮らしています。

注：ＢＭＩ（体格指数）：肥満度を示す国際的指標。体重（kg）÷身長（m）の２乗で算出。日本肥満学会は「１８．５未満」をやせ、「２２」を標準、「２５以上」を肥満とする。メタボ健診では、「２５」以上の人に減量を推奨。

食事を変えれば病気は治る！　レポート４

『22日間のファスティングで、5年来の糖尿病が完治!』

血糖値が380mg/dlから98mg/dlに

Ｔさん（59歳・男性）は、５年前に糖尿病と診断され、血糖降下薬による治療を続けましたが効果はありませんでした。肩こり、下肢静脈瘤、足のむくみ、便秘と下痢を繰り返すなどの不調もあり、仕事も辞めざるを得なくなりました。

平成25年8月4日に鶴見クリニックを受診したときの血糖値は380mg/dl（空腹時の基準値70～109mg/dl)、HbA1cは12％（6.5％以上で糖尿病が疑われる）に達していました（注）。

鶴見隆史先生が、Ｔさんに指導したのは22日間のファスティングです。「1日3食とも梅干しのみ」を6日間、「野菜おろしと梅干しのみ」を6日間、「果物おろしと梅干しのみ」を10日間行いました。ファスティング終了後も、朝は梅干しと果物のジュース、昼は漬け物と果物ジュース、夜はサラダと果物ジュースをしばらく続けました。

酵素たっぷりの食事に変えたところ、9月25日には、血糖値は98mg/dl、HbA1cは6.1％と正常に。体重は10キロ減り、全ての不快症状が解消し、Ｔさんは職場への復帰も考えているところです。

注：HbA1c（ヘモグロビン・エーワンシー）　最近２か月間の血糖値の平均値を知る目安。

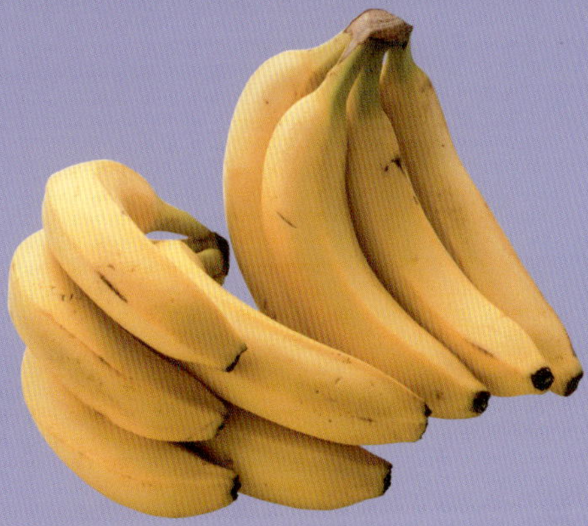

第5章

細胞が喜び健康になるファスティング（半断食）のすすめ

なんとなく体調が悪い。外食が続いた。太った。こんなときには、野菜おろしや梅干し、果物と水分をとりながら行う半断食がおすすめです。体の細胞を丸ごとキレイにして健康を回復する方法をお教えしましょう。

細胞の汚れを一掃し、元気な体を作るファスティング

「メスのいらない手術」とは

なんとなく体が重い、胃腸が疲れている、疲れがとれない、体がむくみやすい、外食が続いている……。

こんなときにおすすめなのがファスティング（鶴見式酵素断食）です。ファスティングとは英語で「断食」という意味です。

詳しいやり方はのちほど説明しますが、この本で提唱する断食は「半断食」といって、完全な断食とは異なります。朝・昼・晩に少量の野菜や果物、梅干しと、水をたっぷりとりながら行うので、心身への負担が軽く、取り組みやすい方法です。

フランスでは「メスのいらない手術」といわれるほど、ファスティングの治療効果は高く評価されています。日本でも、ファスティングを治療に導入する医療施設が増えつつあります。

ファスティングは、なぜ体にいいのでしょうか？　それは、ファスティングが、腸の汚れを一掃するからです。

飽食の日本人は、気をつけていても食べ過ぎの傾向があります。消化できなかった食べ物の残がいが蓄積し、腸の中の腐敗を招くことは、この本で何度も触れました。

腐敗して汚れた腸から生じるさまざまな毒素は、血液に乗って全身の細胞に届きます。毒素を取り込んだ細胞は、宿便をためているようなもの。細胞が便秘すれば、正常な生命活動がとどこおり、ガンや生活習慣病のもとになります。

ファスティングの効果とは

ファスティングは、全身の汚れた細胞をよい細胞に戻す唯一の方法です。

ファスティングを行うと、徐々に細胞の毒が抜けます。その結果、代謝活動も活発になり、細胞の入れ替え、再生、解毒、排泄がスムーズになり、汚れた細胞をきれいにすることができるのです。

ファスティング中の不快症状は毒出し反応

短期間のファスティングでも、人によっては「好転反応」が出ることがあります。好転反応とは、症状が改善する過

程で一時的に見られる症状の悪化です。

　ファスティングによる細胞の入れ替えで、壊れた細胞の物質が血液に流れ込み、これが肝臓から小腸の回腸へ回ることで生じます。新陳代謝が旺盛になるので、ときには炎症が起こることもあります。

　代表的な症状には、頭痛、肩こり、腰痛、吐き気、嘔吐、めまいなどがあります。腸と細胞が汚れている人ほど、これらの反応が強く出る傾向があります。

　好転反応は体が毒素を出しているサインなので心配はいりませんが、つらい場合は足湯や半身浴を行えば症状は軽減します。

　また、生味噌を生野菜に塗って食べるのも効果があります。

　ファスティングを続けていくと、毒が抜け、新しい細胞に生まれ変わるので、好転反応も徐々におさまっていきます。

　症状が一向におさまらない場合は無理をしないで、ファスティングを中断しましょう。

ファスティングの主な効果

効果1　不快な症状を改善できます

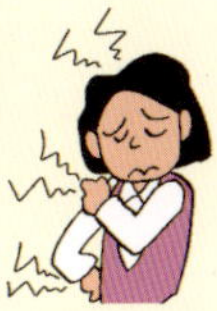

腸をきれいにして体内の毒素を一掃すれば、頭痛や肩こり、肌荒れなどさまざまな不快症状を改善したり解消したりできます。

効果2　病気を改善できます

ファスティングを行うと、高い確率で病気を改善したり、治癒に導いたりすることができます。風邪を引いたときなど「栄養をとらなくては」と思いがちですが、ファスティングを行うほうが免疫力は高まり、早く快方に向かいます。

鶴見隆史医師は、ガンやリウマチなど難病とされる病気も、ファスティングを指導し、高い治療効果を上げています。なんらかの病気を抱えている人は専門医の指導のもとで、ファスティングを行うといいでしょう。

効果3　むくみを解消できます

ファスティングを行ってすぐにわかる効果は、むくみの解消です。まぶたがすっきりしたり、指がほっそりしたりします。起床時に指がむくんでいるのは、暴飲暴食のサインです。ファスティングを行って体内をクリーンにしましょう。

効果4　体内の酵素を温存できます

消化作業がほとんどないので、体内酵素の消費を抑えることができます。

効果5　すべての臓器が休息できます

食べた食物を消化し、栄養素を活用するには胃腸や肝臓、腎臓、膵臓などが総動員されます。ファスティングで内臓を休ませることができます。

無理のないファスティング 3プラン

ファスティングにはいろいろな方法がありますが、この本では初心者が取り組みやすいものを紹介します。
いずれも安全に行うことができますが、断食には違いないので、自己流にアレンジせず、
きちんとルールを守ってください。
３つのプランから、ご自分に合ったものを実践しましょう

Plan 1 半日断食コース

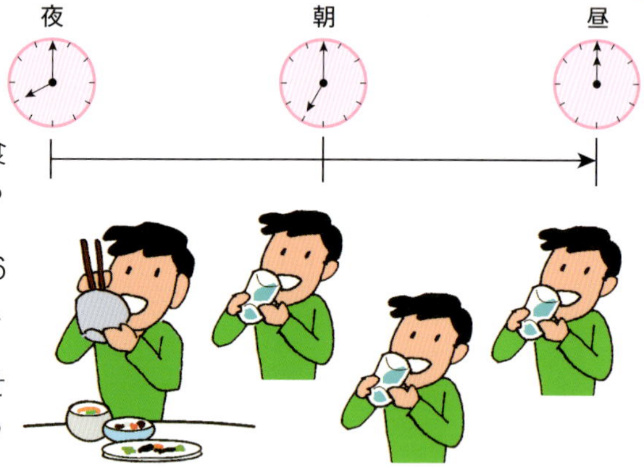

前日の夜７時に夕食を食べ、翌日の昼まで食事をとりません。ただし、質のいい水をたっぷり飲みます。
朝食を１回抜くだけのプチ断食ですが、16～17時間断食を行うことで、胃腸が休まり、消化酵素の浪費を抑えることができます。
半日断食は、いつ行うという目安はありません。むくみが気になる、体調が今ひとつといったときに行うといいでしょう。

Plan 2 １日断食コース

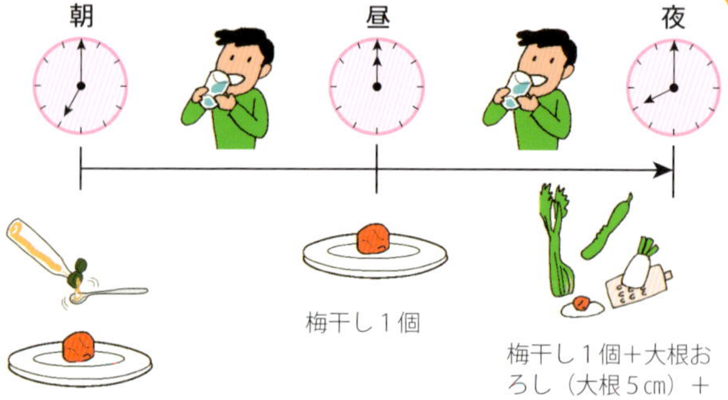

梅干し１個＋亜麻仁油（フラックスオイル）大さじ１杯をじかに飲む

梅干し１個

梅干し１個＋大根おろし（大根５㎝）＋きゅうり１本＋セロリ１本

※きゅうりとセロリは、味噌か塩をつけて食べてかまいません。

疲労回復効果が高いクエン酸をたっぷり含んだ梅干しを３食とり、質のいい水をたっぷり飲みます。
24時間の半断食で疲れた胃腸が休まり、体内の毒素もしっかり排出できます。ゆったり過ごせる週末は、絶好のファスティング日和です。月に２回を目安に行いましょう。

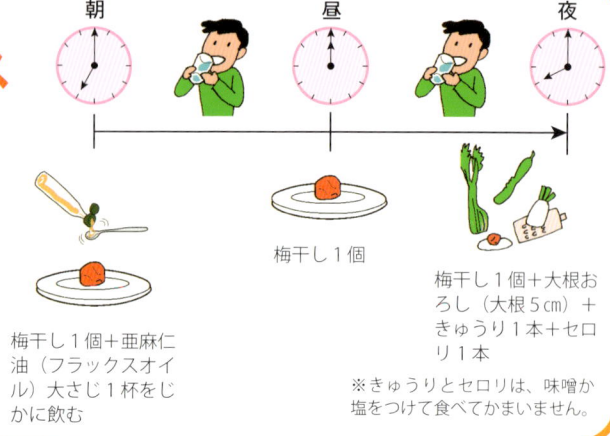

Plan 3　2日半断食コース

2日半の計6食、梅干しと野菜のすりおろし、果物をとり、質のいい水を1日に10杯以上飲みます。
体内の毒素を排出する効果はNo.1。金曜日〜月曜の朝に行うといいでしょう。月に1回を目安に行います。

1日目
夜

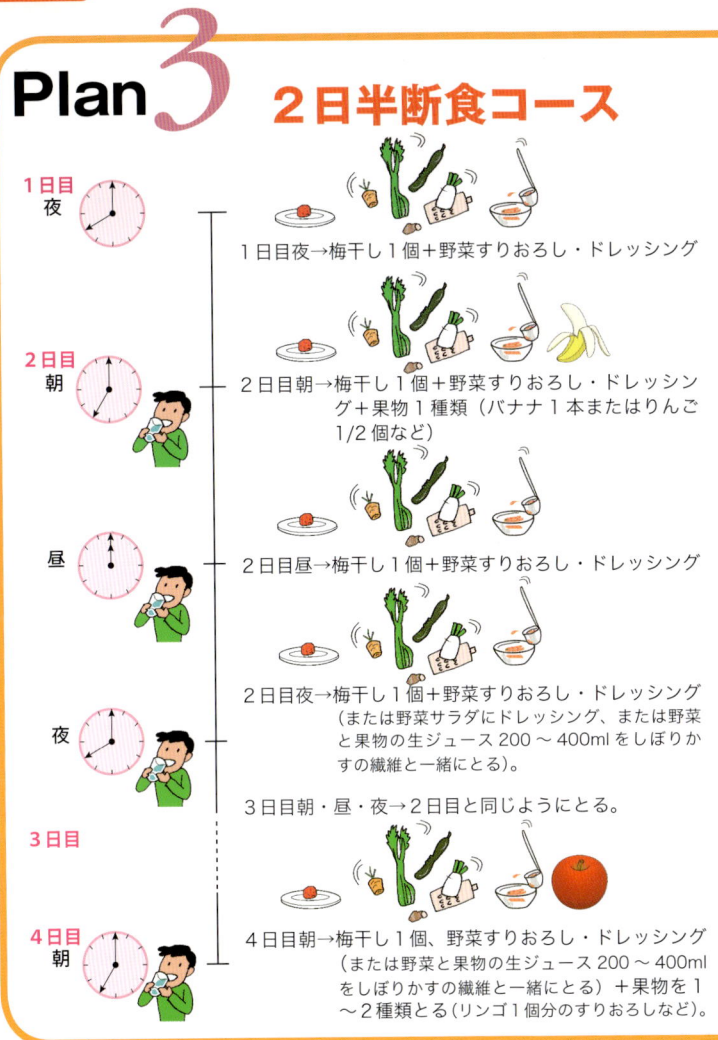

1日目夜→梅干し1個＋野菜すりおろし・ドレッシング

2日目
朝

2日目朝→梅干し1個＋野菜すりおろし・ドレッシング＋果物1種類（バナナ1本またはりんご1/2個など）

昼

2日目昼→梅干し1個＋野菜すりおろし・ドレッシング

夜

2日目夜→梅干し1個＋野菜すりおろし・ドレッシング（または野菜サラダにドレッシング、または野菜と果物の生ジュース200〜400mlをしぼりかすの繊維と一緒にとる）。

3日目

3日目朝・昼・夜→2日目と同じようにとる。

4日目
朝

4日目朝→梅干し1個、野菜すりおろし・ドレッシング（または野菜と果物の生ジュース200〜400mlをしぼりかすの繊維と一緒にとる）＋果物を1〜2種類とる（リンゴ1個分のすりおろしなど）。

■野菜のすりおろしの作り方

［材料］
大根5㎝／しょうが3㎝／人参1/3本／きゅうり1本。

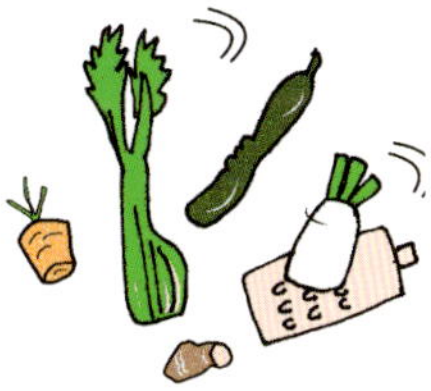

［ドレッシングの材料］
しょうゆ少々／黒酢少々／亜麻仁油大さじ1／羅漢果またはハチミツ、オリゴ糖小さじ1

＊野菜のすりおろしは、ドレッシングをかけて食べます。

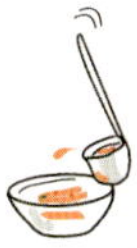

ファスティングのルール

Rule 1	断食前と断食明けの日の食事は、量を控えめにしましょう。野菜のみそ汁、サラダ、ぬか漬けなど酵素食と発酵食品を中心にします。固形食のどか食いは胃腸に大きな負担をかけるのでNGです。食事の量は徐々に増やしてください。
Rule 2	質のよい水をたっぷりとりましょう（1日コップ10杯以上をこまめに分けて飲む）。
Rule 3	お酒、たばこ、カフェイン飲料はNG。
Rule 4	激しい運動はNG。散歩やヨガ、ウォーキングはOK。
Rule 5	足湯などで汗を出し、体を温めましょう。

ファスティングを楽に乗りきるワザ4

半断食は、水だけ飲む断食（水断食）などと違って、体への負担が軽く、"つらくない断食"です。けれども、空腹感はゼロではないので、食べ物の誘惑にかられて、ファスティングをあきらめてしまう人もいるかもしれません。ここでは、ファスティングを楽に乗りきるワザをお教えしましょう。これらのワザを駆使すれば、２日半断食コースも無理なく取り組むことができます。

ワザ1 空腹感をやわらげるお助け食品

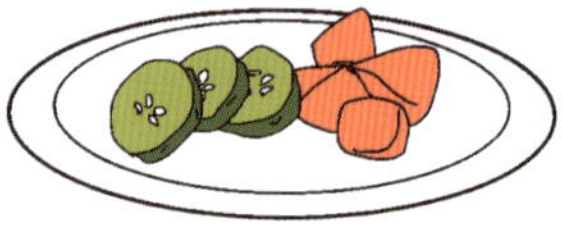

お腹が空いてつらくなったら、次の食品を少量とるといいでしょう。いずれも酵素たっぷりでわずかに塩分を含んでいるので、びっくりするほど体が楽になります。

・ピクルス少々　・ぬか漬け少々
・植物性キムチ少々

ワザ2 料理番組、グルメ番組は見ない

当然のことながら、ファスティング中は、食べ物関連のテレビ番組は避けましょう。食品のコマーシャルは「食べたい欲求」を刺激するように作られているので、始まったら即チャンネルを変えましょう。

ワザ3 時々、ストレッチをする

血行をよくしておくと、ファスティングの効果も高まります。ストレッチは、血行を促進するはたらきに優れ、体への負担もなく、気分転換にもなります。首や肩を回す、屈伸をするなど簡単なストレッチをするといいでしょう。

ワザ4 のんびり散歩する

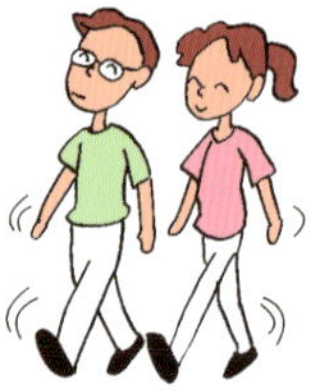

ファスティングを行っている間は、一日が普段より長く感じられるかもしれません。何もしないでいると、つい食べ物のこと考えたりします。そうならないために、近所を散歩するなどして、適度に体を動かしましょう。

Part **2**

手早く、おいしい、経済的！
体にいい
「これで大丈夫」レシピ

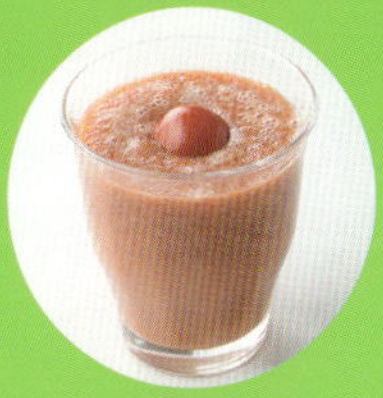
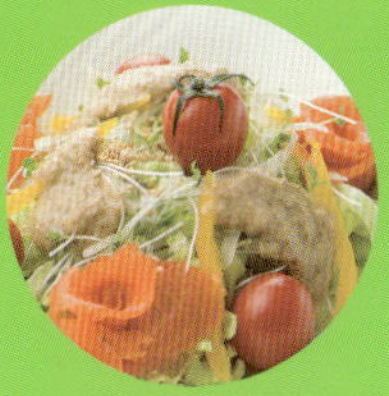
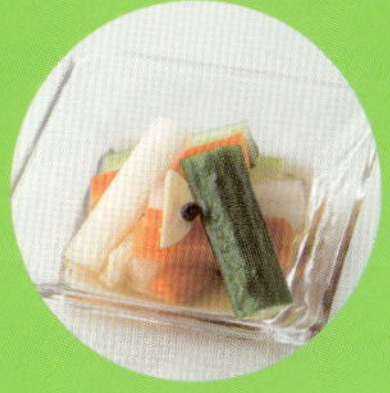
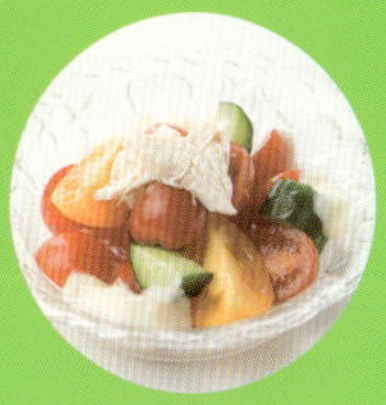
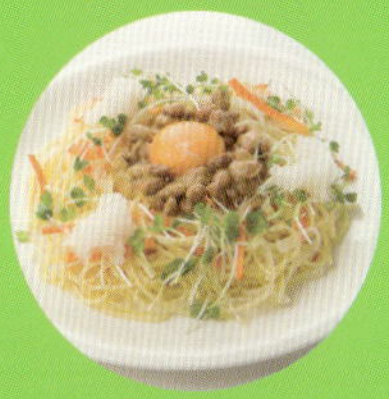
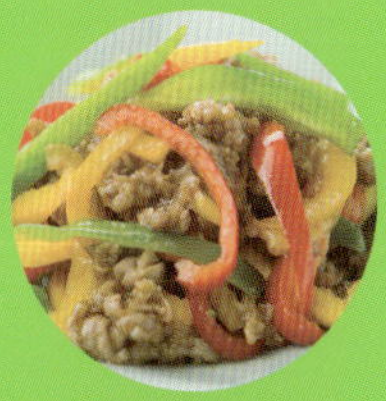

酵素がたっぷりとれ、活性酸素を除去するパワーも強力な「活性酸素除去料理」のレシピです。簡単にできるものばかりなので、今日から実践することができます。食べ始めて3か月で「健康」という結果が出ます！

本書で紹介する料理はすべて、食医食理念にもとづいた活性酸素除去＋酵素力アップの「万病に効く」レシピですが、それぞれの料理が特にどのような病気・症状に効くのかを以下のように示しました。ご参考になさってください。

糖尿病	糖尿病対策におすすめ
アトピー	アレルギー、特にアトピー対策におすすめ
メンタル	うつなどのメンタル症状対策におすすめ
高血圧	高血圧症対策におすすめ
メタボ	メタボリック・シンドローム対策におすすめ
ダイエット	低カロリー・低GIの工夫を施したレシピ

活性酸素除去を食事で実践！

食医食「これで大丈夫レシピ」

活性酸素を除去して健康体質になる

私たちにとって酸素は生命を維持するうえで不可欠ですが、一方では健康をおびやかす存在でもあります。というのも、呼吸によって体内に取りこんだ酸素の２～３％は、活性酸素という猛毒に変わってしまうからです。活性酸素は強力な酸化力で細胞を破壊し、老化を早めたり、万病をもたらしたりします。

体のなかでは活性酸素を除去するスカベンジャーと呼ばれる酵素が作られていますが、活性酸素が増えすぎると、スカベンジャーでは処理しきれなくなります。くわえて、40代以降はスカベンジャーを作る能力が低下するため、活性酸素による細胞の破壊が進み、体が病気体質になってしまいます。

若さを保ち、体を本来の健康体質に回復させるには、体内の活性酸素を増やさないことと、できてしまった活性酸素を除去することが大切です。

私が主宰する食医食では、１９７０年から活性酸素による健康被害に着目し、「生活習慣全体から活性酸素を除去する生活を実践すること」を基本理念にしてきました。

30数年にわたり全国各地で開いている料理教室では、活性酸素を除去する生活指導を行い、病気体質を健康体質に変えるお手伝いをしています。

生活習慣を見直し、活性酸素を除去する食事を実践した方は、みなさんメタボやアトピー、糖尿病など、さまざまな病気から開放されて、健康を取り戻しています。

活性酸素を大量に発生させる食品添加物

活性酸素を発生させる要因を大きく分けますと、口からとり入れるものが35％、タバコ30％、ストレスや電磁波、紫外線、激しい運動など生活環境にひそむものが35％を占めます。したがって活性酸素を除去するには、食だけでなく生活習慣や生活環境の見直しが必要です。これについては第5章を参考にして実践しましょう。

ここでは命に関わる「口から入るもの」についてお話しします。食医食では、調理に使う食材や調味料、水を、「安全なもの」という条件付きで選んでいます。現在、私たちをとりまく食環境は危機的な状況にあり、目を光らせていないと活性酸素を大量に発生させる危険な食べ物をとり込んでしまうからです。

危険な食の代表が食品に添加されている化学合成物質です。たとえばパンには、臭素酸カリウムや、着色料のタール系色素、赤色102号や2号、青色3号、黄色4号などが使われています。口から入る食べ物には、これら「発ガン性」の疑いがある化学薬品が数え切れないほど添加されています。

食品表示には落とし穴があって、増粘多糖類やアミノ酸が3つ添加されていても、300個添加されていても、単に「増粘多糖類」「アミノ酸」としか表示されません。知らぬ間に種々の添加物をとり込むことになります。微々たる添加物でも、複合汚染になれば活性酸素の被害は甚大です。

農薬も活性酸素を発生させる悪玉です。ホウレンソウやニラなど葉物野菜は皮がむけないので、内部にまで農薬がしみ込んでいます。ゆでてもなかなか除毒できません。そこで、食医食は「除毒料理」の方法もみなさんに指導しています（p84参照）。

料理の大半に影響する「水」も、「水道水は一切使わない」と指導してきました。なぜなら、水道水の塩素が活性酸素の元になるからです。全身を巡る血液の実に83%は水分です。塩素まみれの水をとれば、当然、血液にも悪影響が及びます。食医食では水素豊富水（還元水）を使用しています。ご家庭では、ミネラルウォーターや、アルカリイオン水あるいは浄水器を通した水といった極力、体に安全な水を選ぶことが大切です。

コンビニ弁当に入っている食品添加物

食品名	辛子明太子おにぎり	サンドイッチ	ポテトサラダ
原材料名	〈原材料〉 塩飯　辛子明太子　海苔 〈添加物〉 調味料（アミノ酸等）　グリシン　増粘多糖類　ナイアシン　酸化防止剤（V.C）　パプリカ色素　ベニコウジ色素　香辛料抽出物　酵素	〈原材料〉 パン　ツナサラダ（カツオ・マグロ油水煮・マヨネーズ・玉葱・その他）　玉子サラダ　ポークハム　レタス　茹卵　チーズ　胡瓜　マヨネーズ　ペッパーマヨネーズ　リーフレタス 〈添加物〉 調味料（アミノ酸等）　乳化剤　酸化防止剤（V.C）　pH調整剤　増粘剤	〈原材料〉 じゃがいも　マヨネーズ　茹卵　人参　玉葱　胡瓜　植物油脂　ハム　フレンチドレッシング　りんご酢　蜂蜜　砂糖　食塩　卵黄　マスタード　胡椒 〈添加物〉 調味料（アミノ酸）　グルコン酸ナトリウム　香辛料　酸化脂肪酸（V.C）　増粘剤（キサンタンガム）　クチナシ色素　発色剤（亜硝酸Na）

体に害を及ぼす主な食品添加物

添加物名	用途	体への影響	危険度
調味料（アミノ酸等）	化学調味料	多量に摂取すると一時的に味覚が麻痺するおそれがある。満腹中枢が鈍り、肥満の原因ともいわれている。	★
グリシン	調味料／日持ち向上	筋肉を弛緩させるなどの一過性障害報告や発育障害が見られるなどの指摘がある。	★
増粘多糖類	粘りなどの食感を調節	天然由来のものだが、100%安全とは言い切れない。	★
ナイアシン	風味や食感を出す	皮膚の敏感な人が過剰に摂取すると、赤疹やかゆみが出る場合もある。	★★
酸化防止剤（V.C）	酸化防止	過剰に摂取し過ぎると血管が狭くなり心筋梗塞のリスクが高まる。	★★
乳化剤	乳化・分散・消泡	レシチン、大豆サポニンだと遺伝子組み換えの不安がある。	★
pH調整材	日持ち向上	過剰摂取で嘔吐、下痢、顔面紅潮、頭痛、不眠。幼児では皮膚発疹を引き起こす可能性がある。	★★
グルコン酸ナトリウム	酸味料	急性中毒を引き起こす危険がある。	★★
増粘剤（キサンタンガム）	粘り気	下痢や軟便などの症状を引き起こす可能性がある。	★
クチナシ色素＋パプリカ色素＋ベニコウジ色素	着色料	天然由来のものだが、100%安全とは言い切れない。	★
発色剤（亜硝酸Na）	色をキレイに保つ	食肉などに含まれるアミンと胃の中で結合し、発ガン性物質のニトロソアミンに変化する。	★★★

免疫力を高める食医食

「これで大丈夫レシピ」の6大特徴

食医食のレシピを家庭でも実践しましょう！

ここまで読まれた方は、「活性酸素の害を防ぐ食事って、なんだか難しそう。簡単に作れるかしら?」と思われるかもしれませんが、心配は無用です。

食医食では糖尿病の食事をベースに、30年以上にわたって「活性酸素除去料理」と「酵素力と免疫力と抵抗力をつける料理」の両輪で実践家庭料理を研究してきました。

88ページ以降のレシピで料理を作るだけで、どなたでも簡単に活性酸素を除去し免疫力を高める食事をとることができます。

活性酸素除去料理の特徴を挙げておきましょう。

特徴①
生食を加えた「9品目プラス1（海藻）」で作る

活性酸素除去料理は、生の野菜や果物と、9品目＋海藻をバランスよく食べられるように編んであります。1品目につき一口でもOKです。これにより、善玉菌を増やし、免疫力を高める「酵素」や「食物繊維」と、体内の活性酸素を除去する「ファイトケミカル」「食物繊維」「抗酸化ビタミン」「抗酸化ミネラル」をまんべんなくとることができます。

特徴②
調理の材料にこだわる

水、食材、調味料など調理に用いるものは、「無添加」「有機農法」「水素豊富水（還元水）」「放射性物質吸養するといわれているゼオライトを組み込んだ食医食高解離水」など活性酸素を発生させないものを使います。こうした工夫で口から入ってくる活性酸素を、しっかりブロックすることができます（左表参照）。

特徴③
カロリー重視よりもバランス重視で食事をとる

食べ過ぎは活性酸素を増やし、酵素をムダ遣いして免疫力を低下させます。健康体質を保つ摂取カロリーの目安は、1日１６００キロカロリー。1品目80キロカロリーを「1点」として9品目＋海藻をまんべんなく、20点とるのが理想的です。たとえばチーズ20・5g、卵1個、魚一切れ70gが80キロカロリーになります。

しかし、食医食では「カロリー、グラム」という厳密な数字はなくして9品目プラス海藻を「一口でも食べる」バランスのよい食事を重視しています。

特徴④
経済的で家計にやさしい

食医食では家計に優しい経済料理を考案してきました。たとえば、魚は切り身1枚をいくつかに削ぎ切りにし、片栗粉などをつけて、たくさんの野菜やキノコなどと一緒に料理します。これで、カサも増えますし、少量ずつでもおいしく魚料理を味わうことができます。

特徴⑤
手軽！　手早くできる

いくら体にいいとわかっていても、手間暇がかかりすぎる料理作りは、長続きしません。その結果、「やっぱり手軽に食べたい！」ということになり、出来合いのお総菜や冷凍食品、インスタント食品に走ったり、外食が続いたり……。

こんな事態を防ぐために、食医食の料理は、素材と健康にこだわるだけではなく、作り方にもこだわりました。どのレシピも、誰もが簡単に、手早く作ることができます。

特徴⑥
3か月で結果が出る

活性酸素除去料理は、効果が得られるスピードにもこだわっており、3か月間継続すると「健康」という結果を出すことができます。

次のページでは、食医食の代表的な献立例として「これで大丈夫！　弁当」をご紹介しましょう。お弁当1つで、生食（酵素）と1日にとりたい〈9品目プラス1（海藻）〉の栄養素をバランスよくとれることから、「これで大丈夫！」とネーミングしました。

食医食理念の指導者である食医食健康管理士の方が、地域の健康作りに役立てるため、手作り弁当を提供しています。日替わりメニューは和洋中とバラエティに富み、みなさんから「おいしくてヘルシー」と喜ばれています。ご家庭での献立作りの参考にしてください。

活性酸素除去料理 8つのポイント

1 **食事は一口ずつでもバランスよく食べる（9品目＋海藻）**
→p 84～85の表を参照

2 **塩素が入った水道水を使わない**
→還元水、なければミネラルウォーター、アルカリ・イオン水、浄水器を通した水

3 **農薬のかかった野菜を使わない**
→有機野菜を推奨。やむをえない場合は除毒する（除毒方法はp84参照）

4 **添加物の入った食品を使わない**
→食品成分の表示ラベルをチェック。安全・安心の無添加を心がける

5 **添加物の入りの調味料を使わない**
→食品成分の表示ラベルをチェック。化学合成添加物で味をつけない

6 **油はできるだけ少なめにし、酸化しづらい油を使う**
→使う場合はオリーブオイルやゴマ油を少々

7 **砂糖は控えめに。精製された白砂糖は使わない**
→使う場合は天然のキビ糖や黒砂糖にする。三温糖は着色したものなので要注意

8 **活性酸素を除去する能力を高めてくれる食べ物を使う**
→第5章を参照

免疫力を高める“酵素(生食)と9品目+1”がつまった「食医食 これで大丈夫！ 弁当」

酵素と１日にとりたい９品目＋海藻をカバーできるのが「これで大丈夫！　弁当」。
毎日の食事作りで使う９品目＋海藻の栄養や、使い方について弁当を例に説明しましょう。

1 乳・乳製品

〈栄養〉カルシウムやタンパク質、脂質、炭水化物、ミネラル、ビタミン類をバランスよく含んでいます。ヨーグルトは乳酸菌が豊富です。

お弁当ではⒼ食医食ボール　低温殺菌牛乳に魚、山芋、ひじき、野菜を加えた蒸し料理です。

2 卵

〈栄養〉必須アミノ酸をバランスよく含むほか、抗酸化作用のあるルティン、記憶力を高めるレシチンなど有用成分を多数含んでいます。

お弁当ではⒷホウレンソウの伊達巻　地鶏の卵と無添加ハンペン、ゆでたホウレンソウに、塩・きび糖・みりん・薄口しょうゆ・酒を加え、ミキサーでジュース状にします。パラフィン紙をしいた鉄板にこれを注ぎ、２００度で15分焼いて巻きました。市販の「伊達巻」や「卵焼き」には化学調味料や防腐剤などが多く使われていますので注意しましょう。

3 魚貝類

〈栄養〉良質なたんぱく質が豊富です。青背の魚に含まれるＥＰＡとＤＨＡなどの魚油は血液サラサラ効果で動脈硬化を予防。サケやマダイなどは、抗酸化作用のあるアスタキサンチンをたっぷり含んでいます。

お弁当ではⒹあじの市松揚げ　塩コショウをしたあじの下に青じそをしき、そこにゆでた人参とジャガイモを拍子切りにして重ねたものを芯にして巻き、小麦粉、溶き卵、パン粉の順で衣をつけて揚げます。

Ⓕえびとトマトのバルサミコ酢サラダ　ゆがいたエビと、トマトなどの野菜をバルサミコ酢で作ったドレッシングで和えます。

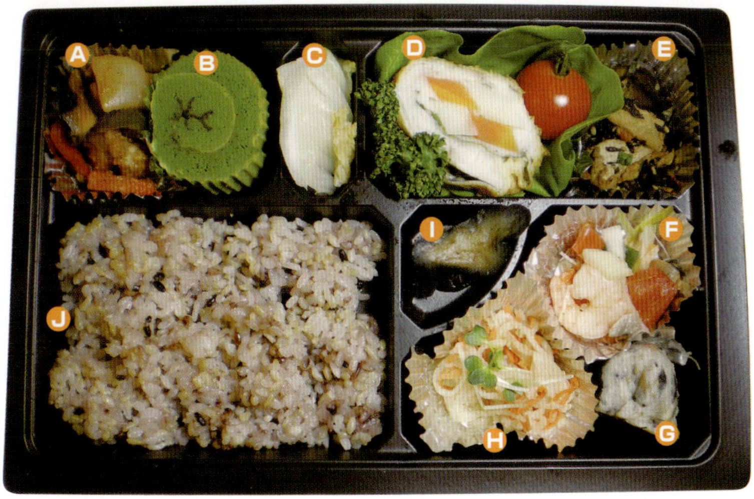

A 黒豚ナッツ酢豚
B ほうれん草の伊達巻き
C はくさいの浅漬け
D アジの市松揚げ
E 栄養バランスひじき
F えびとトマトのバルサミコ酢サラダ
G 食医食ボール
H 柿なます
I ナスの辛子漬け
J 発芽玄米、雑穀たっぷりの食医食ご飯
飾り プチトマト、サラダ菜、パセリ

4 肉

〈栄養〉体の組織を作る材料になる必須アミノ酸をバランスよく含んでいます。牛肉にはスカベンジャーの材料になる鉄が、豚肉には糖質をエネルギーに変換するときにはたらくビタミンB_1のほかビタミンCが、鶏肉には皮膚や粘膜の健康を保つビタミンAが豊富です。

お弁当ではA黒豚ナッツ酢豚　安全性が高いといわれる黒豚に、抗酸化作用の高いビタミンAに富む人参、ピーマン、パプリカ、ビタミンEが豊富なナッツを加えた抗酸化料理です。ミネラルの多いきび糖と、必須アミノ酸・有機酸・クエン酸・ミネラル・ビタミンを含む黒酢を使っています。

5 豆類豆製品

〈栄養〉畑の肉といわれる豆類は、低脂肪、高タンパクの優良食品です。ダイエットにも役立ちます。

お弁当ではE栄養バランスひじき　豆製品の厚揚げと野菜、海藻をきび糖・しょうゆ・酒とその半分の量のみりんで煮ました。

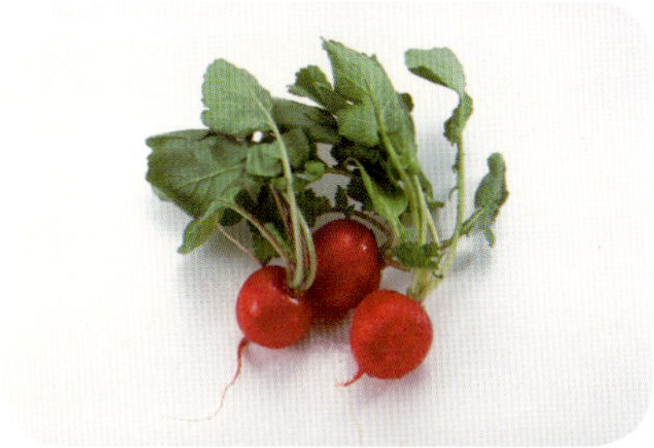

6 野菜

〈栄養〉食物繊維、ビタミン、ミネラル、ファイトケミカルの宝庫。生食で酵素もたっぷりとることができます。できるだけ火を通さなくてすむ酢の物・サラダ・漬物などを増やすと、健康酵素料理になります。

お弁当ではⒽ柿なます　柿、レモンに加え大根、ニンジン、カイワレを使った酵素たっぷりの一品。また、Ⓒはくさいの浅漬けやⒻえびとトマトのバルサミコ酢サラダ、Ⓘナスのからし漬けも、酵素がとれる生食です。そのほか、Ⓐ黒豚ナッツ酢豚、Ⓔ栄養バランスひじきにも野菜を使っています。飾りのプチトマトは、アクセントになるだけでなく、抗酸化成分のリコピンが豊富です。

7 芋類

※野菜の中でもデンプン質が多い芋類は、独立した項目にしています。

〈栄養〉食物繊維に富むイモ類。サツマイモとジャガイモは抗酸化、免疫力強化作用のあるビタミンC、サトイモは免疫力強化作用のあるガラクタン、ナガイモはデンプン分解酵素のアミラーゼが豊富です。

お弁当ではⒹあじの市松揚げ　ジャガイモを使っています。

Ⓖ食医食ボール　ヤマイモを使っています。

8 果物

〈栄養〉生の果物は酵素の宝庫。抗酸化作用のあるファイトケミカルをはじめ、ビタミン、ミネラル、食物繊維もしっかりとることができます。

お弁当ではⒽ柿なます　柿と酸味を出すレモン（果汁）がたっぷり使われています。

9 穀物

〈栄養〉エネルギー源となる糖質が豊富です。白米は高GI食ですから、玄米や五分づき米に、ビタミン、ミネラルの豊富な雑穀をブレンドしましょう。活性酸素除去力の高い、低GI食をとることができます。

お弁当ではⒿ食医食ご飯　抗酸化成分の豊富な発芽玄米、アマランサス、黒米、赤米をブレンドしました。

+1 海藻

〈栄養〉腸内環境を整える水溶性食物繊維や、体の機能を整える各種ミネラルを豊富に含んでいます。

お弁当ではⒺ栄養バランスひじきとⒼ食医食ボール　ひじきを使っています。

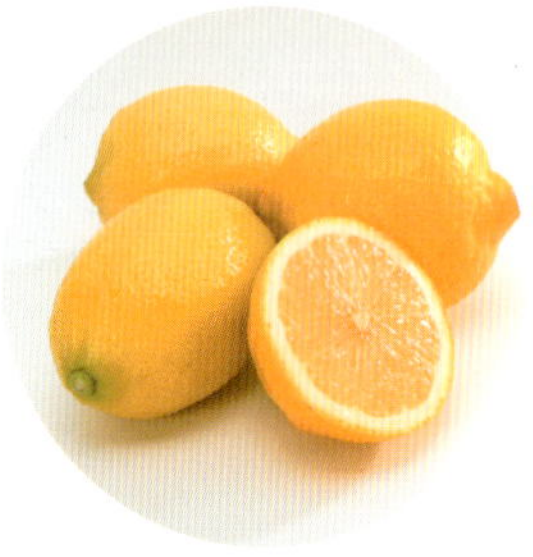

９品目プラス１の栄養が１カップで全部とれる“これで大丈夫スープ”

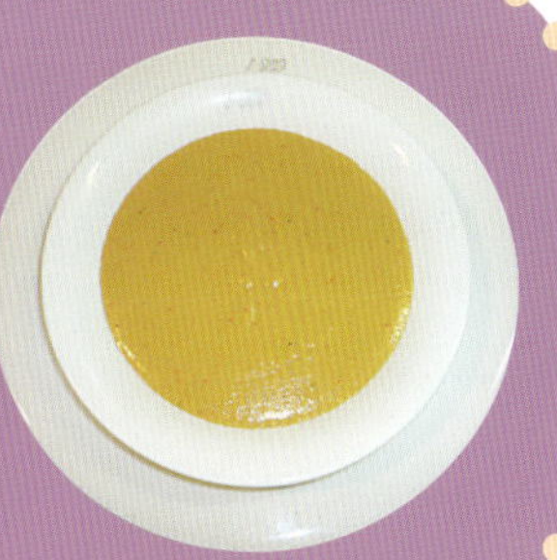

忙しい時や外食続きの時でも、食医食体質改善の基本の「９品目プラス海藻」をとるために、「全部をいっぺんに食べられるものを」と思い、「これで大丈夫！ 弁当」をミキサーにかけてみたらという発想からスタートして研究を重ね、おいしく飲みやすいスープを開発しました。バランスよく全ての栄養を噛まずにとれるので、病中で食欲のない時や介護食、離乳食にも最適です。また、バターも生クリームもゼロのポタージュですので、美容食（ダイエット食）にもなります。
家庭で実践できる簡単な作り方をご紹介します。

〈材料：４人分〉

低温殺菌牛乳２カップ……………………乳・乳製品
放し飼い・地鶏のゆで卵１個……………………卵
天然タラ切り身１枚……………………魚貝類
鶏ささみ（抗生物質漬けでないもの）１本……肉
木綿豆腐40g……………………豆類・豆製品
玉ねぎ・人参・かぼちゃ 各100g、
パプリカ・ピーマン 各１個……………………野菜
じゃがいも・さつまいも 各100g……………芋類
レモン１個……………………果物
雑穀入り玄米ごはん40g……………………穀物
糸寒天10g……………………海藻
スープ３カップ
塩小さじ３強
コショウ少々

❶野菜を一口大にしてスープで下煮をします（塩小さじ３強・こしょう少々）。

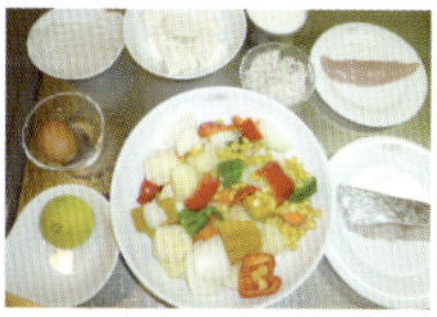

❷霜降りにした一口大のタラ切り身とササミ肉を入れて、糸寒天と木綿豆腐を加えさらに煮ます。

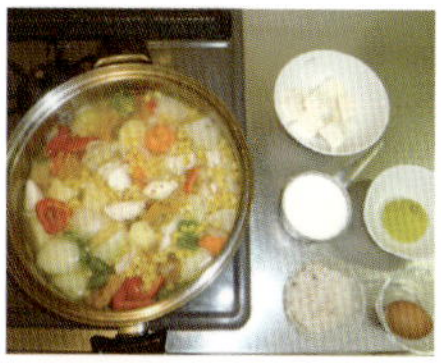

❸これらをミキサーに入れてゆで卵と牛乳、レモン果汁、ご飯を加えポタージュ状にします。

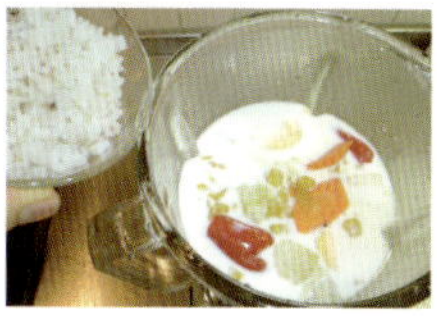

❹もう一度、火にかけて塩コショウで味を整えてでき上がりです。

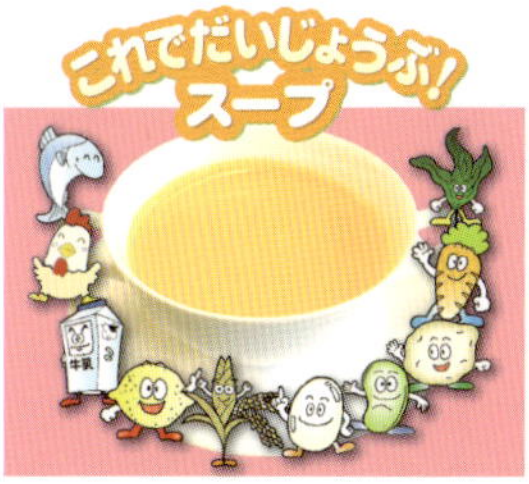

このスープはサンフレックス永谷園の完璧な衛生管理工場で商品化し、発売されています。パッケージに「９品目プラス海藻」をイラストでわかりやすく示してあります。

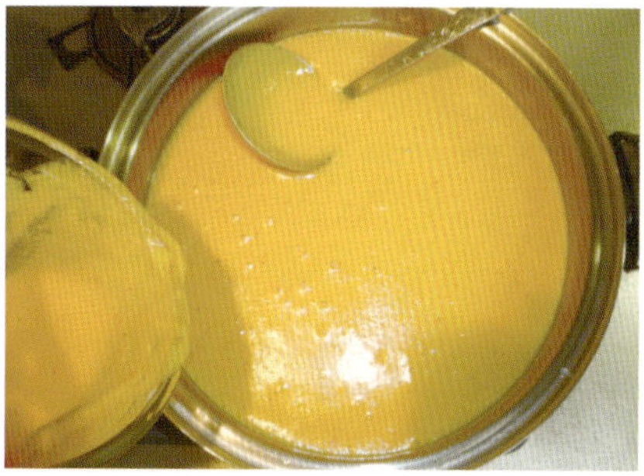

毎日、全品目を一口ずつでも食べましょう。
以下では、「1点＝80キロカロリー」として
計20点＝1600キロカロリーを1日にとる目安として示してあります。

⑥野菜：必要量2点

緑黄色野菜、淡色野菜、きのこを組み合わせて手の平いっぱい以上になるようたくさん食べる。

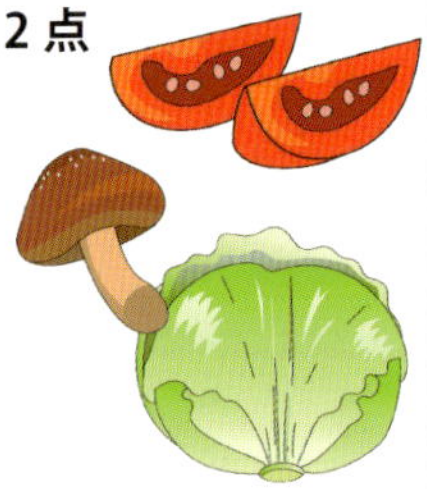

選び方：ネギ、ニラなどの葉物やピーマン、アスパラなどの皮のむけない野菜はできるだけ有機栽培（オーガニック）を選びましょう。農薬の多いワースト3の1位～3位は、青じそ、セロリ、パセリといわれています。飾りに使われるサラダ菜にも注意が必要です。
除毒法:有機野菜でない場合、野菜は皮を厚めにむくように心がけます。また、熱湯でサッと茹でるのもひとつの徐毒方法です。キャベツや白菜などの外側1枚1～2枚は使わないようにします。

⑦芋類：必要量2点

ジャガイモなら2個、サツマイモなら2/3本、さといもなら6個、ナガイモなら10cm（246g）、こんにゃくは低カロリーなのでとくに上限なし

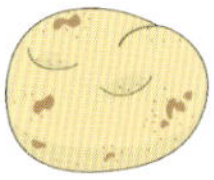

選び方：芋類についても野菜類と同じく皮は厚めにむいて使用します。サツマイモの焼き芋を皮ごと食べるのは危険です。またジャガイモの芽にはソラニンという発がん性物質が含まれているので、きちんと取り除きます。

⑧果物：必要量2点

リンゴなら1個　カキなら2個、ミカンなら中4個、バナナなら1本、アボカドなら小1/2個（86g）、スイカなら中1/5（432g）

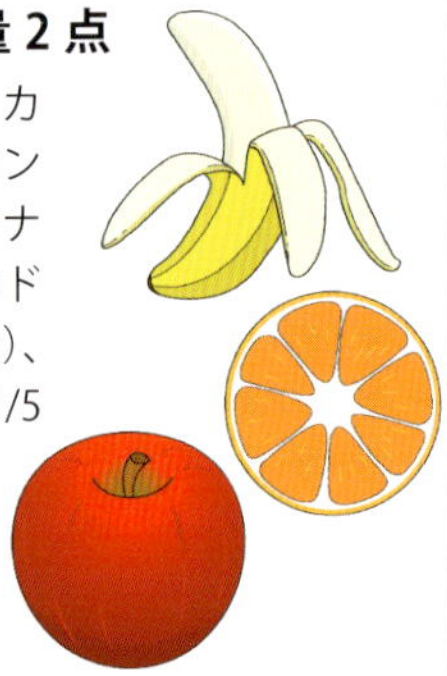

選び方：有機栽培されたものがベストです。果物はポストハーベストに特に注意が必要です。皮のむけないイチゴ、サクランボは、危険なフルーツといえます。皮付きのまま使用するレモン（レモンティー・レモンスカッシュなど）、オレンジ　（マーマレード･オレンジピールなど）などのフルーツも要注意です。バナナ、グレープフルーツなどの輸入果物は、ポストハーベストが多く使われます。

　ぶどうを原料とするワインも「有機ワイン」でなければ農薬を摂取する危険があります。赤ワインには抗酸化成分のポリフェノールが豊富に含まれていますが、酸化防止剤が添加されている場合、むしろ活性酸素を増やす可能性があります。
除毒法：リンゴなど有機栽培ではない果物は、皮を厚くむきましょう。

⑨穀物：必要量6点

ご飯なら茶碗3杯（1杯100g）、食パンなら6枚切りを3枚（1枚60g）、ゆでそばなら1/3玉（1玉120g）

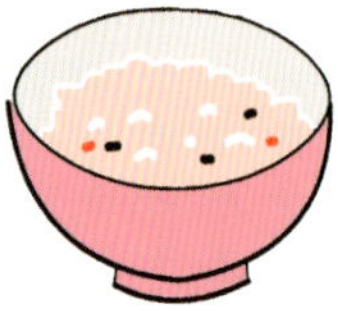

選び方：主食のお米だけは有機米にこだわり、玄米や発芽玄米、「十六穀米」などの雑穀を混ぜたご飯をとるようにしましょう。ブランドで選択しないようにします。パンも有機の国産小麦や全粒粉を使用したものがベストです。

プラス1　海藻：必要量1点

ひじき、わかめ、海苔などさまざまな種類があります。一口でいいので、毎日とりましょう。焼き海苔1枚でもOKです。

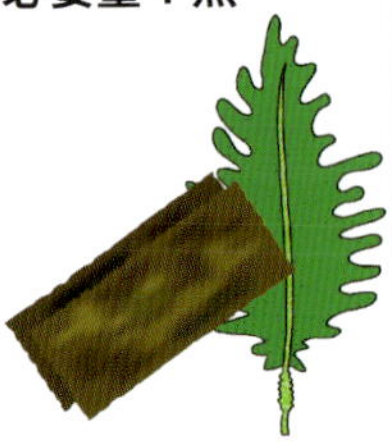

選び方：地産地消が原則ですが、より安全性の高いものを選びましょう。

1日にとりたい9品目プラス1の量の目安と選び方

❶乳製品：必要量（1点）

プレーンヨーグルトなら1パック（120g）、牛乳なら200ml、カマンベールチーズなら1/6個（25g）

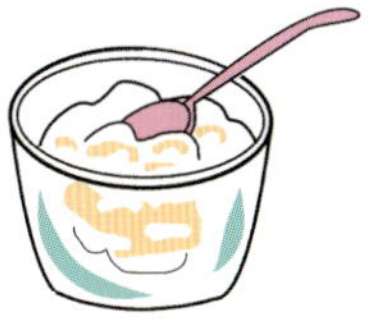

選び方：本来は滋養のある牛乳ですが、近年は超高温殺菌を行って、大切な乳酸菌を死滅させたり、たんぱく質を壊したりした製品がほとんどです。乳牛が抗生物質づけのエサを与えられている場合、牛乳の成分にも影響します。どうしても牛乳を料理に使う場合は、「低温殺菌牛乳」を使用しましょう。

　また、牛乳より腸内善玉菌を増やす発酵食品であるヨーグルトがおすすめです。添加物の入っていないプレーンヨーグルトを選び、ジャムをかけるときは「有機ジャム」、甘味は「きび糖」を選びます。同じく発酵食品のチーズは「生乳・食塩」以外何も添加されていないものがベストです。

❷卵：必要量1点

鶏卵なら1個（50g）うずらの卵なら5個

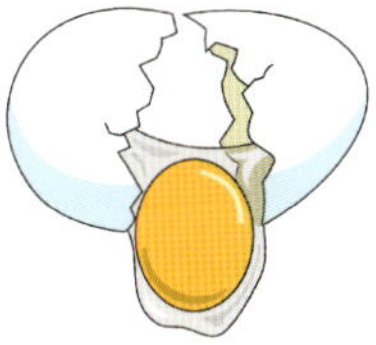

選び方：国内産で抗生物質を使用していない鶏、開放鶏舎で飼育された鶏や、放し飼いで育てられた地鶏の卵がベストです。ブロイラーの卵は化学薬品漬けなので避けましょう。工業製品のように薬品を混ぜて育てたブランド卵もNG。

❸魚貝類：必要量1点

アジなら小1尾（60g）、サケなら2/3切れ（60g）、マグロの赤身なら1切れ（60g）

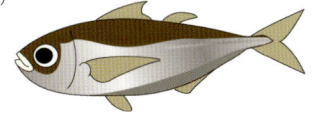

選び方：魚介類は天然物を選びます。養殖魚は、化学薬品や抗生物質漬けなので避けましょう。抗生物質を使用したものでは「エビ」が一番危険。天然物以外は避けたほうが賢明です。天然物は高価なので、少しの量を野菜などほかの具と一緒に調理するなどして工夫しましょう。

　毎日一口でも魚を摂取することが大切です。原発事故などの近海の汚染を考えると、小型の回遊魚（アジ・イワシ・サバ・サンマなど）のほうが安全と言えます。

❹肉：必要量1点

豚モモ肉なら2切れ（60g）、豚挽肉なら36g、鶏ささみなら1本（80g）、鶏手羽なら1本（36g）、牛ヒレなら1切れ（36g）、牛サーロインなら（60g）

選び方：抗生物質を使用していない国産の地鶏や黒豚がベストです。動物性脂肪は、過酸化脂質となり活性酸素のもととなるのでできるだけ避け、霜降り肉やバラ肉（三枚肉）等は使わないようにします。

❺豆類・豆製品：必要量2点

納豆なら2パック（1パック40g）、豆乳なら1と1/4カップ（250ml）、油揚げなら1枚（42g）、そら豆なら約5粒（46g）

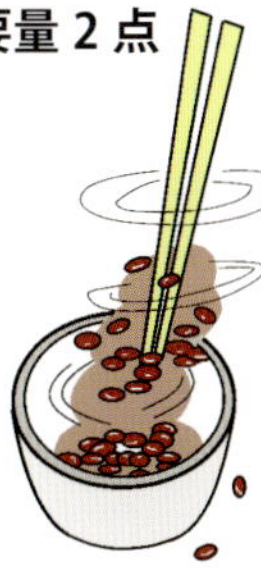

選び方：豆腐は、国内産大豆、有機栽培、天然にがりを使い、消泡剤不使用のものを。納豆は、小袋で添えられている「つゆ」と「からし」は無添加表示がない限り避けましょう。「アミノ酸等」と表示された化学調味料や、タール系色素（発ガン性の危険）、化学合成着色料が添加されたものはNGです。

　大豆や黒豆、小豆、インゲン豆など乾物の豆は、かならず産地を確認して国産を選びましょう。

除毒法：豆製品の厚揚げは、活性酸素が増える要因となる過酸化脂質を含む油で揚げられています。料理の下ごしらえの段階で、お湯でゆがいて油抜きをして、除毒しましょう。

〈チェックシートの使い方〉

❶記入する前に、１人分として３枚コピーしてください。
❷チェックシートには、名前とスタート日を記入します。
❸小さなお子さんが挑戦する際は、親御さんがきちんと説明してあげましょう。
❹チェックをする際、○か×がわからないときは、△で OK です。
❺「チェックシートをつけねばならない」と思うとストレスになります。３か月後の変化を楽しみに、自分だけのゲームに挑戦する感覚で気軽につけましょう。

カ月目

11	12	13	14	15	16	17	18	19	20	21	22	23	24	25	26	27	28	29	30	31

※コピーしてお使いください。

朝起きてトイレの後に測定する習慣をつけるといいでしょう。腹囲は月に１〜２回、おヘソを目印にメジャーを平行にして計ります。

5　焦らず、イライラせず、穏やかな気持ちで

ダイエットが目的の人は、体重の増減に一喜一憂しがちです。体内の水分も体重の上がり下がりに影響しますから、気にしないことが一番です。１か月をひと区切りにして、おおらかな気持ちで過ごしましょう。

6　体を信じる

体にいいものを食べていれば、体はかならず「健康」という答えを出してくれます。それを信じて続けましょう。

7　医師との相談

病院などで食指導を受けている場合は、医師と相談のうえで行いましょう。

食医食　体質改善１分間チェックシート

体質改善チェックシートを毎日つけると、９品目プラス１をとる習慣が自然に身につき、おのずと活性酸素の除去能力が高まります。現在、健康な人は、その体調を維持することができますし、メタボやアレルギー、糖尿病など、なんらかの病気や不調がある方は、3か月で〝健康〟という結果を手にすることができます。記入に要する時間は１日１分。まずは３か月間、続けましょう！

お名前：

食医食　体質改善　１分間チェックシート

スケジュール／チェック項目 スタート日：　　年　月　日（　）		1	2	3	4	5	6	7	8	9	10
食べたら○	朝食（コーヒーだけなどは ×）										
	昼食										
	夕食										
	夜食（夜 10 時すぎに食べたら ×）										
少しでも食べたら○	乳製品										
	卵										
	魚貝類										
	肉										
	豆類・豆製品										
	野菜										
	芋類										
	果物										
	穀物・パン類										
	海藻										
	砂糖（控えめなら○。体質改善期間の３か月のみ気をつける）										
	油（控えめなら○。体質改善期間の３か月のみ気をつける）										
○×チェック	間食をしなかった										
	お酒を飲まなかった										
	タバコを吸わなかった										
	ストレスを感じなかった										
	運動をした										
	よく眠れた										
	快便だった										
からだチェック（週1で可）	体重										
	腹囲										
	BMI（体格指数）										
	体脂肪率										
	内蔵脂肪レベル										
	からだ年齢										

チェックポイント

1　「食べたら○」。ただし夜食は食べたら「×」

朝食・昼食・夕食の１日３食が目標です。夜遅い食事はとらないに越したことはありません。朝食を生野菜ジュースにしている人は、果物や野菜に「○」をつければ OK です。

2　少しでも食べたら「○」

一口でも食べたら「○」で OK です。１０品目すべてに「○」を付けられるように心がけましょう。

3　「○×チェック」

「○」が多いほど血液中の酸素毒が発生しにくく、活性酸素に負けないということになります。

4　「からだチェック」

この項目は「やる気」を高める大きなカギになります。はじめに体重計やメジャーを用意することをおすすめします。体重測定は最低でも３日に１回、同じ時間に行います。

毎日食べるご飯の研ぎ方・炊き方
安全・健康によい玄米・雑穀米を食べよう！

「米に白い」と書いて「粕（カス）」と呼びます。白米には栄養がないということです。戦後、「銀シャリ」といわれた「白いご飯」に憧れ、「どんぶりめし」を口にした日本人に脚気が増えました。栄養失調状態です。白米に、玄米や雑穀を数パーセントでも加えると、血糖値の急上昇も防げますし、ビタミン、ミネラル、食物繊維が増えることで代謝をスムーズにして腸内の善玉菌のえさになり整腸作用を助けて健康にも美容にも優れた主食となります。炊き込みご飯を作る場合も、「白米」だけで作らないように心がけたいものです。

ステップ 1 お米を研ぐ

Point 「よい水」で研ごう

食医食の料理では、水道水ではなく浄水器を通した水などの「よい水」を使います。お米はすぐに水分を吸いますので、炊く時だけでなく、研いだりすすいだりするときもよい水を使いましょう。

❶米（玄米）を入れたボウルに米全体を湿らせる程度の少量の水を加え、「ギュッ」と握るようにして、米の表面についた汚れやアクを落とすように研ぎます。

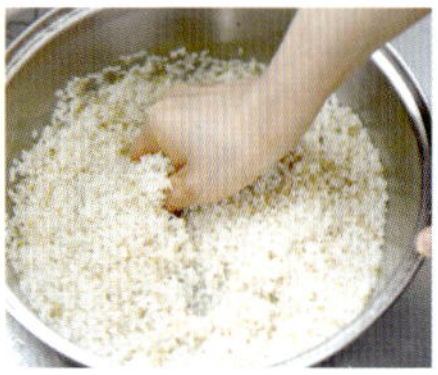

❷米全体をすばやく研いだら、すぐによい水ですすぎます。❶と❷を２、３回くり返します。

［食の安全メモ］お米で一番怖いのは「残留農薬」の問題です。「有機栽培米」「無農薬栽培米」「自然栽培米」といろいろ店頭に並んでいますが、袋の裏の原料表示できちんと説明のあるものを選択するようにしてください。

❸「十六穀米」などの雑穀は研ぎ終わってから加え、ひとかき混ぜします。

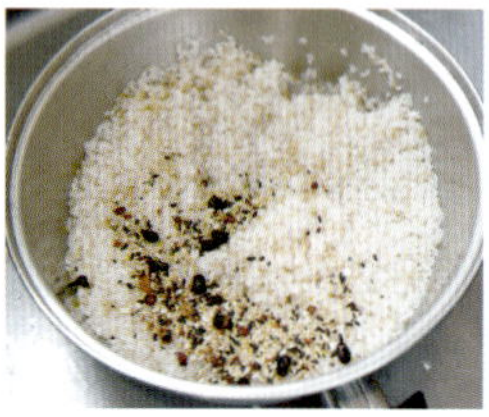

❹ザルで水気を15分ほど切ります。

※なお、玄米は研ぐ前に１晩水に浸しておくとやわらかくなります。発芽玄米はそのまま研いでも大丈夫です。

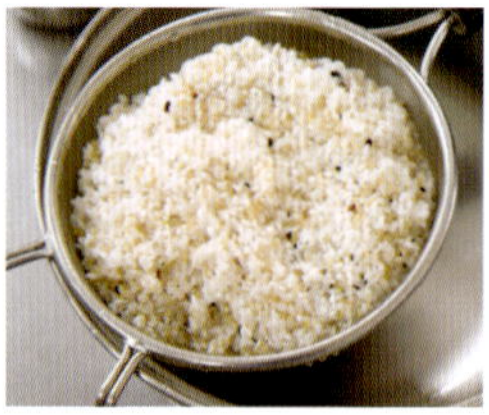

❶研ぎ終わった米と雑穀を電気釜に入れ、ちぎった梅干しとせん切りにした人参、ちりめん・ごま・水400cc・塩小さじ１を加え、スイッチを入れます。

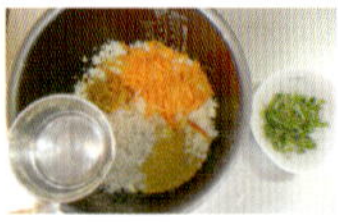

❷盛り付けをして、青味（何でも可。ここではスプラウト）をトッピングします。

［食材代用アドバイス］ご飯を炊く時に、残り野菜（いつでも家庭にある人参、大根、玉葱、ねぎ）など、何でもいいのでせん切りにしてお米と同量のだし汁で煮て、しょうゆ・きび糖・酒各大さじ２、みりん大さじ１で味を付け、具を取り出し残り汁を３カップにして同じように炊くと、おいしいかやくご飯ができます。

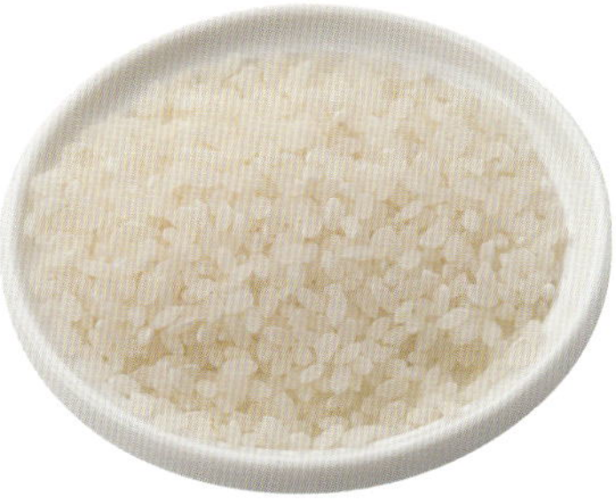

白米（有機米）

安全性を考えると有機米がベスト。

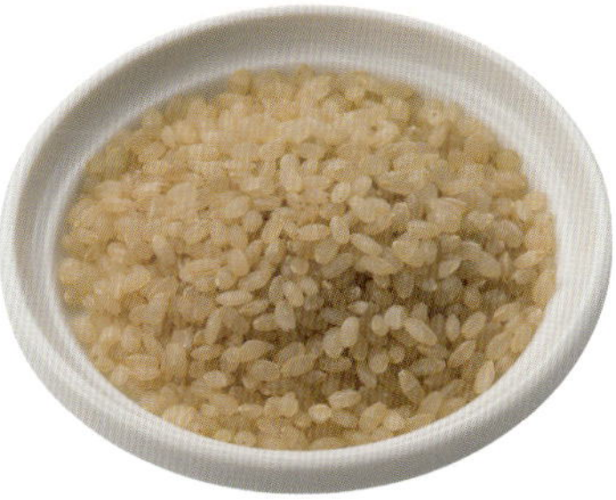

玄米（発芽玄米）

活性酸素除去効果が高いのは、発芽玄米。

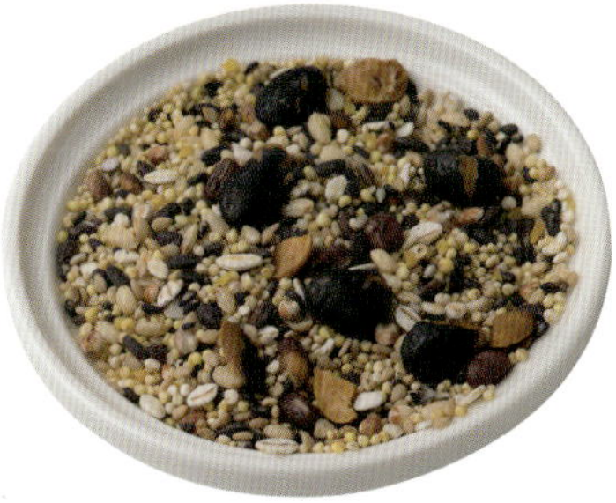

二十穀米（赤米・黒米入り）

ポリフェノールなどの抗酸化成分を豊富に含む。炊き上がりは赤飯のような色になるため、料理によっては赤米・黒米を含まない十六穀米などで代用。

ステップ2 ご飯を炊く

Point 食べきれる分だけ炊こう

ザルで水気を切ったお米を炊飯釜に移し、同量の水を加えてスイッチを押せば、後は自動的にご飯は炊き上がります。簡単ですが、注意したいのは食べきれない量のご飯を炊いて余してしまうこと。炊き上がったご飯は時間とともに酸化していきます。中にはいっぺんに大量のご飯を炊いて２日間くらい保温しっぱなしというご家庭もあるようですが、これはやめましょう。

次に紹介するようにご飯は普通のお鍋を使って 15 分で炊けますので、余らない量をこまめに炊くことをおすすめします。

応用編１ 15分でご飯を炊く方法

〈材料：４人分〉

有機米２カップ　十六穀米20g　水２カップ

❶ステップ１のように研ぎ、ザルで水気を切ったお米を鍋に移し、同量の水を加えます。

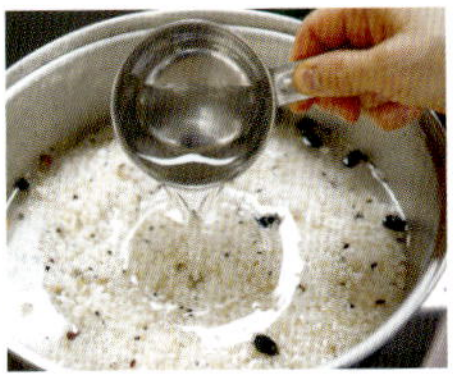

❷鍋に蓋をして強火にかけ、沸騰したら蓋をしたまま弱火で15分間炊きます。

❸炊き上がったら、冷めないように炊飯器に移してもいいでしょう。

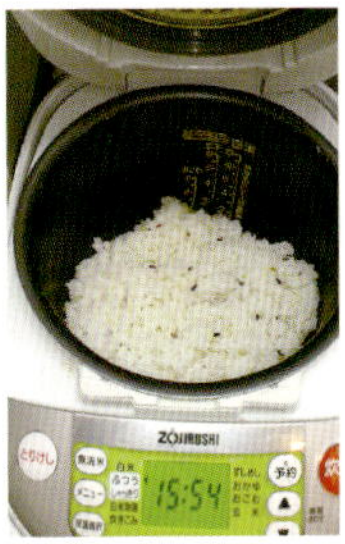

応用編２ 手間3分で炊き込みご飯

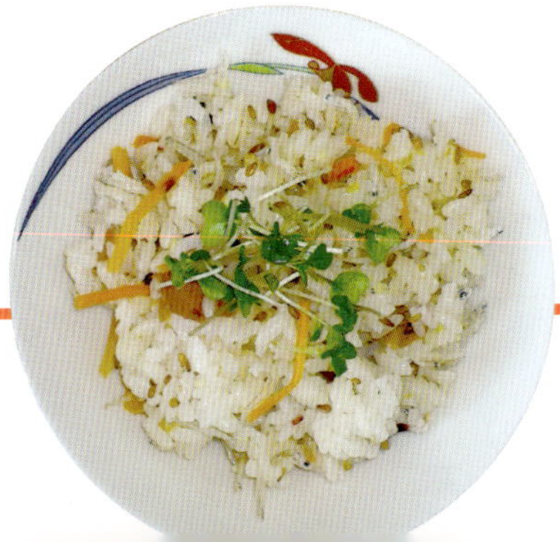

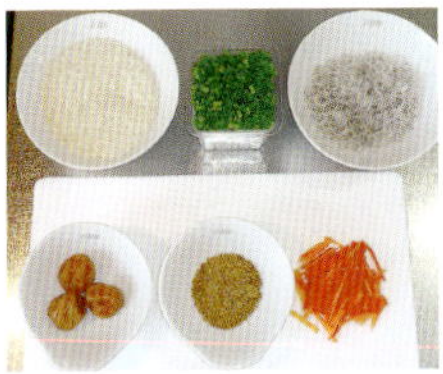

〈材料：４人分〉

お米２カップ　雑穀40g　人参・スプラウト各30g　ちりめんじゃこ80g　梅干し３個　金ごま（白ごまでも可）大さじ２　塩小さじ１　水400cc

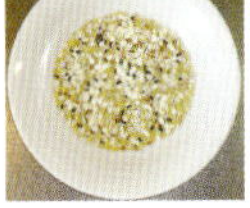

旬にいただきたい！竹の子かやくご飯

糖尿病　高血圧　メタボ

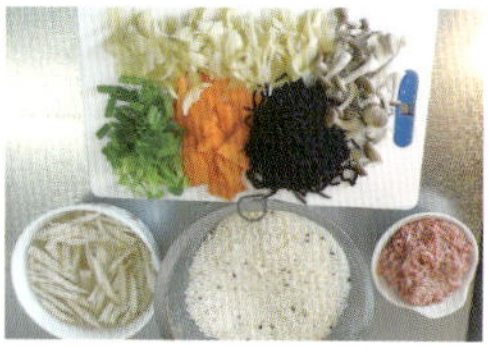

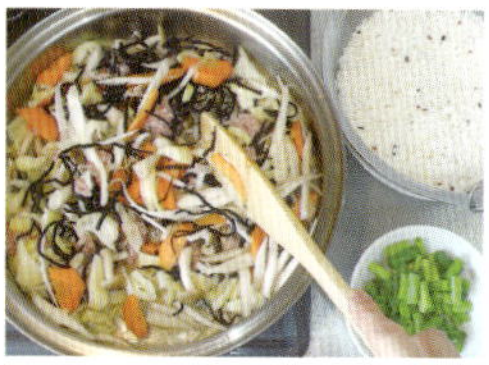

❶竹の子を下のような要領でゆでます。

❷フライパンにごま油大さじ１を入れて、地鶏ひき肉、写真のようにスライスしたごぼう・人参・竹の子、ひじき・しめじ、米２カップ（雑穀20g）を炒めます。

❸だし汁２カップを加え、**調味料**を入れます。

❹蓋をして強火で３分間、弱火にして20分間火にかけます。盛り付けて三つ葉を散らします。

〈材料：４人分〉

米	２カップ
雑穀	20g
竹の子	200g
地鶏ひき肉	150g
ごぼう・ひじき・人参・しめじ	各50g
赤唐辛子	３本
三つ葉（細ねぎでも可）	４本
だし汁	２カップ
ごま油	大さじ１
調味料	
しょうゆ・酒・きび糖	各大さじ３
みりん	大さじ1.5
塩	小さじ１

＜竹の子のゆで方＞

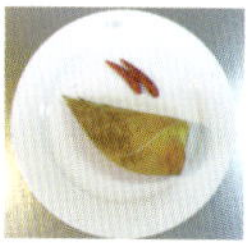

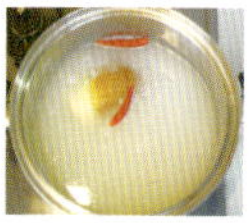

❶多めの米のとぎ汁に赤唐辛子２本を入れます。

❷竹の子の皮を２～３枚はずし、先のほうに３センチほど斜めに庖丁を入れ、切り落とします。全体に縦に庖丁目を入れて、火の通りをよくします。

料理ワンポイント　「牛蒡（ごぼう）」という漢字には、「牛」という字があります。肉と間違えるほどの旨みが出るからです。これはグルタミン酸のおかげです。

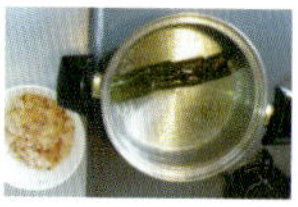

❸竹の子の大きさによりますが、30分～１時間の枠内で茹でます。
※冷め切るまでそのままにして、「えぐみ」を完璧に抜きます。

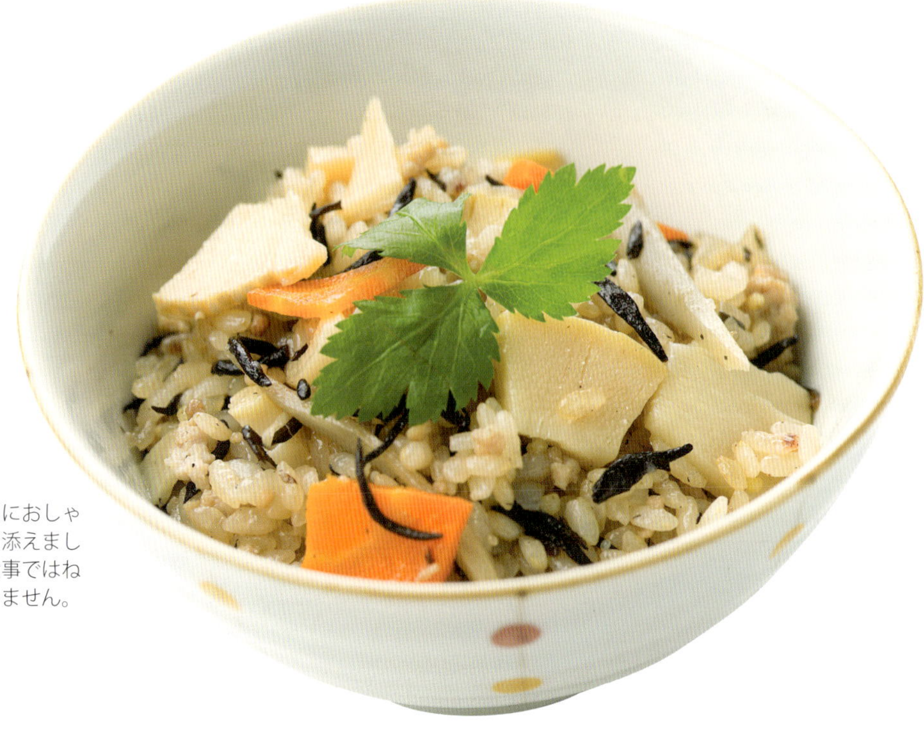

おもてなし用におしゃれに三つ葉を添えました。普段の食事ではねぎでもかまいません。

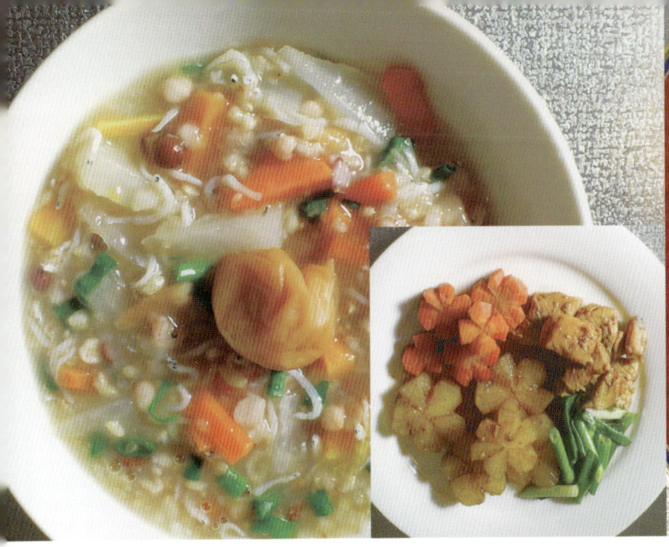

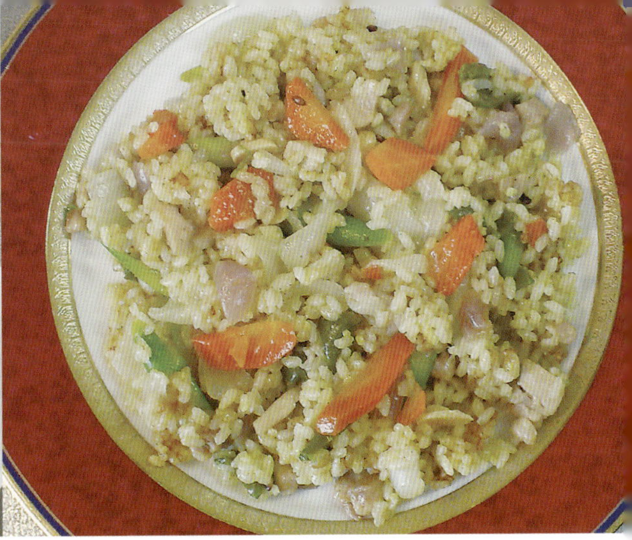

さば大根と一緒に作れる具だくさん五穀玄米がゆ

糖尿病　高血圧　ダイエット

簡単に作れるさば大根と、その時に出た野菜の切れ端を使った玄米がゆをご紹介！

＜さば大根＞

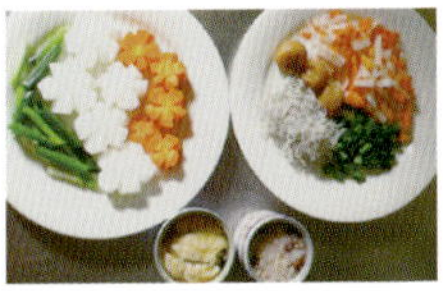

〈材料：４人分〉

サバの水煮缶１缶　大根・人参各200g　細ねぎ３本　だし汁２カップ　調味料（きび糖・しょうゆ・酒 各大さじ３　みりん大さじ1.5）

❶大根と人参を花型に切ります。切りくずは玄米がゆ用にとっておきます。

❷鍋に細ねぎ以外の材料を入れ、ひたひたのだし汁で煮ます。

❸調味料で味をつけ、仕上げに細ねぎの斜め切りを加え、完成です。

もう一品＜具だくさん五穀玄米がゆ＞

〈材料：４人分〉

さば大根の切りくず（大根・人参）　水２カップ　ちりめんじゃこ大さじ５　ご飯150g　塩小さじ１　酒大さじ３　細ねぎ２本　梅干し１人前に１個

❶鍋に水２カップ、「さば大根」の切りくず、ちりめんじゃこ、玄米がゆを入れます。

❷柔らかくなったら塩小さじ１、酒大さじ３で調味し､小口切りにした細ねぎを散らし仕上げます。

❸盛り付けをして、梅干しをトッピングします。

あり合わせ野菜のパエリア風

糖尿病　高血圧　メタボ

本場のパエリアは「サフラン」を使いますが、きらしていたら同じ黄色のカレー粉少々を入れると、それほどカレー味もせず、見た目はパエリアのようなスピード料理ができます。

〈材料：４人分〉

有機米1.5カップ　雑穀20g　黒豚ひき肉150g　紫玉ねぎ・人参・新玉ねぎ・ピーマン 各50g　しょうゆ漬けニンニク３粒　エクストラバージンオイル大さじ１　水１カップ　塩小さじ１弱（弱とは少なめのこと）　コショウ少々　カレー粉小さじ１

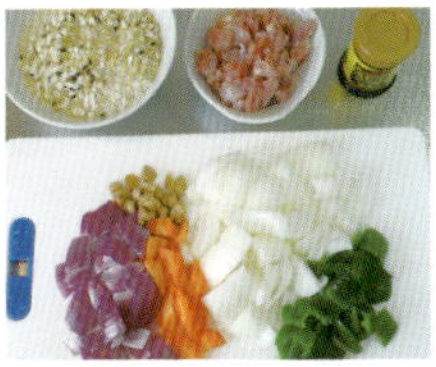

❶有機米・雑穀を洗ってザルに上げ、水気を切ります。紫玉ねぎ・人参・新玉ねぎ・ピーマン、しょうゆ漬けニンニクを粗みじんにします。

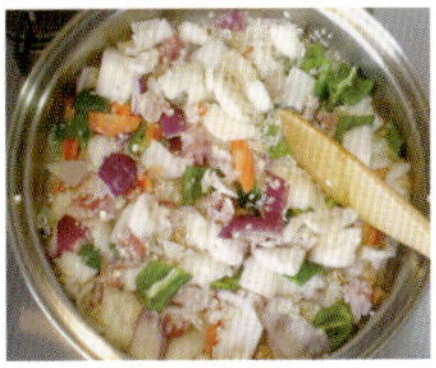

❷エクストラバージンオイル大さじ１で、黒豚ひき肉と米、野菜を炒めます。

❸水１カップ、塩小さじ１弱、コショウ少々、サフランのかわりにカレー粉小さじ１で味をつけます。

❹強火で１分かき混ぜ、蓋をして中火で４分、弱火で15分、火を止めて３分で、でき上がりです。

基本のだし汁・スープの作り方

各種料理に共通で使う昆布かつおだしと鶏がらスープ

インスタントの「だしの素」や「スープの素」には食品添加物がたくさん入っているものが少なくありません。和風のだし汁や洋風のスープは、ぜひ手作りした安全なものを口にしたいものです。食医食で作っているだし汁やスープはシンプルですが、素材を選んで安心しておいしくいただけます。

だし汁の作り方

※本書のレシピで「だし汁」とある場合は、このだし汁を使います。

だしをとるときに気をつけたいのは、昆布やかつおを沸騰後いつまでも入れておかないこと。雑味が出てきますので、ひと煮立ちさせたらすぐに取り出すのが、一番おいしいだし汁を作るコツです。

〈材料〉

だし用昆布（約8cmの長さ）５枚　削りかつおカップ山盛り２　水８カップ

❶昆布からよくだしが出るように、はさみで切れ込みを入れておきます。

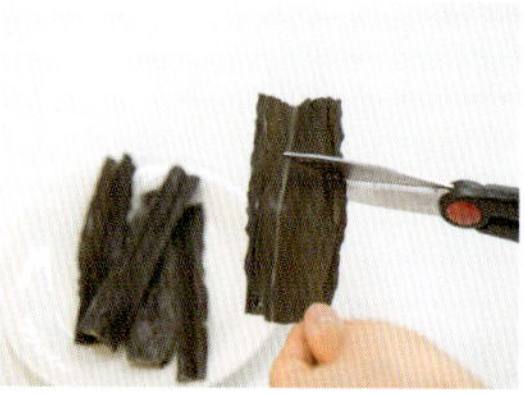

❷鍋に水を８カップ入れ、すぐに昆布を入れて火にかけます（昆布は水から入れます）。

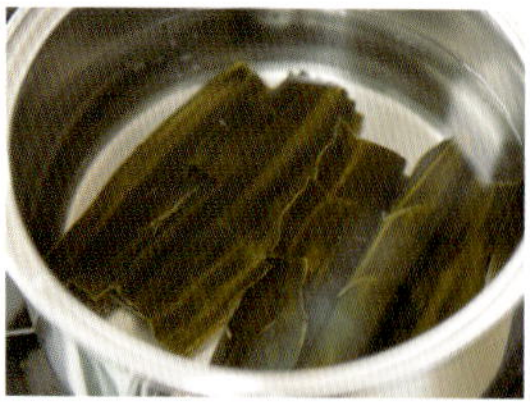

❸沸騰したらすぐに昆布を取り出します。

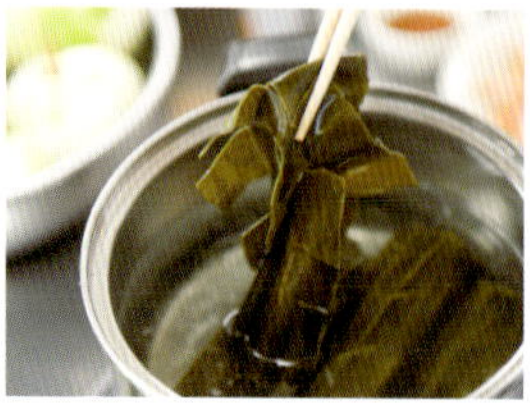

❹鍋が沸騰している状態で削りかつおを入れます。

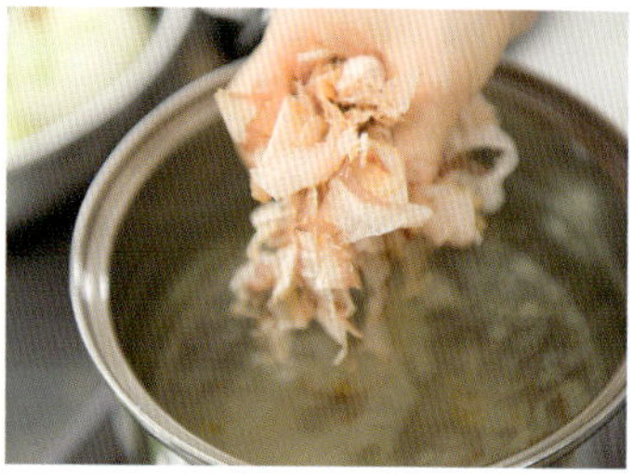

❺沸き立ったらすぐにザルなどで濾して削りかつおを取り除きます。

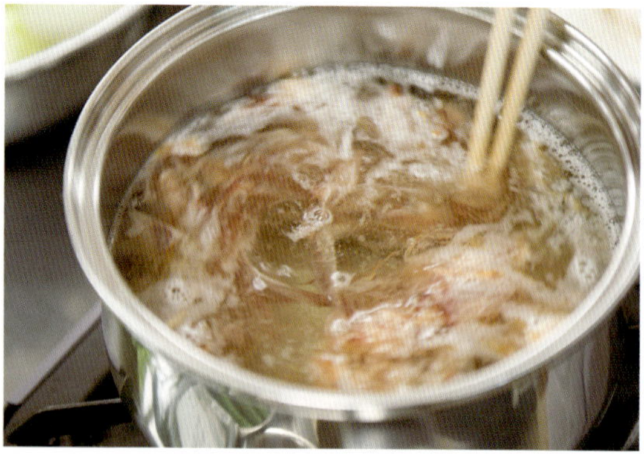

❻これでだし汁は完成です。本書のレシピで「だし汁」とある場合は、このだし汁を使います。

料理ワンポイント　だしをとった後の削りかつおと昆布（せん切り）は、ひたひたのだし汁でさっと煮て、しょうゆ・きび糖・酒各大さじ3、みりん大さじ1.5でうま辛く煮詰めて、つくだ煮にすると常備菜となります。

スープの作り方

※本書のレシピで「スープ」とある場合は、このスープを使います。

洋風の料理などに使うスープです。鶏がらを時間をかけて煮出すほど、濃厚なよい味のスープになります。しかし、それでは毎日作るのはたいへんですから、ここでは作り置き（冷凍保存）しておき、必要に応じて水を加えてスープベースとして使うための濃縮スープの作り方を紹介します。

〈材料〉

鶏がら３羽分　料理で出たくず野菜300g程度　水12カップ

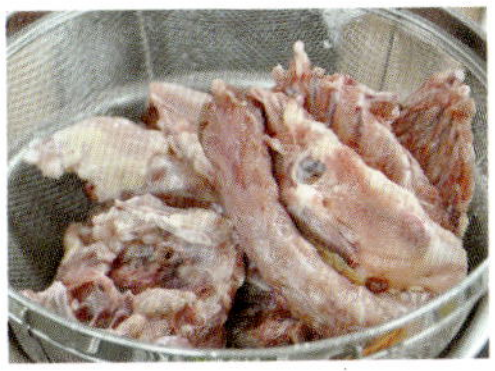

❶鶏がらは水でよく洗って血合いなどを落としておきます。

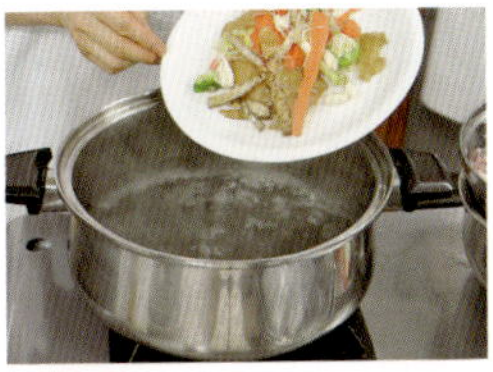

❷水12カップを火にかけ、沸騰してからくず野菜を入れます。

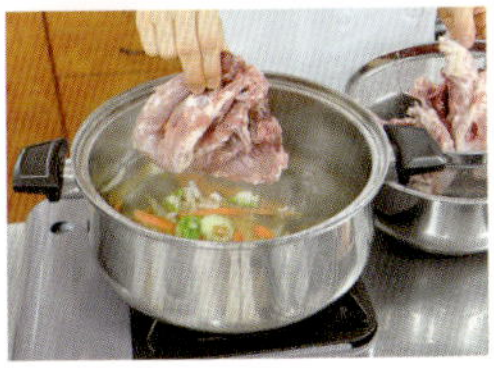

❸続いて鶏がらを入れ、再沸騰するまで強火で煮ます。

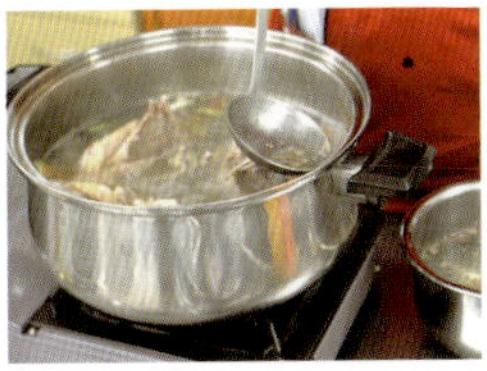

❹沸騰したら弱火にし、こまめにアクをとるようにします)。

❺時間がない場合は30分程度でも十分おいしいスープがとれますが、ここではより濃厚なよい味の濃縮スープを作るために、水分が1/3に減るまで弱火にかけ続けます。

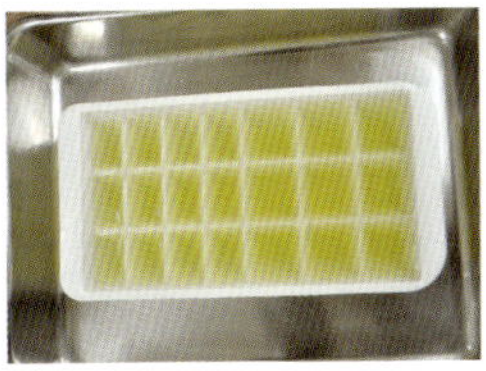

❻でき上がった濃縮スープは、その時に使う分だけ残して後は製氷皿に流し込んで、冷凍保存します。濃縮スープを還元する目安は、凍ったスープ１個に水４カップです。４人分のスープがすぐにでき上がります。

料理ワンポイント

水素豊富水（還元水）について

食医食の料理教室では、できる限り「分子が小さく水素の多い水」を推奨しています。「水道水の塩素が活性酸素を増やすことは、一般にも広く知られています。人間も料理も「水」が基本ですので、こだわるべきは毎日使用する「水」だと思います。ご家庭でだし汁やスープを作るときも水道水は使わないようにしてはいかがでしょう。

本書で「だし汁」「スープ」を使う料理

【基本のだし汁を使う料理】

旬にいただきたい！ 竹の子かやくご飯（p90）
牛乳パックで作る「春の押し寿司」（p108）
油抜き油揚げの味噌汁（p115）
具だくさん！　かぼちゃ汁（p115）
「肉じゃが」をアレンジ！　肉しいたけ（p126）
二刀流！　きのこひじきときのこ汁（p126）
米ナスと野菜そぼろあん（p133）
あり合わせおから（p136）
血液サラサラ！　とうふボール（p136）
栄養バランス飾り巻き寿司（p128）
おいしくゆでて竹の子ご飯（p134）
二刀流！　飾り野菜の旨煮と具だくさん味噌汁（p134）
有機厚揚げの煮物（p137）
活性酸素除去！　かぼちゃの旨煮（p143）
カロリー1/5！　揚げないカツ丼（p146）
あっという間の健康親子丼（p160）

【基本のスープを使う料理】

これで大丈夫! スープ（p83）
塩麹エビのキムチラーメン（p105）
５分でできる！　手羽元の黒酢煮（p109）
黒・黒やわらか酢豚（p109）
残り野菜で塩麹のスープスパゲティ（p110）
野菜の塩麹とろみスープ（p113）
ヘルシー！　みそみそみそマーボー（p114）
ぎょうざあんで作る「つみれ野菜スープ」（p127）
地鶏と有機野菜のバルサミコ酢煮（p132）
釜揚げしらすの豆乳ぞうすい（p137）
簡単！　牡蠣の豆乳鍋（p139）
カラフル健康！　カラーピーマンの肉詰め（p141）
健康サラダめん（p145）
野菜たくさん！　新キャベツのロールスープ（p148）
お鍋ひとつで作るトマトのクリームマカロニ（p150）

【基本のだし汁とスープを合わせたスープを使う料理】

スープを飲みほせ！ 食医食ラーメン（p152）
※他の料理でも、疲れぎみの時・スタミナをつけたい時は、「合わせスープ」を使いましょう。

食医食 オリジナルスペシャルジュース

アトピー　メタボ　ダイエット

食医食では「血液サラサラジュース」とか「お肌すべすべジュース」とか「貧血予防ジュース」など数種類の研究開発したオリジナルジュースシリーズがあります。食医食の理念は「万病の元と老化の原因である活性酸素を除去する食指導」。このスペシャルジュースは「これ一杯」で活性酸素除去に貢献できるレシピです。野菜と果物を熟成させて作ったオリジナル酵素を10ccくらい加えるとさらに効果がアップします。大切なことは毎日「継続飲用」することです。

〈材料：4人分〉

リンゴ1個（約300g）　大根60g　人参1本（約150g）　プチトマト10個　有機レモン1個　シークアーサー1個　有機野菜ジュース50cc　リンゴ酢・ざくろ酢・食医食オリジナル酵素（なければバルサミコ酢）各10cc

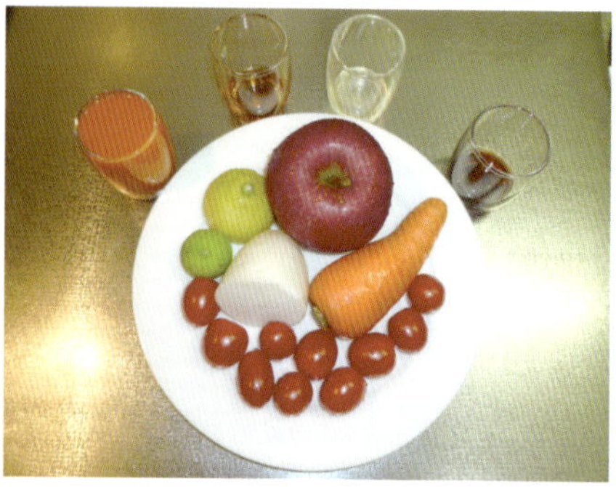

❶レモンとシークアーサー（絞り汁を加えます）以外の材料を一口大に切り、全部ミキサーに入れてジュースにします。

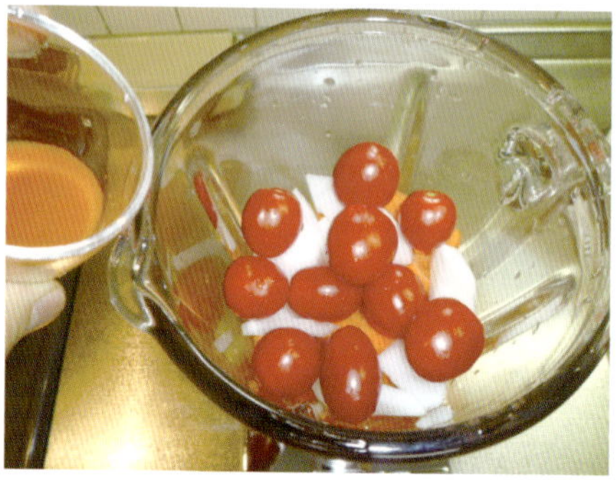

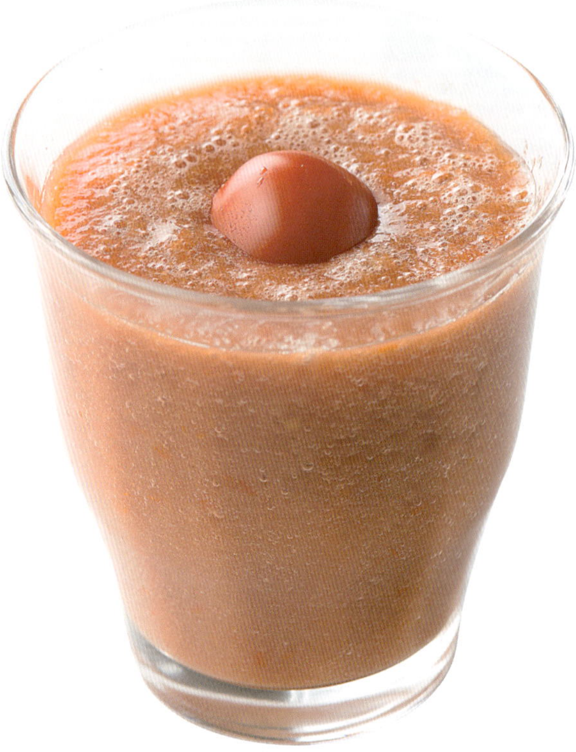

公開！ 食医食オリジナル酵素の作り方

〈材料〉

基本材料

水 ………………………………… 350cc

上新粉・きび糖 ………………… 各小さじ1

野菜（下記のような野菜から4種程度。下線は特におすすめの野菜）

人参　大根　キャベツ　きゅうり

玉ねぎ　パプリカ・ピーマン　セロリ　など

……………………………………… 計200g

果物（下記のような果物から4種程度。下線は特におすすめの果物）

りんご　みかん　バナナ　パイナップル

キウイ　ぶどう　柿　なし　など……… 計200g

〈作り方〉

基本材料をひと煮立ちさせ、粗熱がとれたら季節の野菜と果物とともに蓋付きの容器に入れ、漬け込みます（104ページの水キムチの作り方と同じ要領です）。

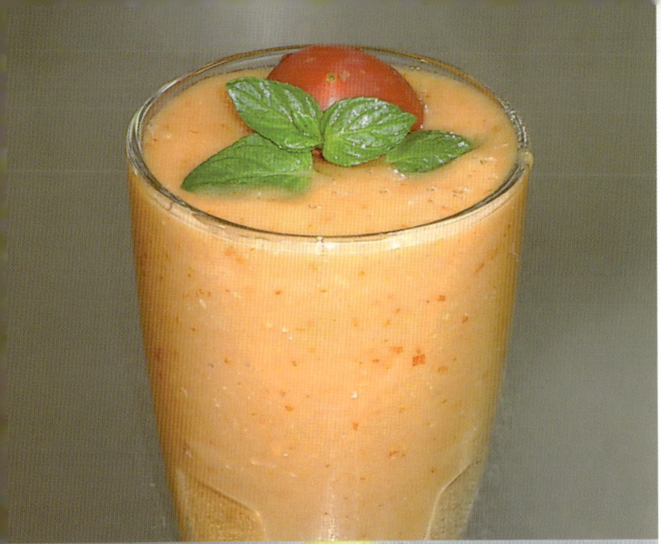

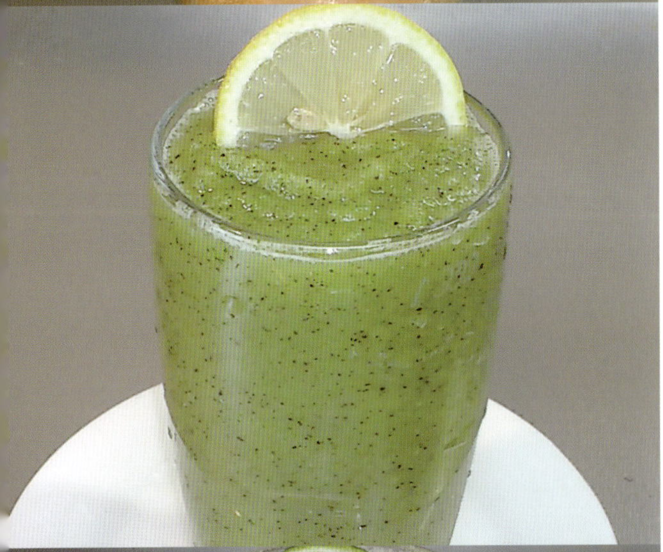

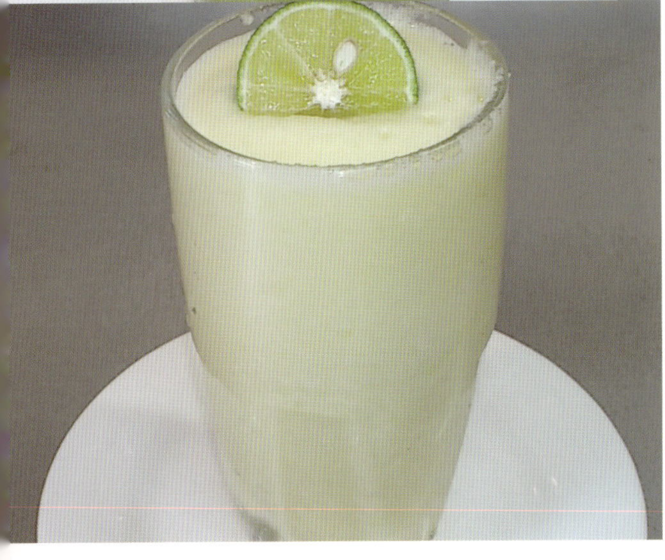

血液サラサラジュース

高血圧 メタボ ダイエット

〈材料：２人分〉

オレンジ１個　パイナップル80g　大根30g　人参・トマト（プチトマトでも可）各60g　プチトマト１個　ミントの葉６枚程度

❶飾りに使うプチトマトとミント以外をミキサーにかけてジュースにします。

❷コップに入れて、ミントと半分に切ったプチトマトを飾ります。

［栄養一口メモ］大根にはアミラーゼというでんぷん分解酵素が多く含まれています。また、ビタミンＣや毛細血管を強くするビタミンＰも含まれています。

貧血予防ジュース

高血圧 メタボ ダイエット

〈材料：２人分〉

キウイ２個　レモン１個　大根80g　リンゴ1/2個　小松菜40g

❶キウイとりんごの皮をむき、小松菜とともに一口大に切ってミキサーに入れます。

❷レモンは輪切り１人分１枚を残してほかは絞って❶に加え、大根は皮をむいておろしてから①に加えて、ミキサーでジュース状にします。

❸コップに入れてレモンの輪切り（無農薬に限る）をトッピングします。

お肌すべすべジュース

高血圧 アトピー メタボ

〈材料：２人分〉

りんご１個　なし１個　パイナップル150g　大根80g　カボス３個

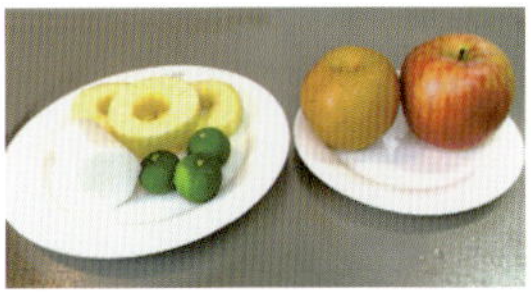

❶材料の皮をむき、一口大にしてミキサーで撹拌します（カボスのみ飾り用として１人分スライス１枚を残しておきます）。

❷コップに入れ、カボスのスライスを１枚トッピングします。

ナッツでおいしさ倍増の健康生野菜サラダ

糖尿病　メタボ　メンタル

食医食では「生食のすすめ」を実践しています。普通の家庭料理はどうしても「火を通す料理」が多いもの。外食やお弁当・給食をとる人は、日常生活を生食オンリーというわけにはいきません。そこで、ご家庭のメニューの中に「生野菜やフルーツたっぷり」のメニューを組み込むことをおすすめします。ここで紹介していくサラダやさきに紹介したジュースはその代表格です。

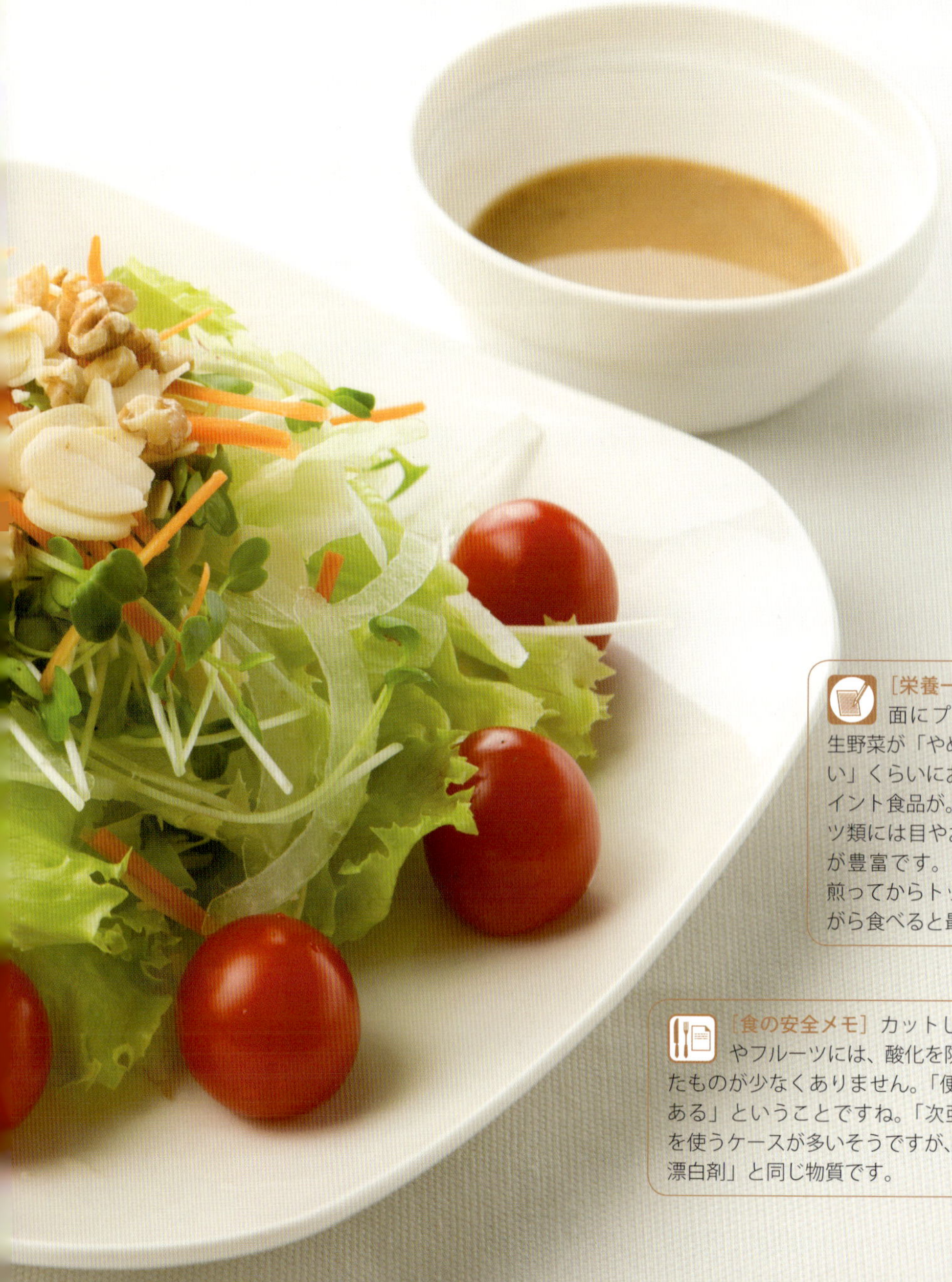

［栄養一口メモ］簡単で栄養面にプラスになり、さらに生野菜が「やめられない、とまらない」くらいにおいしく食べられるポイント食品が。「ナッツ」です。ナッツ類には目やお肌によいビタミンEが豊富です。砕いてフライパンで煎ってからトッピングして、混ぜながら食べると最高です。

［食の安全メモ］カットして売られている野菜やフルーツには、酸化を防ぐための薬品を使ったものが少なくありません。「便利なものほどワナがある」ということですね。「次亜塩素酸ナトリウム」を使うケースが多いそうですが、なんとこれは「衣類漂白剤」と同じ物質です。

〈材料：４人分〉
レタス（ちぎる）……………………………………80g
人参（せん切り）・
かいわれ大根・玉ねぎ（スライス）……… 各50g
プチトマト……………………………………………12個
アーモンドスライス・クルミ ……………… 各30g
ごまドレッシング
練り白ごま………………………………… 大さじ３
マヨネーズ・リンゴ酢・
薄口しょうゆ・きび糖…………………… 各大さじ１

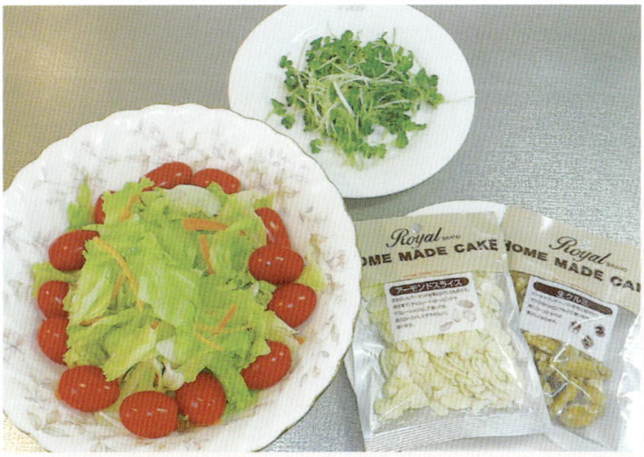

❶ちぎったレタス、薄くスライスした玉ねぎ、せん切りの人参、かいわれ大根をふんわりと皿に盛り付け、まわりにプチトマトを並べます。
❷アーモンドスライス・クルミを細かくして、フライパンで煎り、トッピングします。
❸練り白ごま大さじ3、マヨネーズ・リンゴ酢・薄口しょうゆ・きび糖各大さじ１で、**ごまドレッシング**を作ってお好みでかけます。

料理ワンポイント
家庭で作るサラダを「レストランの味」にするために一番有効な隠し味は、「玉ねぎ」。玉ねぎをできるだけ「薄く薄く」スライスするのが最大のコツです。あとは、レタスやキャベツ、きゅうり、人参…何でもあり合わせをザルに入れて混ぜ、「ふんわり」と盛り付けるだけでワンランクアップします。

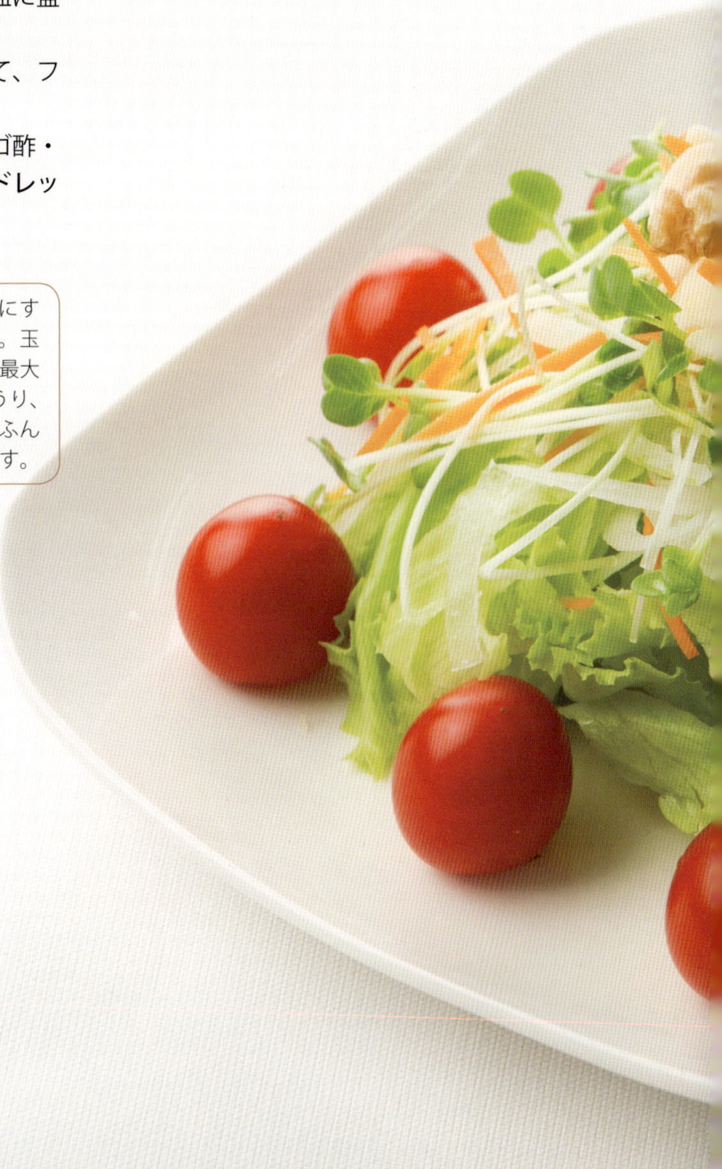

スモークサーモン胡麻だれサラダ

糖尿病　高血圧　メタボ

10分でできる簡単サラダですが､ほんのちょっとのことで見た目が変わります｡｢スモークサーモン｣をお花にすると盛り付けが明るくなります。細いほうからクルクルとゆるく巻くだけです。

〈材料：４人分〉

スモークサーモン…………………………………10枚
キャベツ・玉ねぎ・パプリカ・レタス・
スプラウト…………………………………………各50g
プチトマト…………………………………………20個

ごまだれ

すり胡麻・りんご酢………………………各大さじ３
マヨネーズ・きび糖・しょうゆ・酒…各小さじ２
ごま油…………………………………………………少々

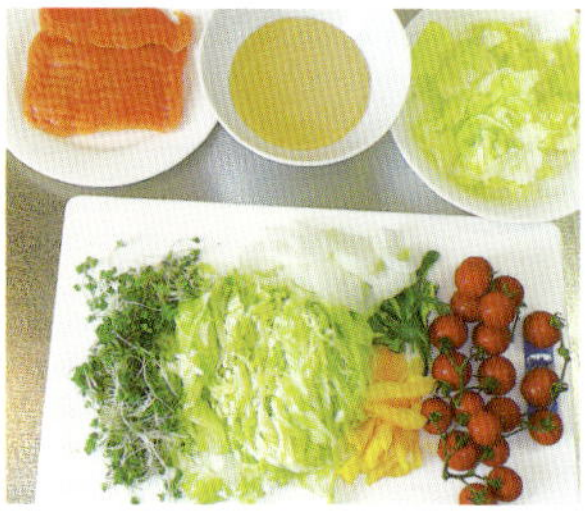

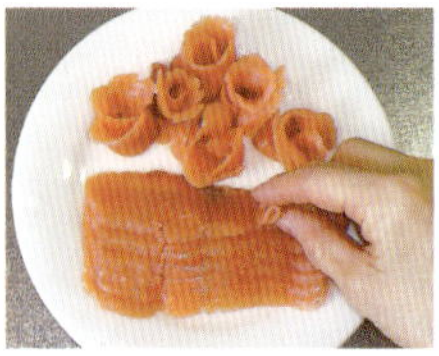

❶野菜はスライスします。スモークサーモンは細いほうからクルクルと軽く巻くと花形になります。

❷**ごまだれ**の作り方は、ボウルにすり胡麻大さじ3、マヨネーズ・きび糖・しょうゆ・酒各小さじ2、ごま油少々を入れ、よくかき混ぜます。

❸盛り付けをして、まわりに花形サーモンとプチトマトを飾ります。

料理ワンポイント

１gの「油」は９カロリーもあります。市販のドレッシングは、少しの調味料をたっぷりの油で溶いたものがたくさんあります。こんな高カロリーなドレッシングをサラダにドボドボかけて体にいいわけがありません。「サラダばかり食べているのに、なぜやせないの？」という人は、このドレッシングが落とし穴になっています。
食医食で作るドレッシングのカロリーは、市販品の１／３。「ごまだれ」にスプーン少々のゴマ油を足すくらいで、十分においしく野菜をいただくことができます。

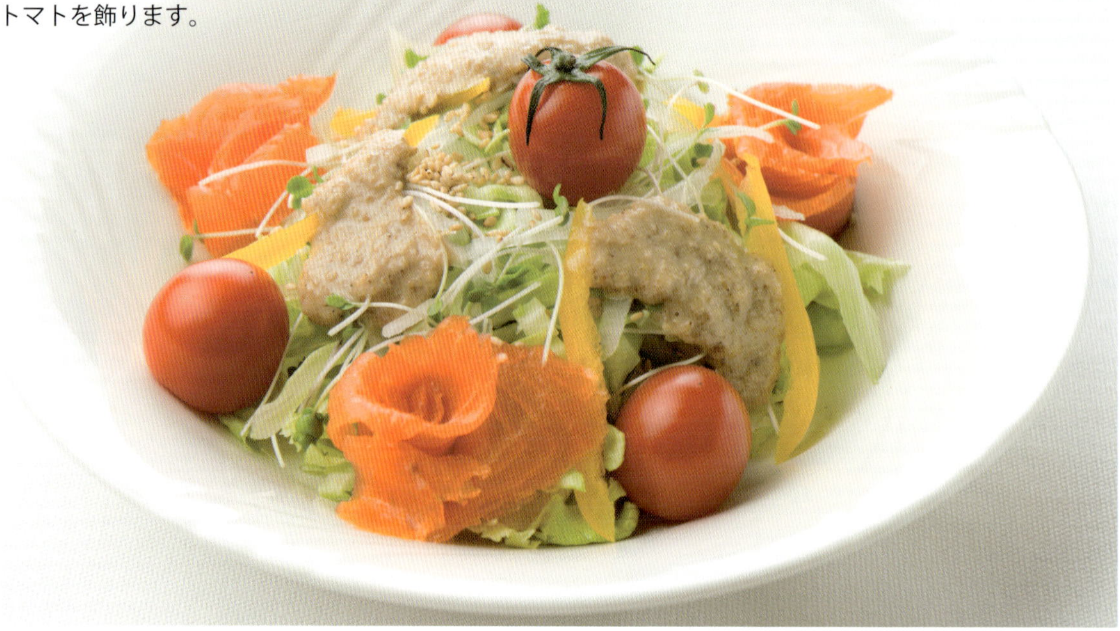

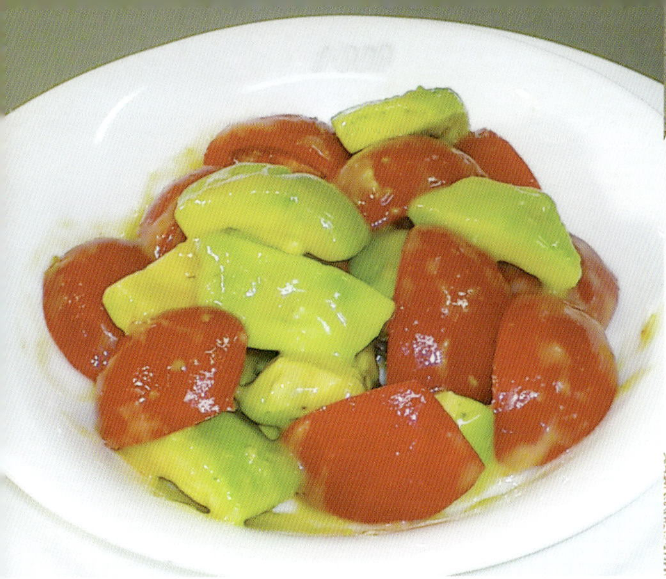

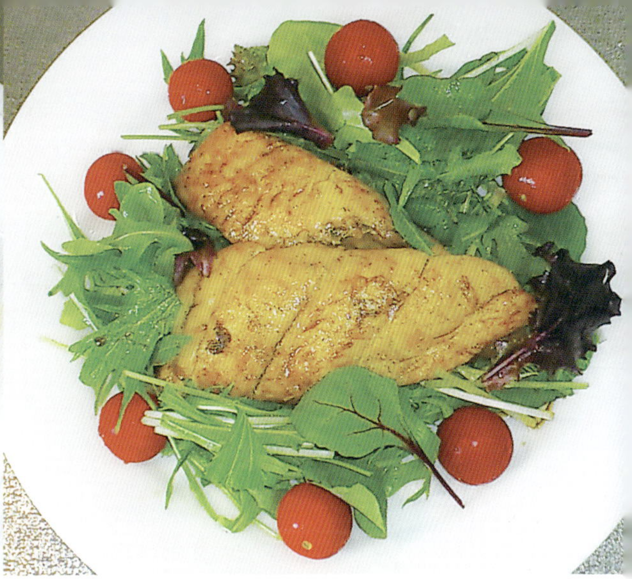

アボカドとフルーツトマトの酢味噌和え

糖尿病　高血圧　アトピー

〈材料：４人分〉

フルーツトマト小３個　アボガド１個　レモン汁少々　**酢味噌**（西京味噌なければ白味噌・リンゴ酢各大さじ３　みりん・きび糖各大さじ１）

❶材料をひと口大に切り（アボカドは縦に２等分すると種をはずしやすい）、アボカドにレモン汁（なければリンゴ酢少々）をふりかけておきます。

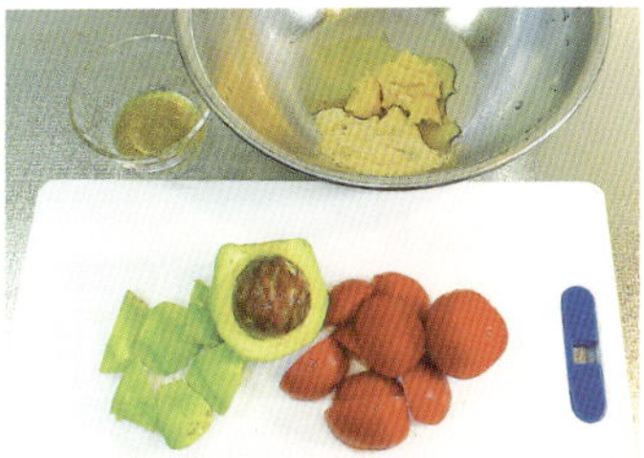

❷ボウルで**酢味噌**の材料を混ぜ、❶と和えます。

［栄養一口メモ］トマトは「なす科」の植物です。カロテン、リコピンなどの抗酸化成分が豊富です。活性酸素を血液中から除去するには、とても素晴らしい野菜です。
最近、品種改良でできた「フルーツトマト」は「冷しトマト」で食べないともったいないですね。上品な酢味噌和えには「リンゴ酢」が最高です。

あまだいのバルサミコ酢サラダ

糖尿病　高血圧　アトピー

〈材料：２人分〉

あまだい切り身２枚　あり合わせの生野菜100g　酒大さじ３　しょうゆ・バルサミコ酢各大さじ１　塩コショウ少々　エクストラバージンオイル大さじ１　オリーブオイル大さじ１

❶あまだいの切り身を大さじ１杯のエクストラバージンオイルで焼き、塩コショウ少々をして酒大さじ３で蒸し焼きにします。

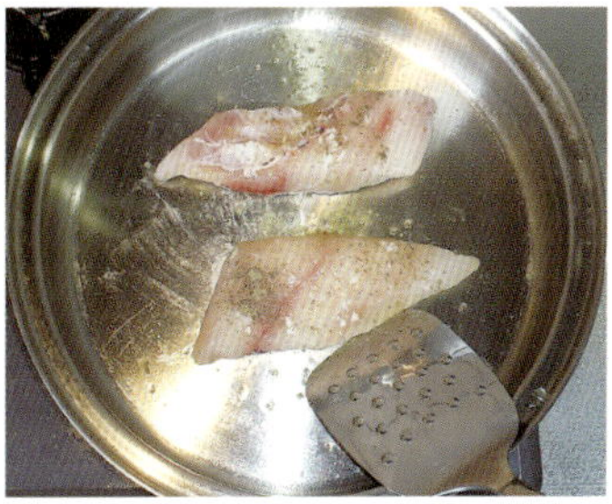

❷しょうゆ・バルサミコ酢各大さじ１を加え、味をつけます。

❸あり合わせの生野菜をお皿に盛り、そこに焼いたあまだいをのせ、フライパンに残っているソースにオリーブオイル大さじ１をプラスしてサラダのドレッシングにします。

ベビーリーフ・ヨーグルトサラダ

糖尿病　高血圧　メタボ

〈材料：４人分〉

無添加ハム５枚　人参・パプリカ・ピーマン各50g　カマンベールチーズ３切れ（円形のチーズを三角の６切れに分けた場合）　ベビーリーフ300g　プチトマト８個　塩コショウ少々　**ドレッシング**（プレーンヨーグルト大さじ３　マヨネーズ大さじ２　ケチャップ大さじ１　塩コショウ・ラー油各少々）

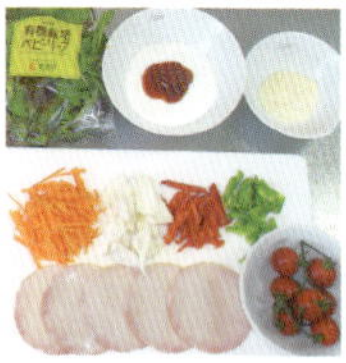

❶ハムはカットして塩コショウ少々でサッと炒めます。人参・パプリカ・ピーマンはせん切りに、カマンベールチーズをスライスし、ベビーリーフは流水でよく洗っておきます。

❷ボウルに**ドレッシング**の材料を入れ、よく混ぜておきます。

❸サラダボウルにベビーリーフを入れ、残りの具を彩りよく盛り付け、プチトマトをトッピングしてドレッシングを添えます。

料理ワンポイント　市販のドレッシングには添加物が多く、油がたっぷり使われているものが多く見られます。ヨーグルトをベースにすると、腸内細菌の善玉菌を増やしてくれて代謝のよい体づくりに最適です。ヨーグルトが苦手な方はケチャップを組み合わせて「アイランドソース」という子供さんも大好きなドレッシングに変身させることができます。

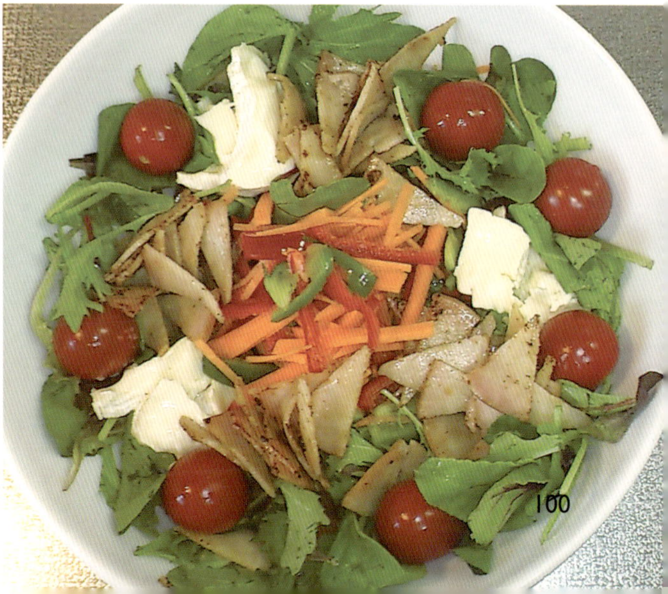

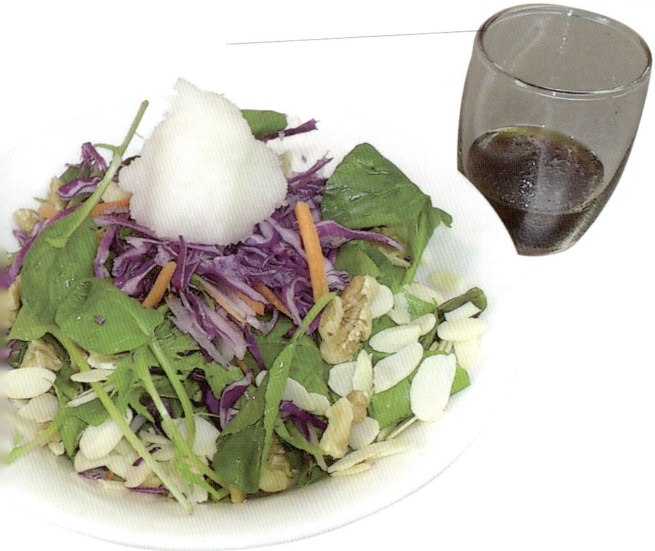

糖尿病　高血圧　アトピー

有機野菜のみぞれサラダ

〈材料：４人分〉

有機野菜リーフパック１パック　紫キャベツ250g　玉ねぎ・人参 各50ｇ　くるみ・アーモンド 各30ｇ　みぞれドレッシング（大根おろし大さじ３　きび糖・薄口しょうゆ・りんご酢 各大さじ１　ごま油大さじ１）

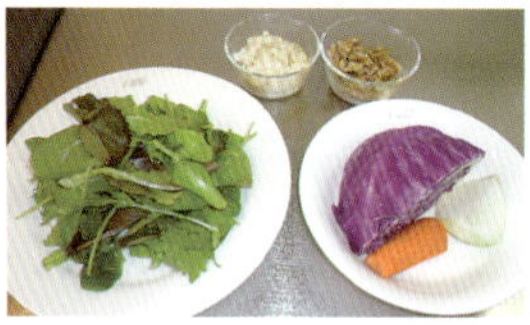

❶紫キャベツと人参は細いせん切り、玉ねぎはスライスにして、ナッツは細かくして煎っておきます。

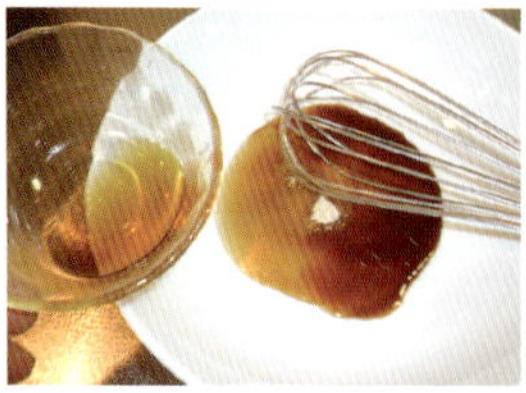

❷ボウルにみぞれドレッシングの材料を入れてよくかき混ぜ、サラダをいただく時にかけます。

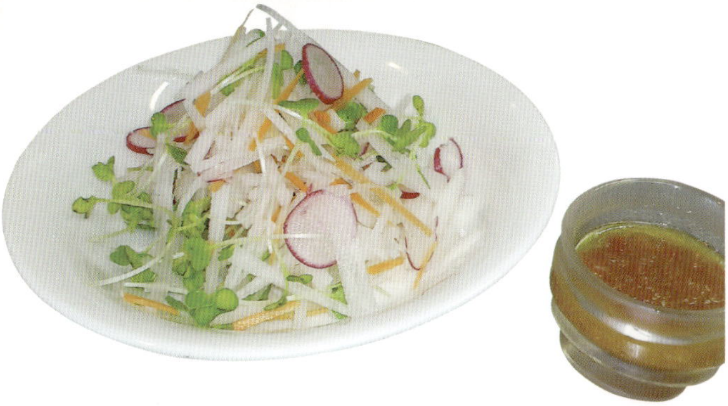

腸内改善！大根とかいわれの梅ドレッシング

糖尿病　高血圧　アトピー

大根には消化を助ける酵素が豊富に含まれていますが、加熱すると酵素が死んでしまいます。生食できる大根おろしを工夫して「腸内改善料理」を作ります。酵素栄養学の権威・鶴見先生（本書の共著者）も「大根おろしが最高！」とよくおっしゃいます。

〈材料：４人分〉

大根300g　人参・ラディッシュ各30g　カイワレ１パック　**梅ドレッシング**（エクストラバージンオイル大さじ３　リンゴ酢大さじ１　塩・コショウ少々　きび糖小さじ２　梅干の果肉１個分　大根おろし小さじ１）

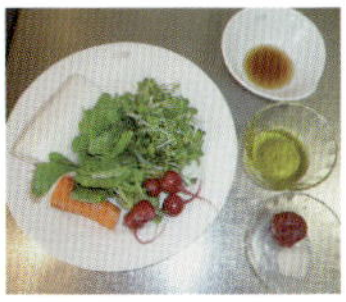

❶大根と人参をせん切りにしてラディッシュはスライスします。かいわれは長さを半分にしておきます。

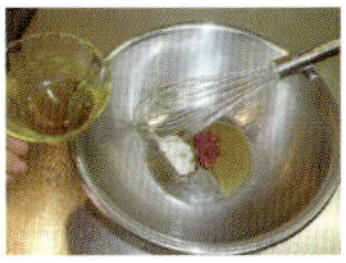

❷ボウルに梅ドレッシングの調味料を入れてよくかき混ぜ、サラダをいただく時にかけます。

［生食のすすめ］トマトと大根を使った酵素たっぷりのジュースを添えると、さらに相乗効果が望めます。

大根と聞くと和食のイメージかもしれませんが、ドレッシングに活かすとおいしい洋風サラダに変身させることができます。このような工夫で大根おろしを食する機会を増やしていきましょう。

じゃこトマ大根サラダ

糖尿病　高血圧　アトピー

〈材料：４人分〉

大根10cm分　プチトマト12個　ちりめんじゃこ80g　**ドレッシング**（練り白ごま大さじ３　マヨネーズ・すりゴマ各大さじ１　しょうゆ小さじ１）

❶大根はせん切りにしてプチトマトは半分に切ります。

時間がたつと大根のサラダは、水分がたくさん出ます。すぐに食べない場合は太めの拍子切りにするとよいでしょう。サラダの基本は直前にドレッシングをかけることです。

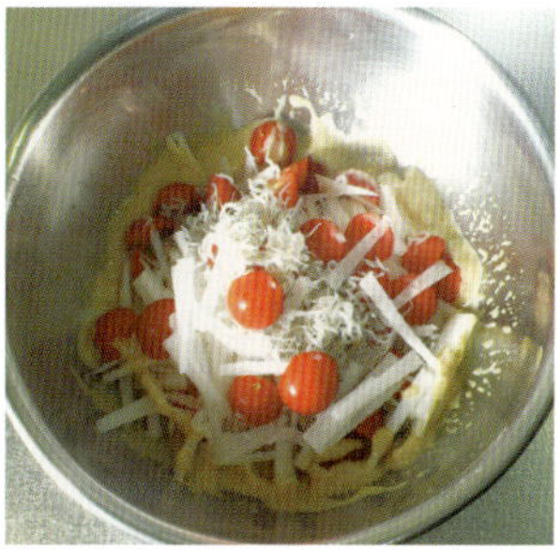

❷ボウルに**ドレッシング**の材料を入れて混ぜ合わせたら、材料全部を和えます。

ちりめんじゃこをそのまま使用するのではなく、ごま油大さじ１で煎ると香ばしくなり食感もパリパリになります。

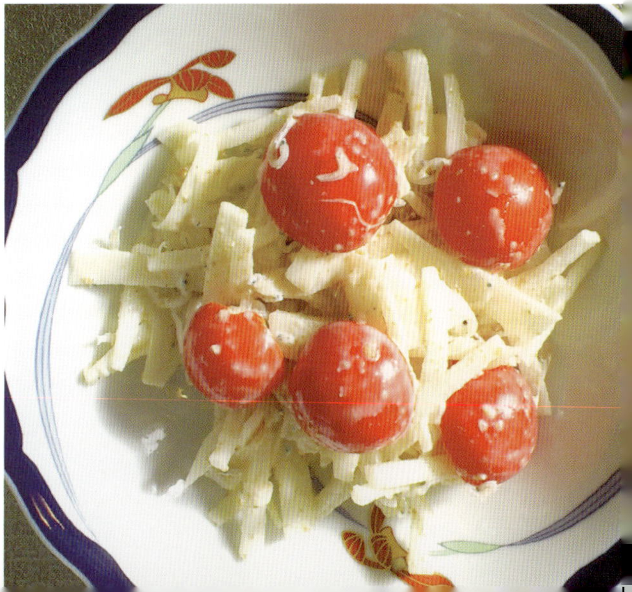

食医食 いろいろな塩麹浅漬け

糖尿病　アトピー　メタボ

漬け物で最初におすすめしたいのは、新鮮な有機野菜を軽く塩もみして「塩麹」をからめて一晩漬け込むだけで手軽に作れる「浅漬け」です。塩麹の栄養とそれを活かしたレシピは、110ページから詳しく紹介しますが、このように生食と発酵食品を組み合わせることは健康のために鬼に金棒です。

＜なすの塩麹浅漬け＞

〈材料：４人分〉

なす４個　塩少々　塩麹大さじ３

❶なすの皮を縦に数箇所むき、一口大に切り、塩少々で軽くもみます。

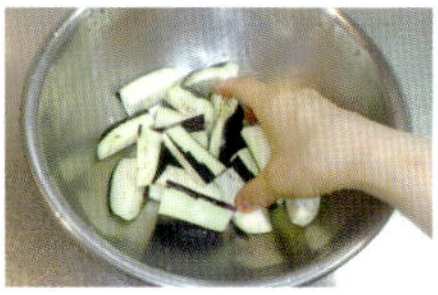

❷塩麹をからめて一晩漬け込みます。

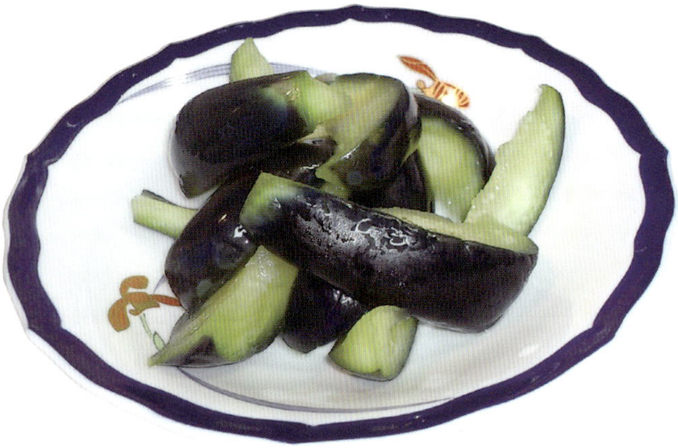

＜かぶときゅうりの塩麹浅漬け＞

〈材料：４人分〉

かぶ４個　きゅうり１本　塩少々　塩麹大さじ３
赤唐辛子をお好みで

❶かぶときゅうりを１センチ角に切り、塩で軽くもみ塩麹をからめて一晩漬け込みます（お好みで赤唐辛子少々を加えます）。

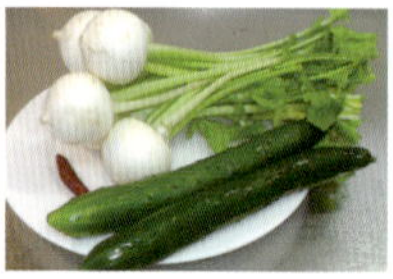

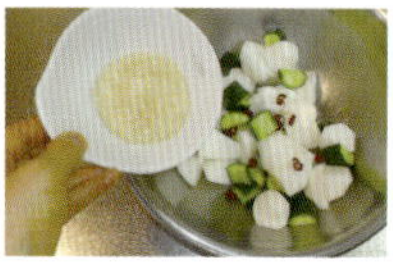

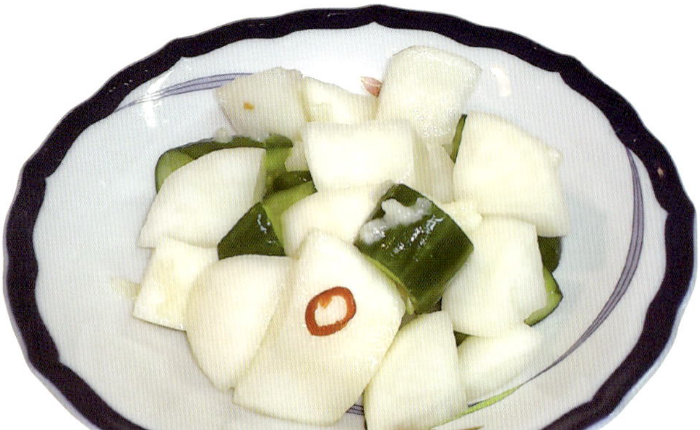

＜食医食・白菜の塩麹浅漬け＞

〈材料：４人分〉

白菜500g　塩少々　酒大さじ３　塩麹大さじ３

❶白菜に塩少々とお酒をかけて軽くもみます。

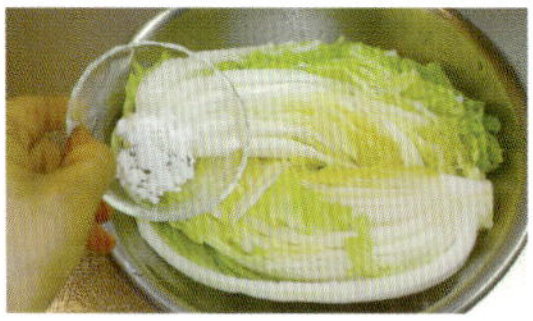

❷塩麹をからめて一晩漬け込みます。

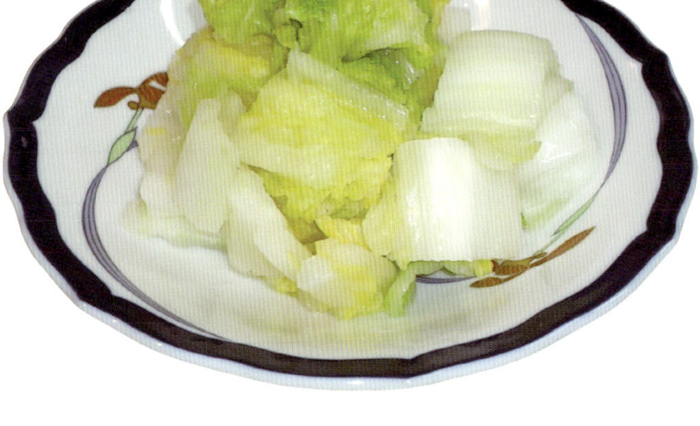

食医食 簡単ピクルス

糖尿病 アトピー メタボ

〈材料〉

にんじん・きゅうり・大根・セロリ … 各100g

※瓶にびっしりと詰められる分量であれば、それぞれの野菜の分量はお好みで調節してかまいません。

漬け汁（瓶の容量の半分程度を用意。下は約800ccの瓶に対して）

水・酢	各200cc
塩	小さじ1
きび糖	大さじ3
黒こしょう	2粒
ラー油	少々
にんにくスライス	1粒
ローリエの葉	1粒

❶野菜をよく洗い、大根の皮をむいておきます。
❷にんじん・きゅうり・大根・セロリを瓶の広くなっている部分の長さに合わせて切りそろえ、1センチ四方くらいの太さに切り分けます。
❸野菜を瓶にびっしりと詰め、ボウルでよく混ぜ合わせた漬け汁を野菜全体が浸かるまで流し込みます。

料理ワンポイント ここでは見た目や味の違いを楽しむために、リンゴ酢を用いた透明に近い漬け汁と、バルサミコ酢を用いた色の濃い漬け汁を用意し、それぞれ漬けています。

発酵食品である漬け物やピクルス、キムチは、生食できるので酵素を生きたままとることができます。簡単に手作りできますから、市販品ではなくぜひ自家製を食卓にのせましょう。メインディッシュに加熱食が多いとき、一鉢加えることをおすすめします。

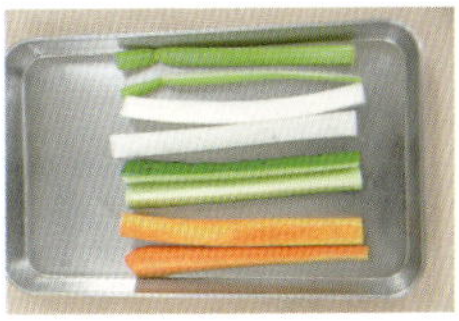

❺瓶のふたをして、冷蔵庫の野菜室などの暗く涼しい場所で漬け込みます。急いでいる場合は、3時間ほどでも十分に味はつきます。
❻食事の際に食べやすい大きさに切り、小鉢などに盛りつけて、いただきます。

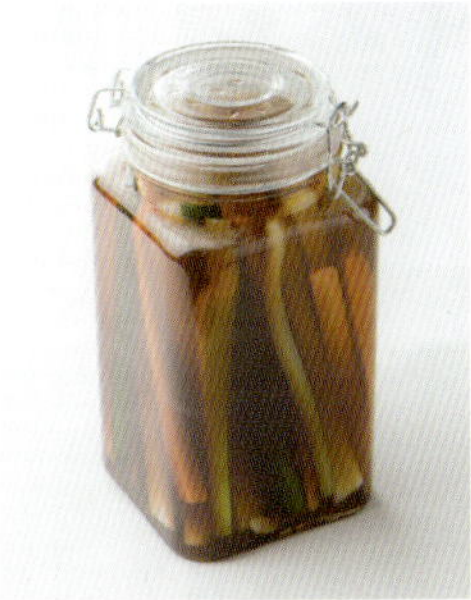

バルサミコ酢ピクルス
ぶどうのアントシアン成分が抗酸化力を高め、色もきれいで、大人のおしゃれな感じに仕上がります。

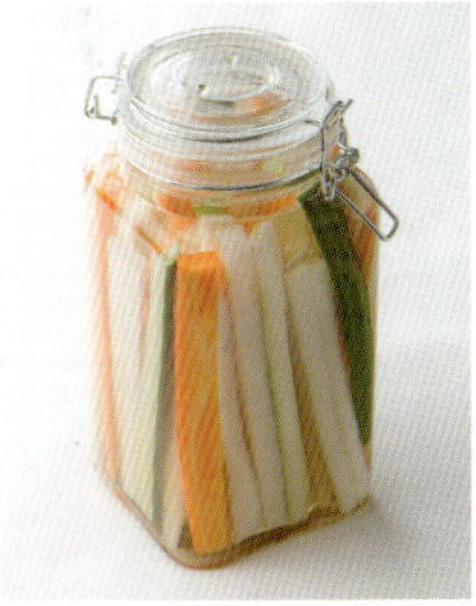

りんご酢ピクルス
りんご酢は穀物酢などよりまろやかで、子供たちでもおいしくいただけるピクルスです。

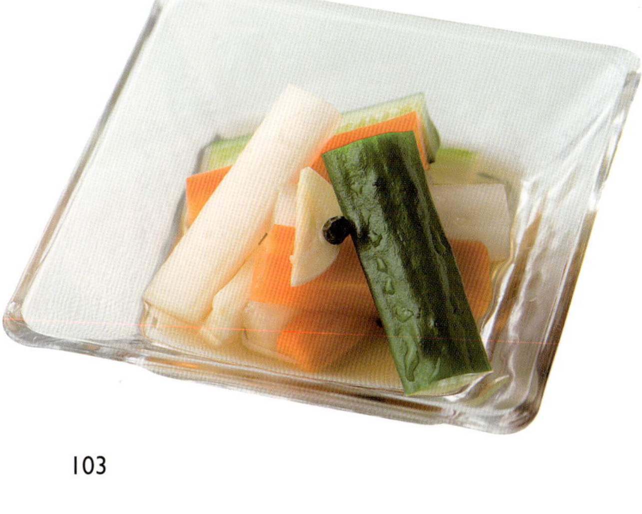

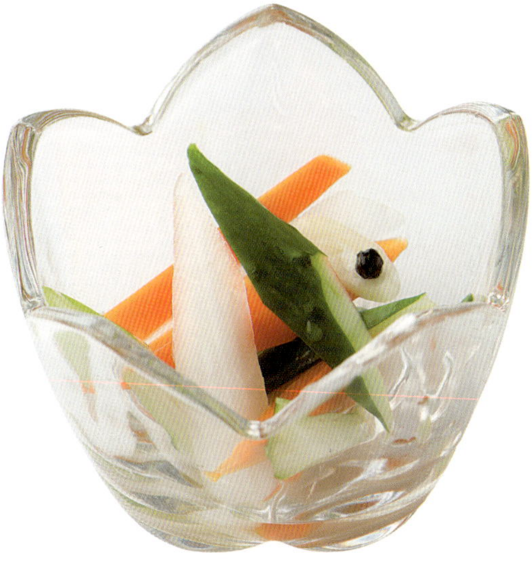

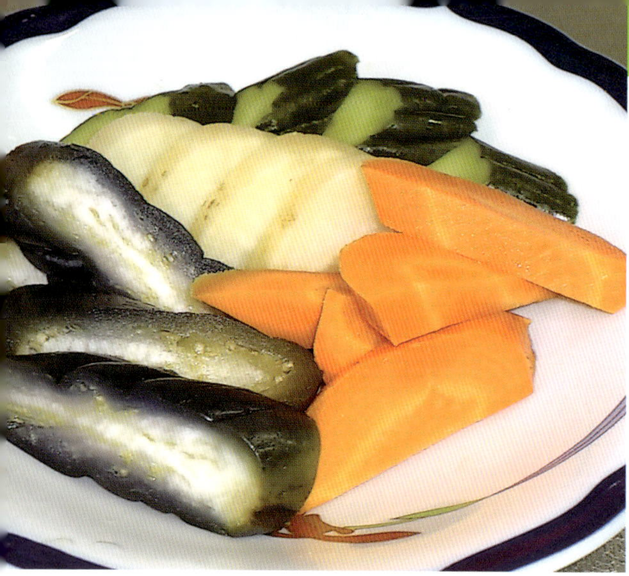

食医食ぬか漬け

糖尿病　高血圧　アトピー　メンタル

漬け物のポイントは皮ごと食べられるように「有機野菜」を選ぶことです。発酵食品がいかに身体によいといっても、「農薬漬け」では意味がありません。

〈材料〉

にんじん３本　きゅうり３本　大根1/2本　なす２本　**ぬか床**　塩２カップ　水800cc　米糠１kg

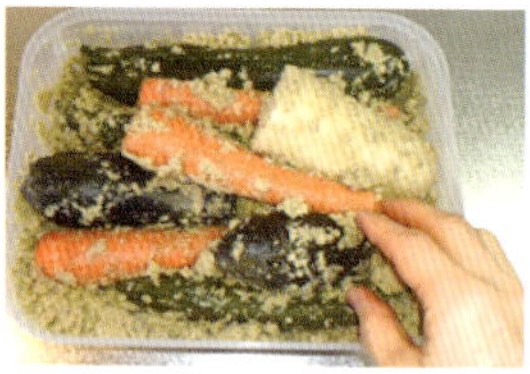

❶鍋に塩と水を入れて沸騰させたら、そのまま冷まします。

❷冷ました塩水にきび糖を加えてよく混ぜ、ガラスか陶器の大きな入れ物（ふた付き）に入れます。これが「ぬか床」になります。

❸材料の有機野菜を洗って皮ごとぬか床に埋めて漬け込みます。

食医食
かんたん水キムチ

糖尿病　アトピー　メタボ

「水キムチ」をご存知でしょうか？　本格キムチと違って、とても簡単に作れます。

〈材料〉

大根300g　人参150g　きゅうり１本　カラーピーマン赤・黄 各60g　ニンニク小１粒　しょうが小１粒　赤唐辛子小１本　塩小さじ１　漬け汁（水350cc　上新粉・きび糖 各小さじ１）

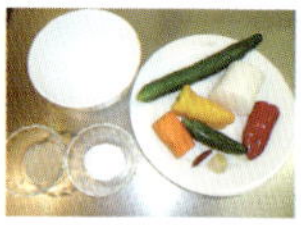

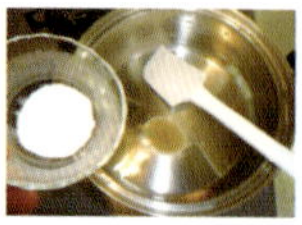

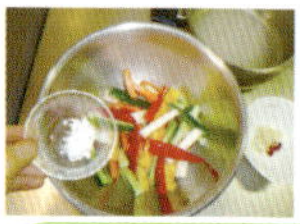

❶漬け汁の材料を鍋に入れてひと煮立ちさせ、粗熱がとれたらニンニクとしょうがのスライスを入れます。

❷野菜を棒状に切り、自然塩小さじ１で軽くもみ15分ほどおいて、❶と赤唐辛子の小口切りとともに漬け込みます。

［栄養一口メモ］ニンニク、しょうが、赤唐辛子の有無と分量は、お好みで大丈夫です。ただ、健康を考えた場合はこれらの成分が発酵を助ける大切な役目をしていますので、少しでも入れてみましょう。水キムチの汁にはぬか床の約20倍もの乳酸菌が含まれるそうです。

保存容器に入れて夏場は２時間～半日、春や秋は２～３日が食べごろ、冬は４～５日くらいが最高です。発酵具合はもちろんお好みですのでサラダ感覚が好きな人は早めに食べてもいいですが、酸味が好きな人はしっかり発酵させると腸内環境がより改善され、「美肌と健康」にもつながります。

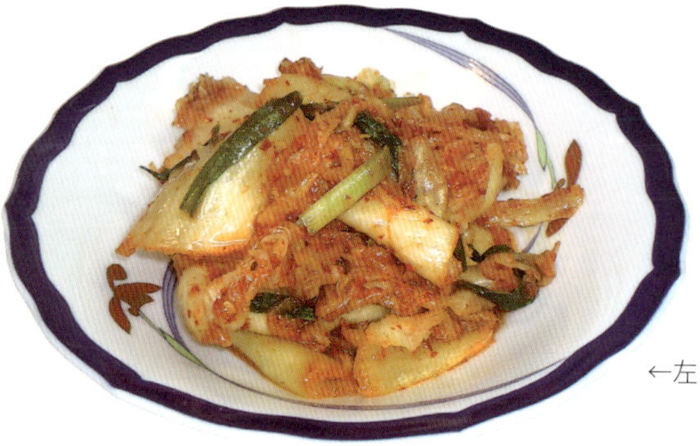

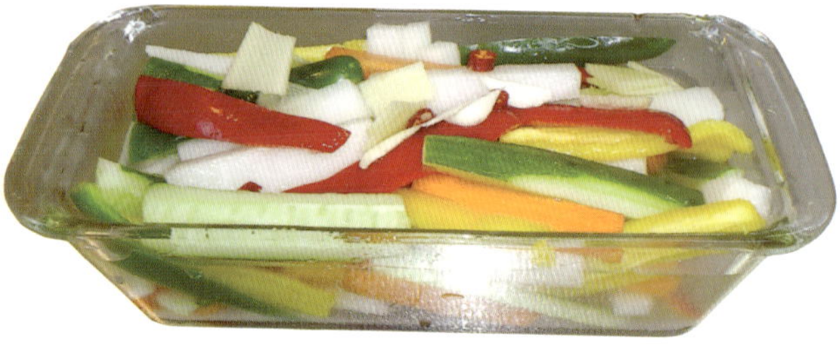

←左は「食医食 本格キムチ」

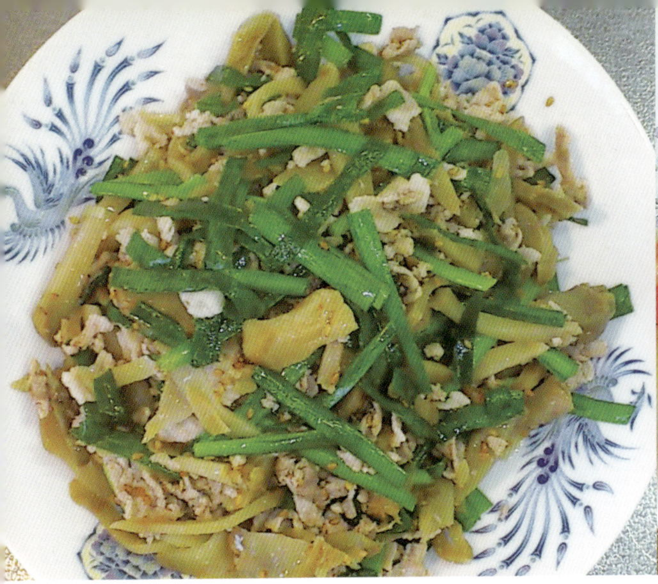

調味料ゼロ！ ザーサイで肉ニラ炒め

糖尿病　メタボ　メンタル

食医食料理の中でも「調味料ゼロ」のスピード料理がこれ！ おすすめ料理のひとつです。

〈材料：４人分〉

ザーサイ２個　黒豚薄切り200g　有機ニラ１束　ごま油大さじ１

❶ザーサイを太めのせん切りに、ニラをざく切りにします。

❷切ったザーサイは水に30分ほどつけて「塩抜き」をします。

❸黒豚薄切りはラップに広げ冷凍庫で少し凍らせたものを、丸めてザクザクと切ります。

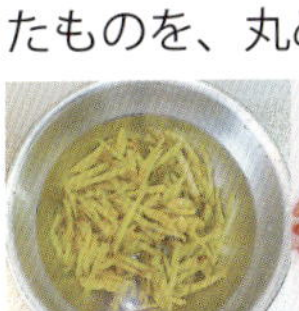

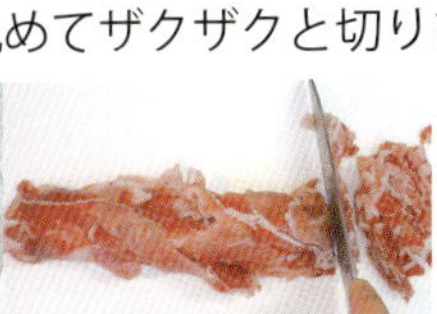

❹ごま油大さじ１で炒め、最後にニラを加えたらすぐに火を止めて、でき上がりです。

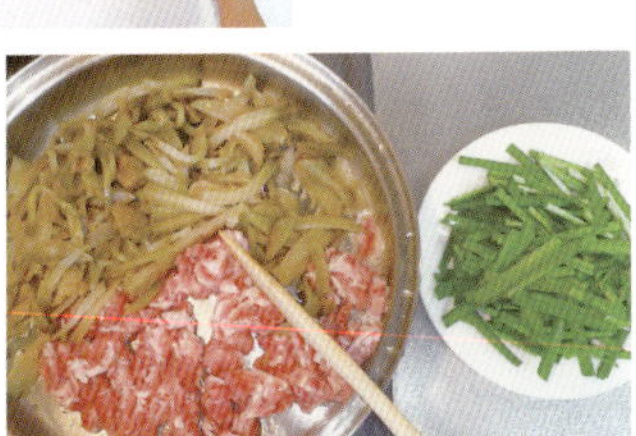

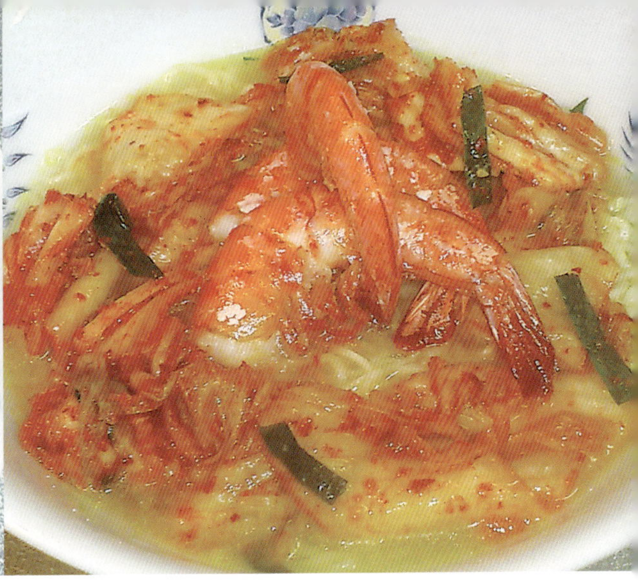

塩麹えびのキムチラーメン

糖尿病　メタボ　メンタル

〈材料：４人分〉

中華めん４玉　エビ12尾　キムチ（白菜多めのもの）120g　オリーブオイル少々　塩麹・酒各大さじ３　スープ1.5カップ　塩・コショウ少々

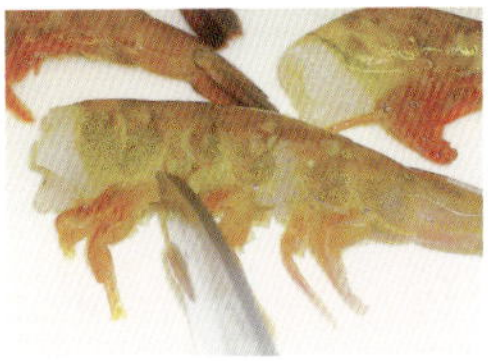

❶エビは殻つきのまま、ようじで「背わた」を抜き、内側３か所に庖丁を入れておきます（曲がるのを防ぐため）。

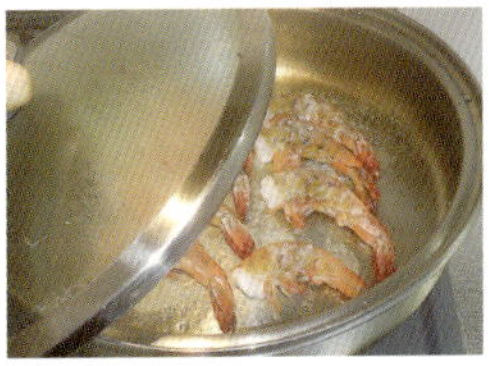

❷オリーブオイルで両面を焼き、塩麹・酒各大さじ３をかけて蓋をし、蒸し焼きにします。

❸鶏がらスープ1.5カップに塩コショウ少々をして、ゆでた中華めんを入れ、まわりにキムチ、中央にエビを盛り付けます。

簡単！アジのひと口南蛮

糖尿病　アトピー　メタボ

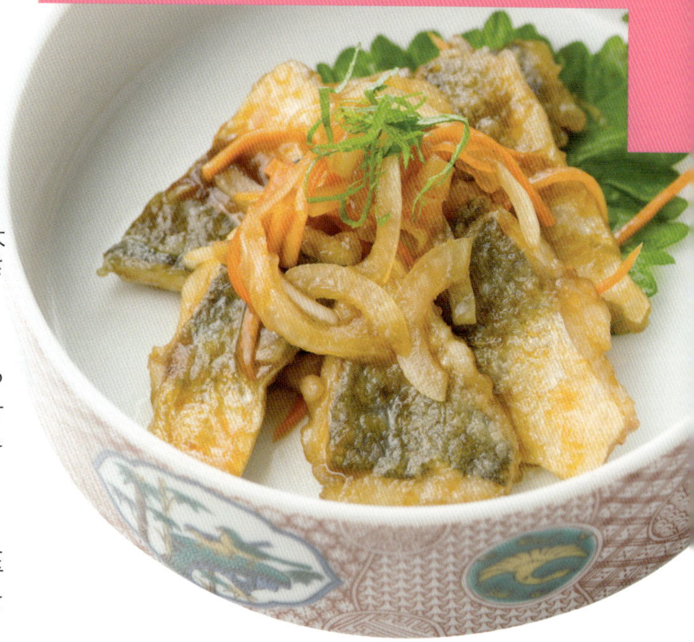

〈材料：４人分〉

アジ２尾　人参・玉ねぎ 各50g　青じそ８枚　塩・コショウ少々　片栗粉大さじ３　オリーブオイル大さじ３　**調味料**（リンゴ酢大さじ８　しょうゆ大さじ４　きび糖大さじ２）

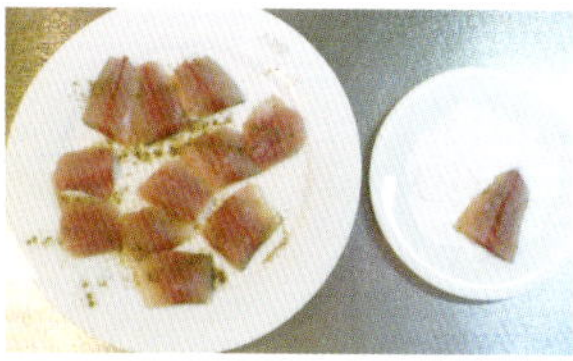

❶アジを三枚におろし、一口大にして片栗粉をまぶして焼き蒸しにます。

❷バットに人参・玉ねぎ（青じそは最後にトッピング）のせん切りを入れ、その上にアジをのせます。

❸**調味料**をひと煮立ちさせ冷まし、❷にかけます。

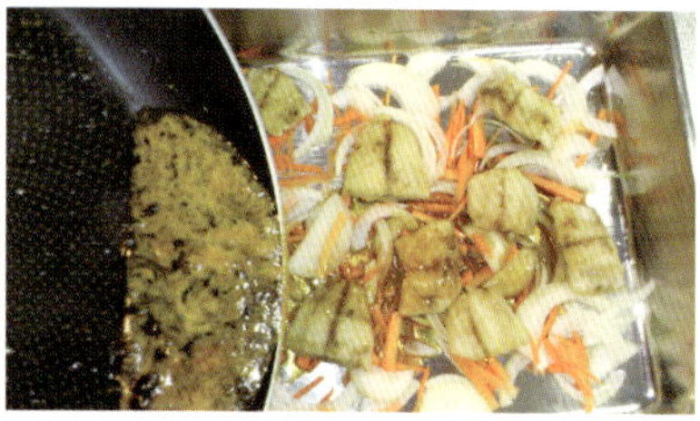

［生食のすすめ］新鮮な「生食用」のアジであれば油で揚げるのをやめて、一口大にしたものを酢でしめて（酢につける）、そのまま使用してもおいしいです。

［食材代用アドバイス］おさしみ用の生食の魚介類であれば、なんでも同じように料理すればバリエーションが広がります。

［食の安全メモ］環境汚染問題があるので、アジのほか、イワシ、サバ、サンマ等の１か所にとどまらない「回遊魚」を使うと安全です。

❹こうして「二枚おろし」ができたら、反対側も同じ要領で切り、三枚におろします。

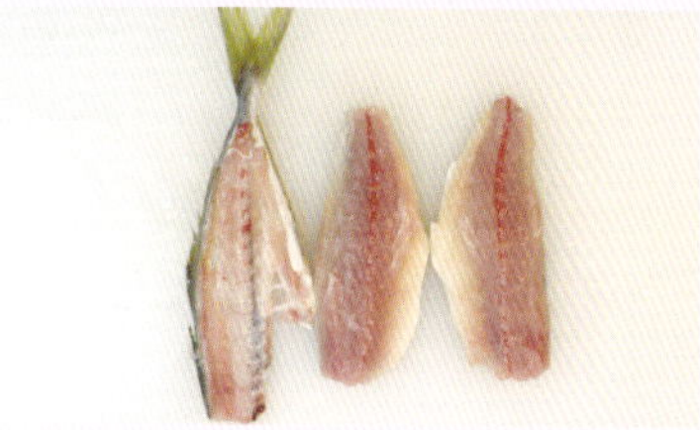

❺小骨を丁寧にとります。

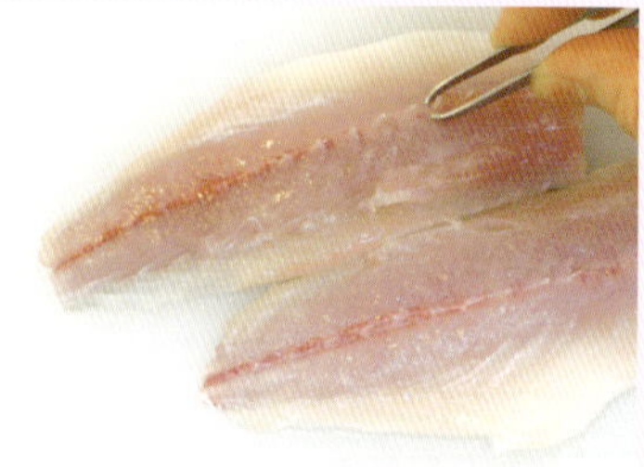

［栄養一口メモ］アジはＤＨＡ、ＥＰＡ、タウリン、カルシウム、カリウムとコレステロール値や中性脂肪値を下げる不飽和脂肪酸が多い魚です。

たかべの丸ごと
リンゴ酢南蛮

糖尿病　高血圧　メンタル

「タカベ」は夏が旬の小型の白身魚で、油がほどよくのり、DHA や EPA という脳細胞によいとされる成分を含んでいます。
塩焼きでもおいしいのですが、カラッと焼いて片栗粉をつけ優しいリンゴ酢を使って南蛮風に仕上げると、上品な一品になります。
魚を丸ごと油で揚げるよりも、ムニエル風にして、蓋をして蒸し焼きにすると、「ヘルシー料理」になります。アジで代用してもいいでしょう。

〈材料：２人分〉

タカベ（アジでも可）２尾　芽ねぎ・玉ねぎ・みょうが 各50g　片栗粉大さじ３　オリーブオイル大さじ３　**調味料**（しょうゆ・みりん・リンゴ酢 各大さじ３　酒大さじ２　きび糖大さじ１）

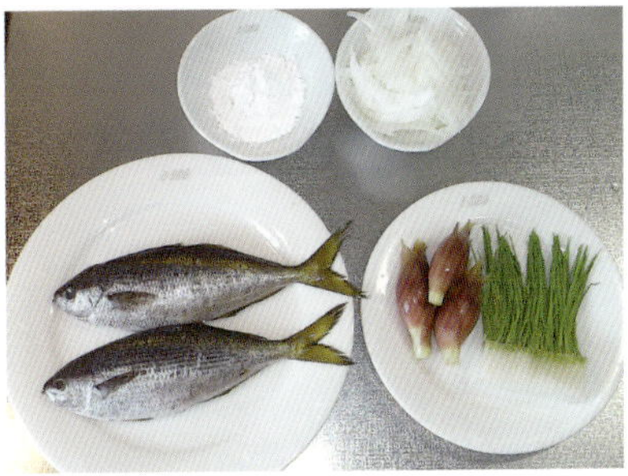

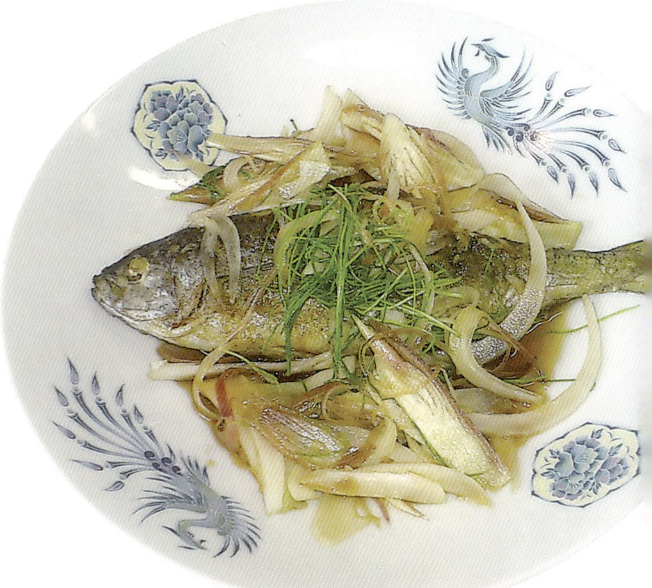

❶タカベのうろこを庖丁の背でこそぎ取り、えら・内臓を取り出して流水でよく洗います。

❷フライパンにオリーブオイル大さじ３を入れ、片栗粉をまぶしたタカベを焼きます。

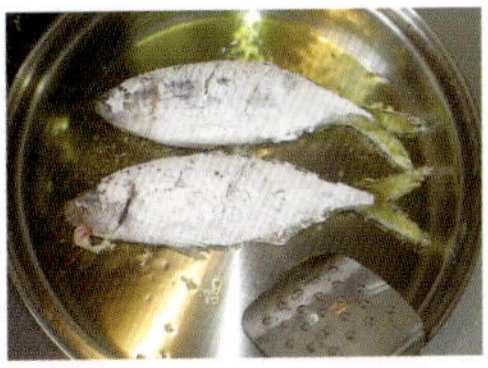

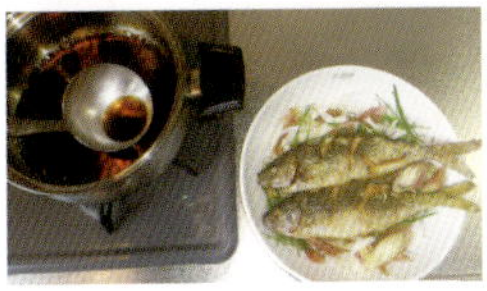

❸**調味料**を煮立たせます。

❹スライスした玉ねぎ・みょうがを器に入れて、タカベと芽ねぎをのせ、熱い南蛮りんご酢をかけて、でき上がりです。

＜アジのおろし方の基本＞ 他の魚も同じ手順できれいにおろすことができます！

❶まずは「ぜいご」という側面のギザギザを取ります。

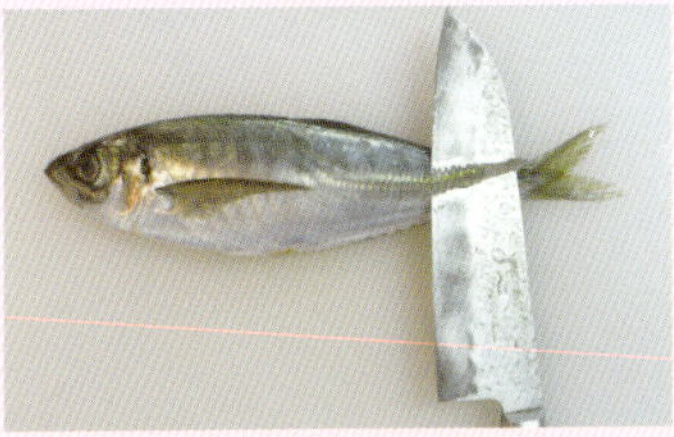

❷胸ビレの下に庖丁を入れて頭を落とし、内臓を出し流水できれいに洗います。

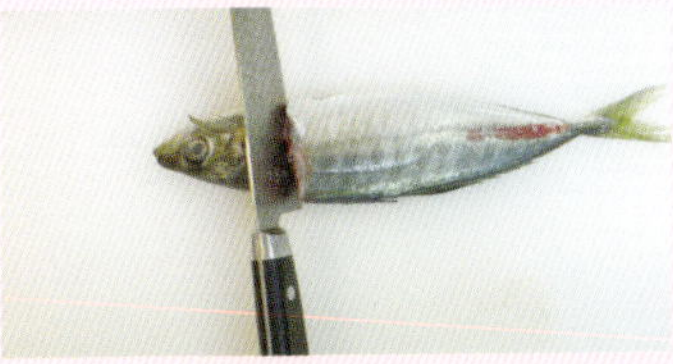

❸背びれに沿って庖丁を入れ、尾のほうに向かって庖丁を進め、骨に沿って切ります。腹側も同様です。

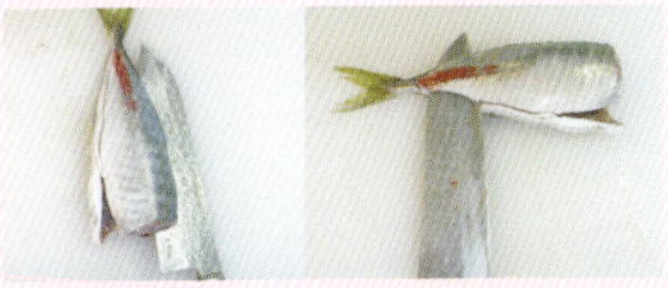

牛乳パックで作る「春の押し寿司」

糖尿病　高血圧　メンタル

〈材料：４人分＝牛乳パック２本分〉

米２合　雑穀20g　水２カップ　スモークサーモン120g（約12枚）　卵３個　生しいたけ８枚　人参大１本　きゅうり２本　大葉８枚　きび糖小さじ２　塩少々　**寿司合わせ酢**（酢大さじ３　きび糖大さじ１　塩小さじ１）　**煮汁**（しょうゆ・きび糖・各大さじ３　みりん大さじ１．５　だし汁１カップ）

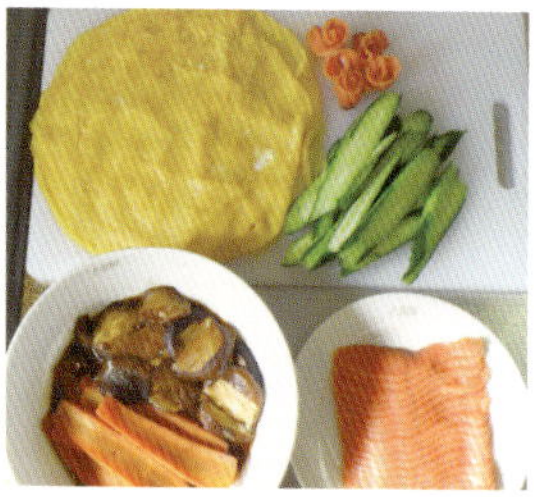

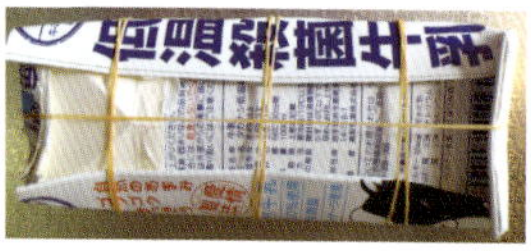

❶米は雑穀を20g加え鍋炊きにします。炊き上がったら、**寿司合わせ酢**を混ぜて冷ましておきます。

❷人参は縦薄切り、しいたけは斜め薄切りにし、**煮汁**で煮ます。

❸卵は調味して薄焼きにし、切って錦糸卵にします。きゅうりは塩ずりして長めの斜め切りにします。

❹牛乳パックは１か所を蓋にできるようにハサミを入れます。底にラップをしき、寿司飯、しいたけ・人参、サーモン・きゅうり、錦糸卵、大葉の順番にサンドイッチ状に入れて、しっかりとゴムで押して30分間しめます。

❺ようかん型になったら、仕上げのトッピングをします（サーモンを花形に巻く）。

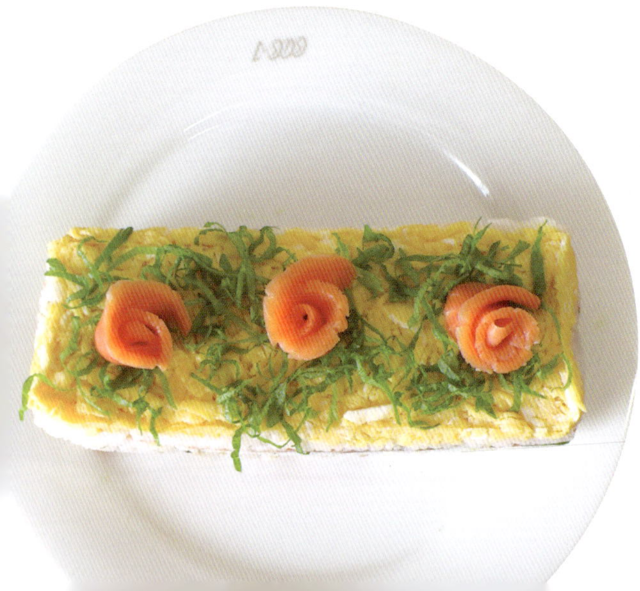

生たらのりんご酢ソース

リンゴ酢には、中性脂肪を燃焼させ、血糖値を安定させるはたらきがあります。

糖尿病　高血圧　メンタル

〈材料：４人分〉

生たらの切り身２枚　玉ねぎ・パプリカ・ピーマン・黄ピーマン各50g　なめこ100g　塩コショウ少々　片栗粉大さじ３　エクストラオリーブオイル大さじ３　酒大さじ４　**リンゴ酢ソース**（塩コショウ少々　りんご酢・みりん各大さじ３　しょうゆ大さじ３　きび糖小さじ１）

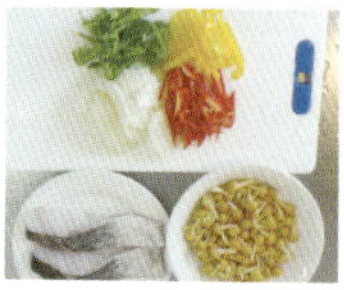

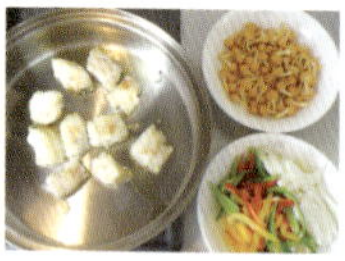

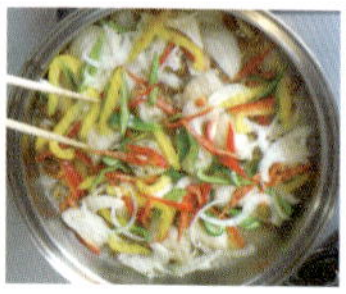

❶生たらの切り身は一口大に切り、酒大さじ１・塩コショウ少々・片栗粉大さじ３をまぶして、エクストラオリーブオイル大さじ３で炒め、酒大さじ３を加えて蓋をして酒蒸しにします。

❷なめこ100gとスライスした玉葱・パプリカ・ピーマン・黄ピーマン各50gを加え、**リンゴ酢ソース**で仕上げます。

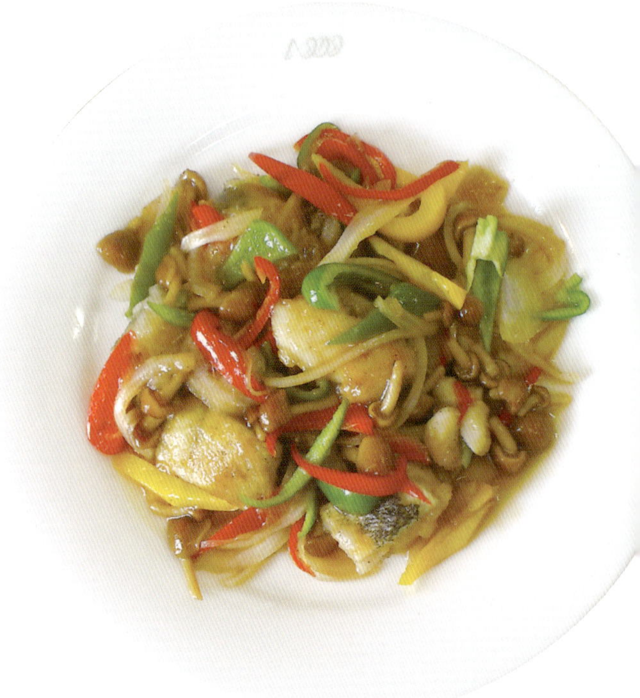

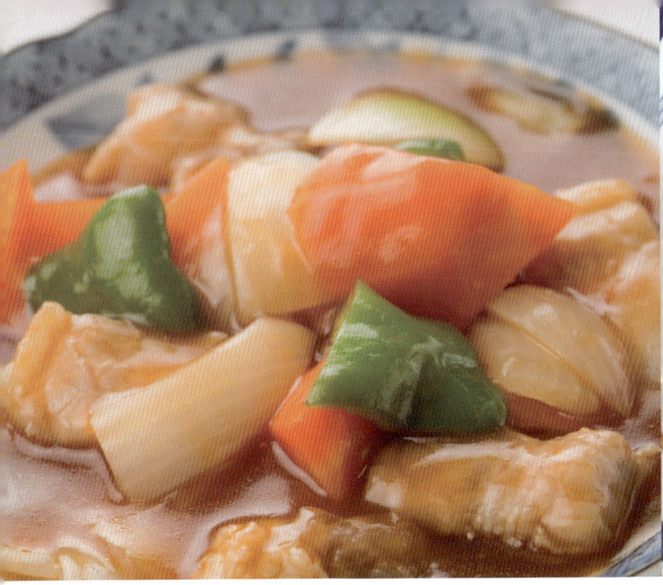

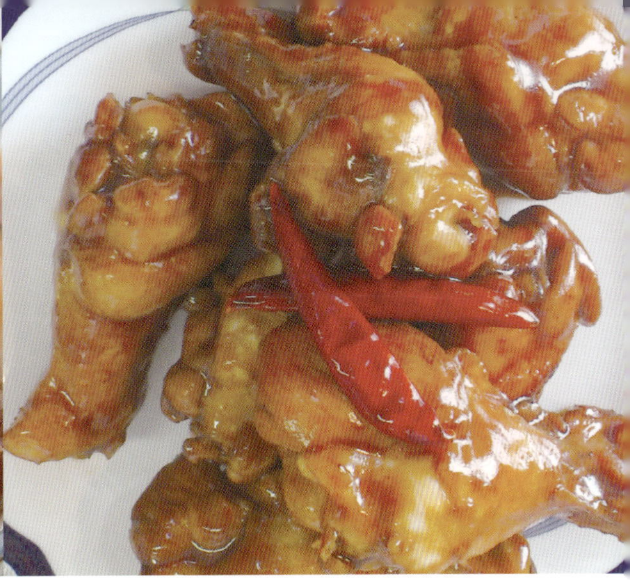

黒・黒やわらか酢豚

糖尿病　高血圧　メンタル

〈材料：４人分〉

黒豚とんかつ用肉２枚　しょうゆ・酒 各大さじ１　人参１本　玉ねぎ１個　ピーマン３個　片栗粉大さじ１　スープ１カップ　**調味料**（きび糖大さじ５　しょうゆ・酒・黒酢・ケチャップ 各大さじ３）

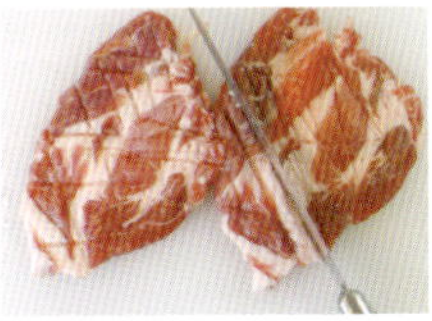

❶黒豚とんかつ用肉を庖丁の背で格子目によくたたきます。

料理ワンポイント　たたくと、とてもお肉がやわらかくなり、さらに調味料が浸透します。

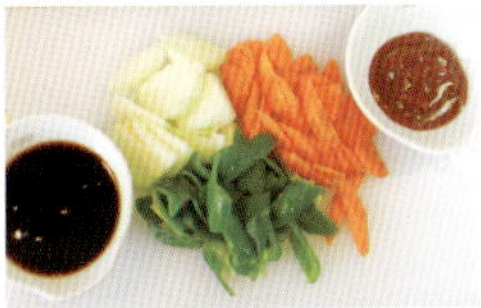

❷肉を一口大に切り、しょうゆ・酒各大さじ１をからめておきます。

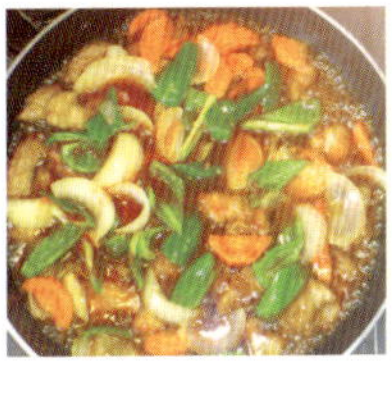

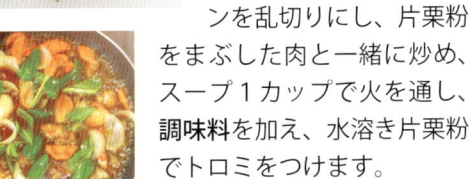

❸人参・玉ねぎ、ピーマンを乱切りにし、片栗粉をまぶした肉と一緒に炒め、スープ１カップで火を通し、**調味料**を加え、水溶き片栗粉でトロミをつけます。

※水溶き片栗粉は、片栗粉を同量の水で溶いて作ります。

5分でできる! 手羽元の黒酢煮

糖尿病　高血圧　メンタル

〈材料：４人分〉

手羽元８本　赤唐辛子２本　ごま油小さじ１　水溶き片栗粉（水と片栗粉を同量で溶く）大さじ１　**調味スープ**（スープ１カップ　しょうゆ・きび糖・酒 各大さじ1.5　みりん・黒酢各大さじ１）

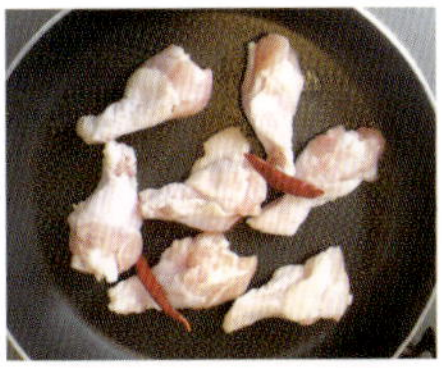

❶フライパンにごま油小さじ１を入れ、手羽元と赤唐辛子を炒めます。

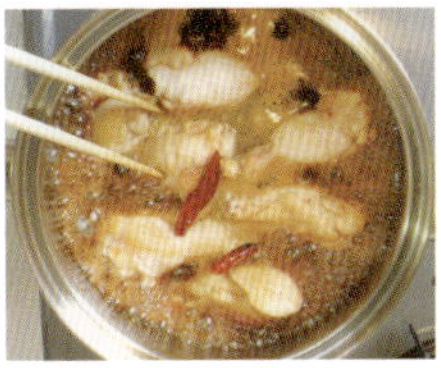

❷鍋に移し、**調味スープ**を加えて煮ます。

❸水溶き片栗粉大さじ１（水と片栗粉が同量）でトロミをつけて、でき上がりです。

［栄養一口メモ］黒酢は「アミノ酸・ビタミン・ミネラル」が多いことで有名ですね。では、どんなに身体にいいかというと、抗酸化物質が多いので血液がサラサラになり高血圧抑制になります。

残り野菜で塩麹のスープスパゲッティ

糖尿病　高血圧　メタボ

〈材料：２人分〉

生パスタ……200g
黒豚ひき肉……200g
新玉ねぎ・人参・しめじ・紫キャベツ・
ブロッコリーの芽（なかったらかいわれなど）……各80g
※野菜は他の残り野菜で代用してかまいません。
オイルバター
（オリーブ油とバターが半分ずつ）……大さじ１
スープ……１カップ
塩麹……大さじ１
塩コショウ……少々
粉チーズ……大さじ１

［食材代用アドバイス］塩麹と相性のよい食材は肉や魚です。うまみ成分のグルタミン酸が増加することがわかっています。塩麹を使った料理のコツは弱火で調理すること。酵素がよくはたらく温度は50℃。じっくり火を通すとよいでしょう。

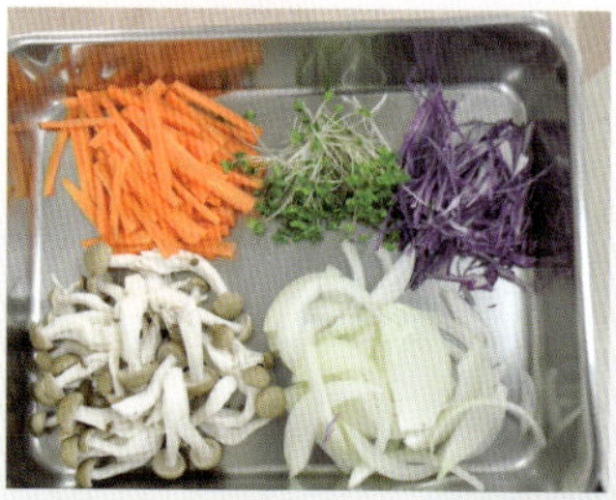

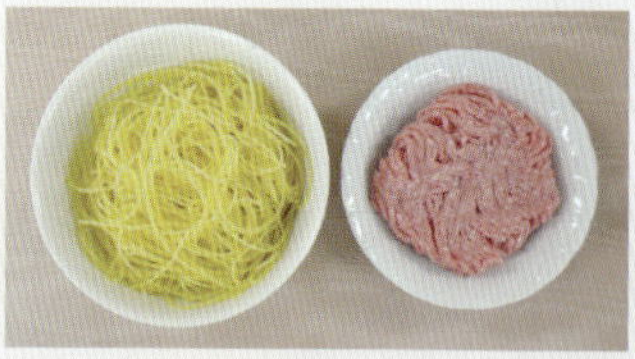

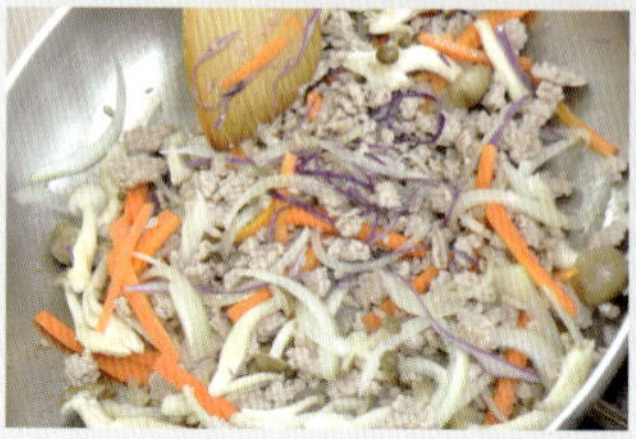

❶新玉ねぎ・人参・しめじ・紫キャベツ・ブロッコリーの芽をスライスします。
❷生パスタは３分程度、固めに塩ゆでにします。
❸オイルバターで黒豚ひき肉から炒め、野菜（トッピング分を残す）を加えて、スープ１カップ、塩麹大さじ１、塩コショウ少々で味を整えます。
❹盛り付けをして、ラデッシュの芽・紫キャベツと粉チーズをふりかけ、でき上がりです。

［生食のすすめ］食医食では、塩麹ドレッシングをかけたたっぷりの生の有機野菜や、塩麹を使った浅漬けをさまざまな加熱料理とセットで食べることをおすすめしています。

［食の安全メモ］塩麹の発酵成分がどんなに優れていても、合わせる食材が汚染されていると、よいものもよいものでなくなります。安全性チェックを重視してください。

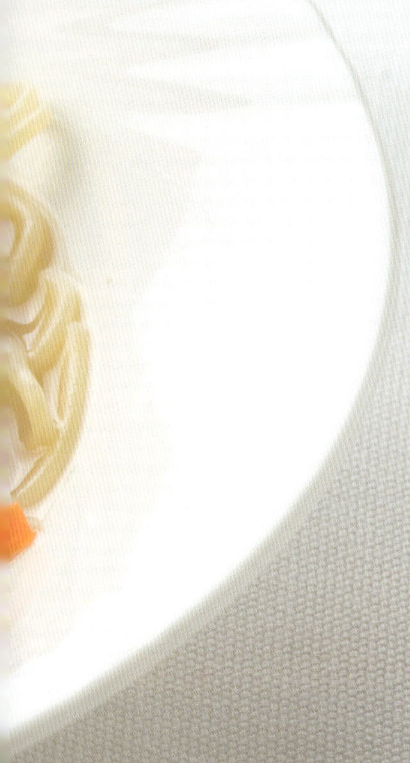

「麹と塩と水」を発酵熟成させた塩麹は、「日本の伝統的な調味料」といっても過言ではありません。成分面でも優秀で、健康や美容に最適な「必須アミノ酸」が9種類も豊富に入っています。疲労回復効果のあるビタミンB_6や、善玉菌を増やす乳酸菌、効酸化作用活のあるギャバを豊富に含みます。活性酸素を除去する助っ人調味料と言えましょう。

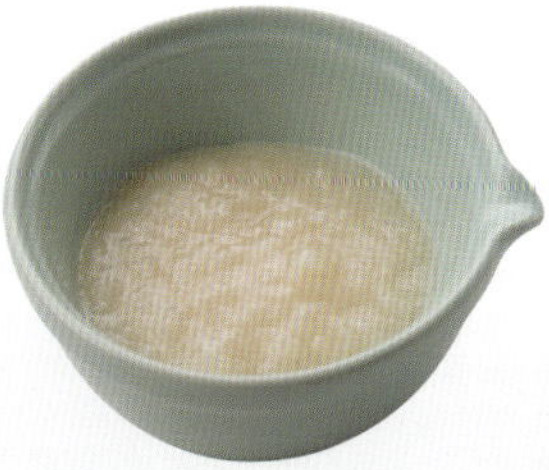

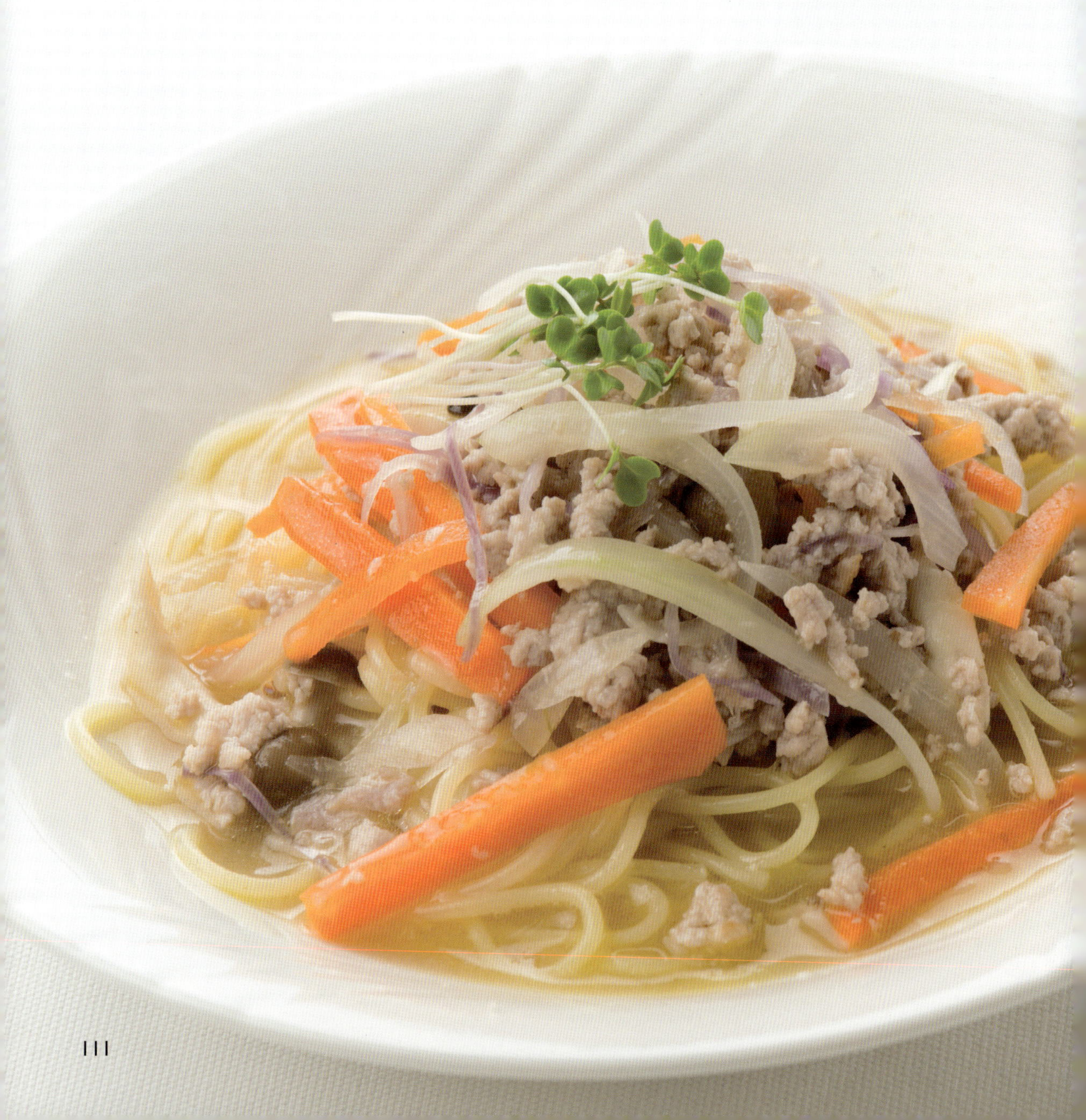

カラープチトマトとささみの塩麹マヨ

糖尿病　高血圧　ダイエット

❶カラープチトマトを半分にカットします。

❷ササミは酒・塩・コショウ・片栗粉少々をからめゆでておきます。

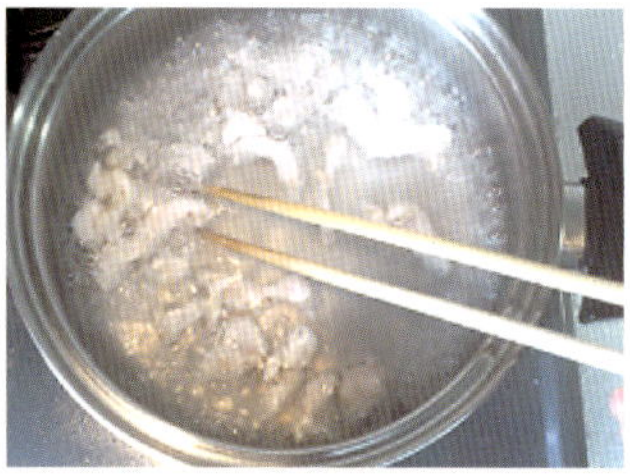

❸塩麹とマヨネーズ各大さじ１で**ドレッシング**を作ります。

〈材料：２人分〉

カラープチトマト……………………………10個
鶏ササミ…………………………………………２本
酒・塩・コショウ・片栗粉…………………各少々
ドレッシング
塩麹・マヨネーズ……………………各大さじ1.5

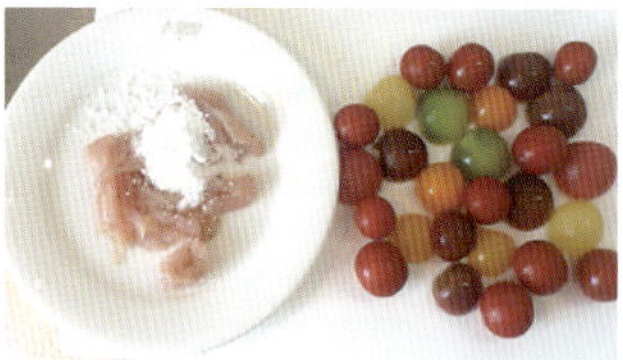

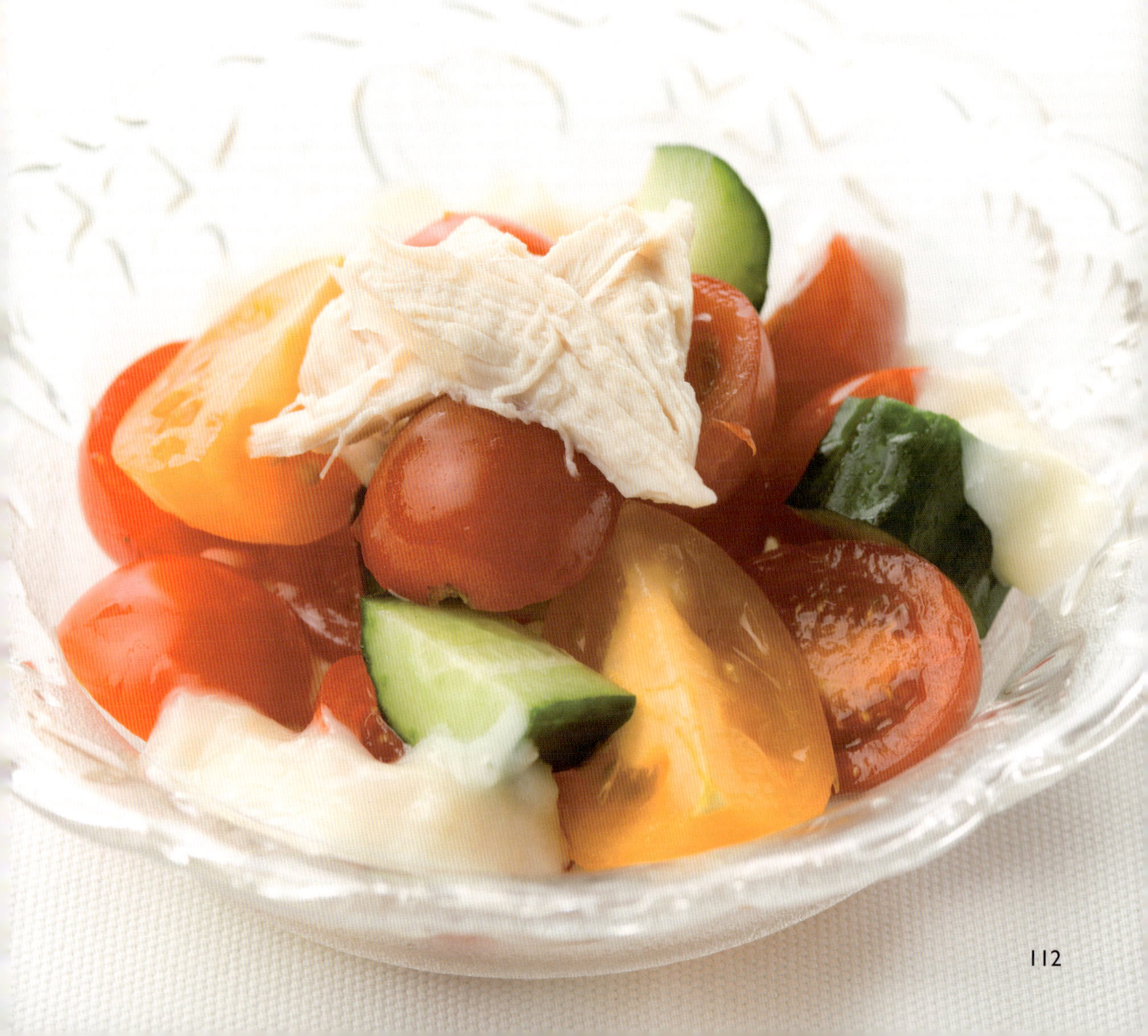

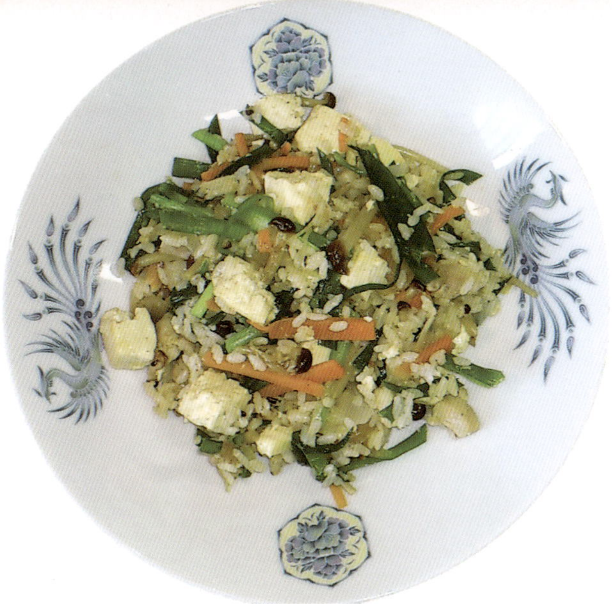

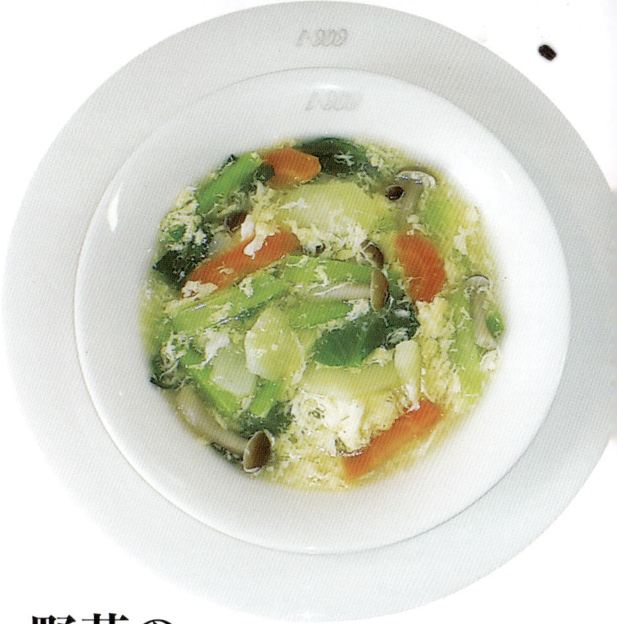

ヘルシー豆腐と野菜の塩麹炒め

糖尿病　メタボ　ダイエット

〈材料：４人分〉

地鶏細切れ200g　もめん豆腐・人参・玉ねぎ・山えのき・有機ニラ 各100g　ご飯２膳分　ごま油大さじ１　塩麹・オイスターソース 各大さじ２ 塩コショウ少々

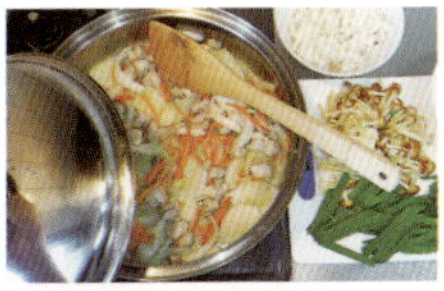

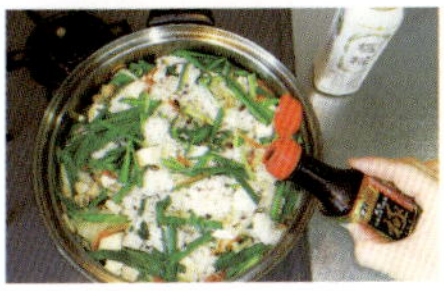

❶人参をせん切り、玉ねぎをスライスし、山えのき・ニラを食べやすい長さにカットしておきます。

❷フライパンに大さじ１のごま油を入れ、山えのき・ニラ以外を炒めます。

❸山えのき・ニラを加え、全体に塩コショウを少々して、塩麹・オイスターソース各大さじ２を入れて仕上げます。

料理ワンポイント

「塩麹」は、麹、塩、水を混ぜて発酵させ、熟成させたものです。発酵食品は腸内の善玉菌を増やし、抗酸化力を高めることから、抗酸化食品として認められています。塩麹を「塩味」として加えると、風味が増すとともに、健康作りにも一役買います。

野菜の塩麹とろみスープ

糖尿病　メタボ　ダイエット

〈材料：４人分〉

じゃがいも２個　しめじ・人参・小松菜 各100g　卵４個　牛乳大さじ１　塩麹大さじ２　スープ２カップ　コショウ少々　水溶き片栗粉（片栗粉を同量の水で溶く）大さじ２　塩適量

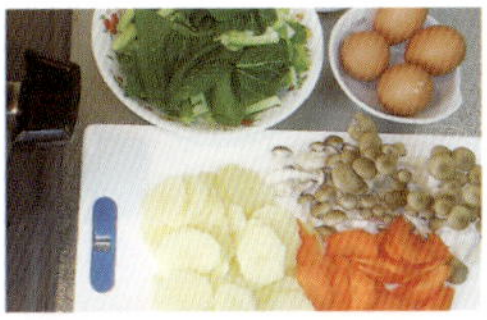

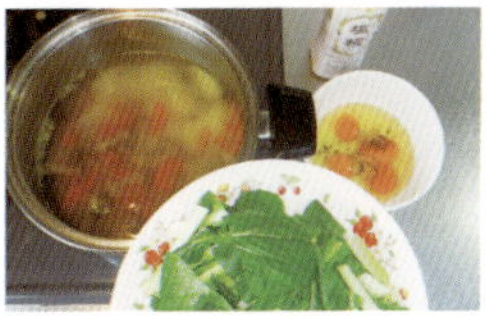

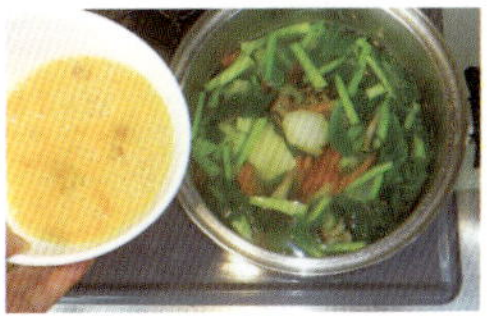

❶野菜を写真のようにカットします。

❷鍋にスープ２カップを入れ、じゃがいも・しめじ・人参を煮て火を通します。

❸塩麹大さじ２、コショウ少々をして、小松菜ととき卵（塩コショウ少々、牛乳大さじ１を入れて溶く）を流し入れます。

❹水溶き片栗粉を底をかき混ぜながら加え、最後に塩で味を調整します。

［食材代用アドバイス］すべての料理に通じますが、牛乳を豆乳に変えるとさらにヘルシーな料理になります。

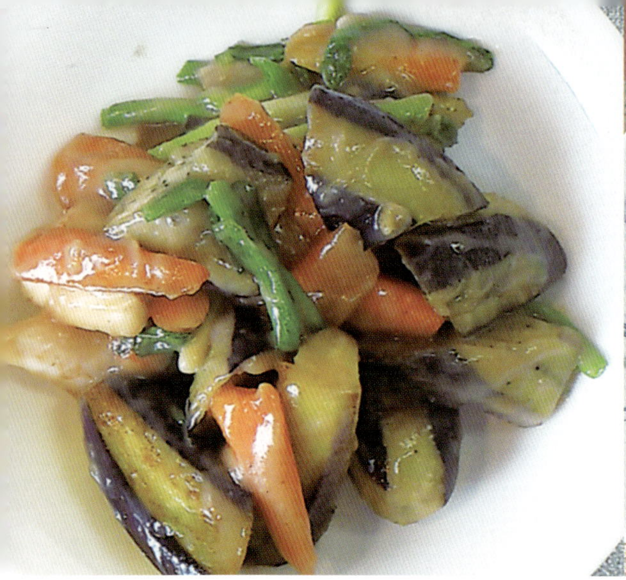

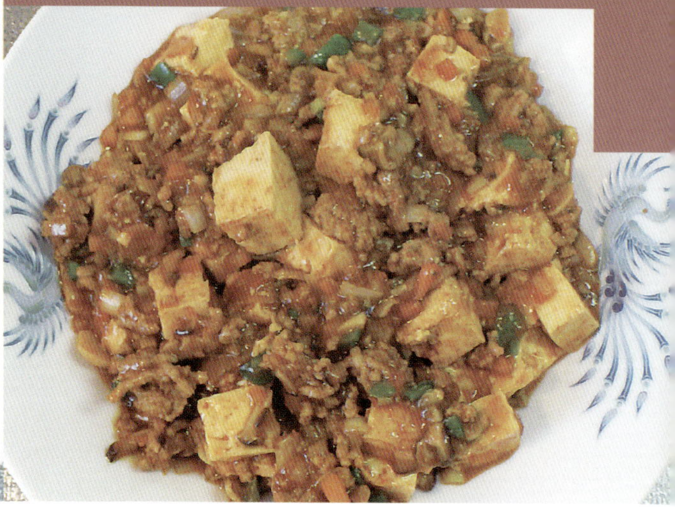

なすとササミの味噌炒め

糖尿病　高血圧　メンタル

〈材料：４人分〉

ナス３本　人参50g　鶏ササミ１本　細ねぎ２本　酒少々　ごま油大さじ１　味噌50g　きび糖大さじ１　みりん大さじ２

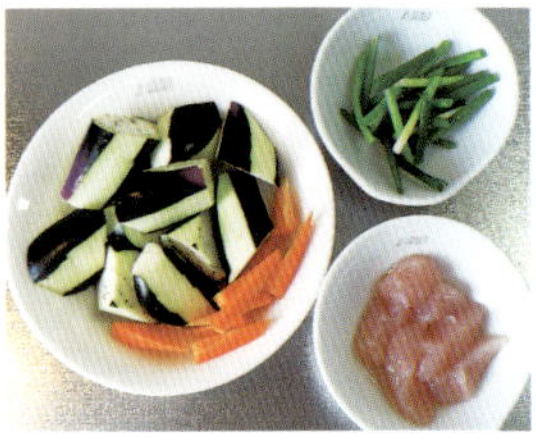

❶ナスを乱切りにして水にさらし、人参はせん切りに。ササミを一口大にして酒少々をふりかけておきます。

❷ごま油大さじ１でササミ、なす、人参を炒め、味噌50g、きび糖大さじ１、みりん大さじ２を加えます。

❸最後に青味の細ねぎを斜め切りにしてサッと加え、火を止めます。

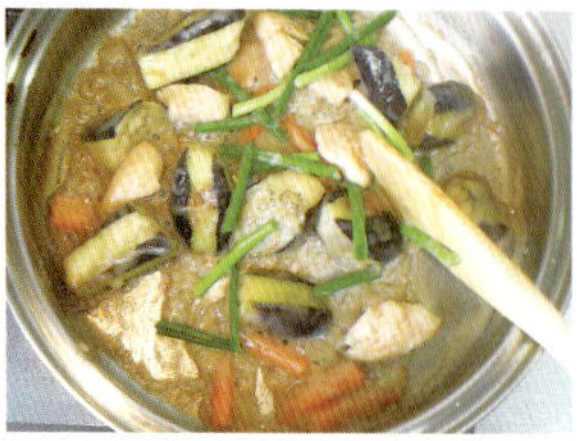

ヘルシー！　みそみそみそマーボー

糖尿病　メタボ　メンタル

油は純正一番絞りのごま油小さじ１杯だけ、黒豚ひき肉も通常の３分の１で、一般の「マーボー豆腐」のカロリー５分の１という低カロリーメニューです。

〈材料：４人分〉

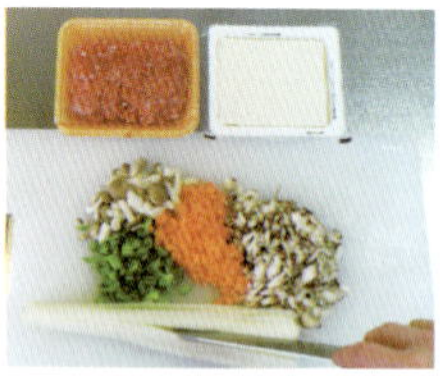

黒豚ひき肉100g　木綿豆腐１丁　人参・しいたけ・しめじ 各80g　長ねぎ１本　ピーマン１個　無臭ニンニクしょうゆ漬け６個　ごま油小さじ１　スープ１カップ　水溶き片栗粉　**味噌調味料**（テンメンジャン・コチジャン・白味噌 各大さじ１　しょうゆ・酒各大さじ２　きび糖小さじ１）　※豆板醤をお好みで少々

❶フライパンにごま油小さじ１をしき、黒豚ひき肉とみじん切りにした人参・しいたけ・しめじ・無臭ニンニクしょうゆ漬けを炒め、スープ１カップで火を通します。

❷さいの目切りにした木綿豆腐を加え、味噌３種類入りの**調味料**で味をつけ、長ねぎとピーマンのみじん切りを入れます。お好みで豆板醤少々で味を引き締めてください。

❸最後に水溶き片栗粉でトロミをつけてでき上がりです。

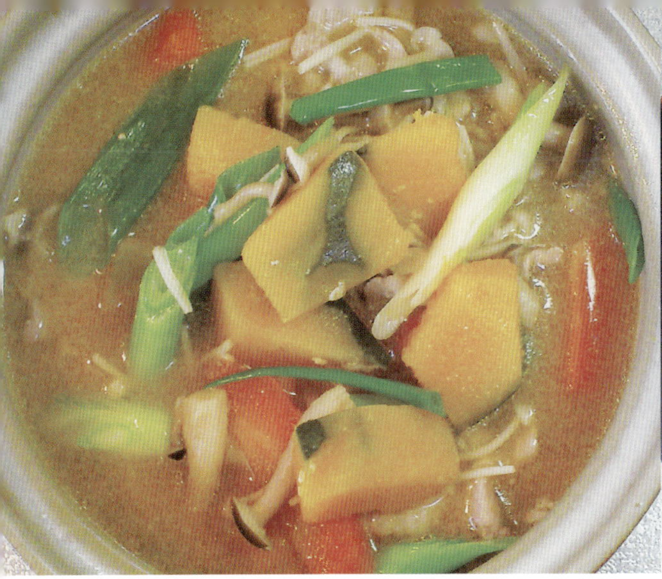

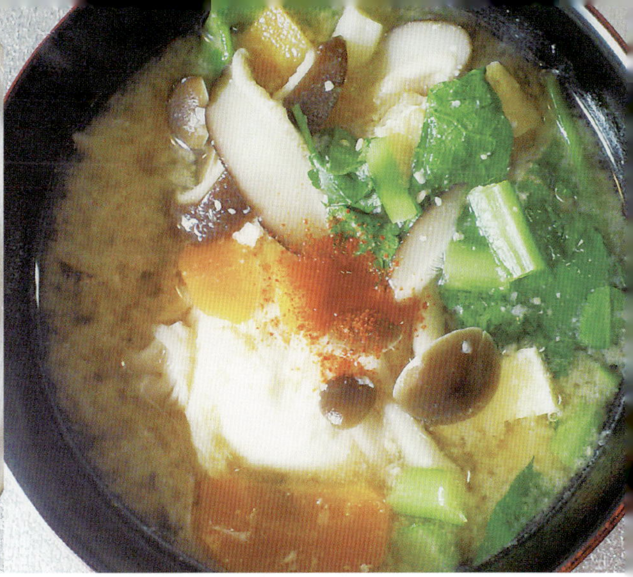

具だくさん！かぼちゃ汁

アトピー　メタボ　メンタル

〈材料：４人分〉

だし汁4カップ　かぼちゃ 1/2個　冷蔵庫の残り野菜（何でも可）　卵４個　味噌80 ～ 100g
※黒豚細切れをお好みで

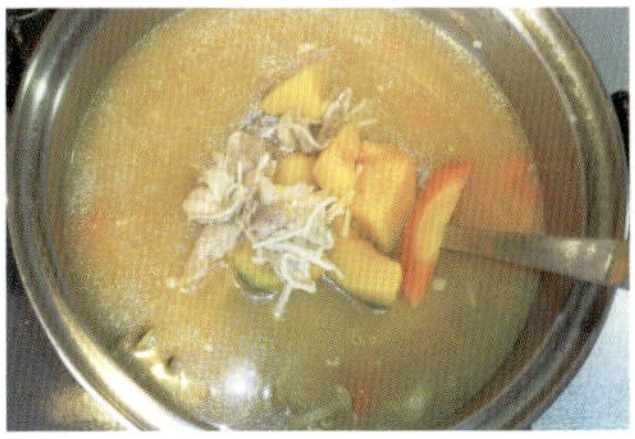

❶鍋に4カップのだし汁を入れ、かぼちゃと冷蔵庫の残り野菜を煮ます（葉ものは最後に加えます）。黒豚細切れを入れると豚汁風でおいしくなります。

❷アクと脂をすくい、味噌80 ～ 100gをお好みで入れ、葉ものと地鶏の卵を加えたら、でき上がりです

［食の安全メモ］かぼちゃを料理する時の安全ポイントは、「かすりむき」という昔からの方法で、ところどころ皮を庖丁でそいでおくことです。味もしみやすくなりますが、一番大事なのは表皮の下の不安物質（農薬など）を出してくれることです。

油抜き油揚げの味噌汁

アトピー　メタボ　メンタル

〈材料：４人分〉

油揚げ２枚　しいたけ・人参・えのき・玉ねぎ・しめじ 各50g　小松菜50g　味噌80g　だし汁４カップ　卵１人１個ずつ

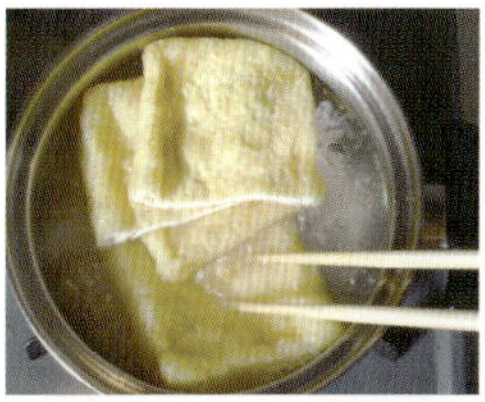

❶油揚げをしっかりゆでて、油抜きをします。

❷隣りの鍋で、スライスしたしいたけ・人参・えのき・玉ねぎ・しめじをだし汁４カップで煮ておきます。

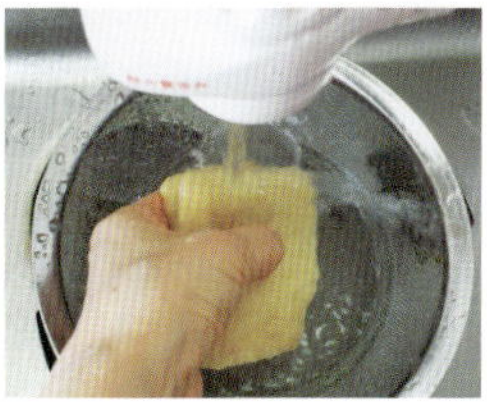

❸油揚げを流水で丁寧にもみ洗いして、ギュっとしぼります。

❹小松菜と味噌を加え、卵は１個ずつ小鉢に入れて落とし入れ、半熟で仕上げます。

［食の安全メモ］「過酸化脂質」を口にしないように、油揚げは「油抜き」を徹底します。熱湯をかける程度では、気やすめ以外のなにものでもありません。油揚げはしっかりと油を溶かしやすい水（還元水など）でゆで、さらに流水でもみ洗いをして、しっかりしぼって使用します。

かんたん納豆スパゲティ

高血圧 アトピー メタボ

納豆は日本人の貴重な「健康食品」の代表です。糸を引かせれば引かせるほどに納豆菌が効果を発揮します。できるだけ頑張ってかき混ぜてくださいね。

〈材料：４人分〉

生パスタ……………………………………300g
納豆（小パック）…………………………３個
　※つゆとからしは無添加のものを選びます
人参・玉ねぎ……………………………各80g
スプラウト…………………………………50g
ちりめんじゃこ…………………………１カップ
塩コショウ…………………………………少々
ごま油……………………………………大さじ１
塩麹……………大さじ１（なければ塩小さじ１）
生卵………………………………………１人１個
辛味ダイコン……………………１人30gくらい

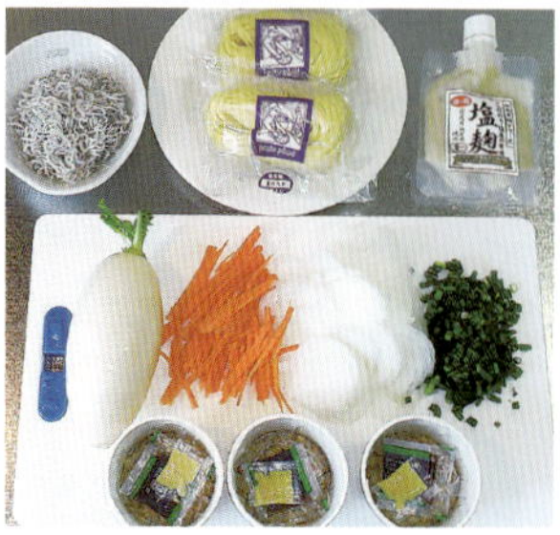

❶納豆につゆとからしを加えてよくかき混ぜます。人参・玉ねぎはせん切りにし、辛味ダイコンは一人30gくらいすりおろします。

❷パスタは２分ほど固めに塩ゆでし、塩コショウ少々をしておきます。ごま油大さじ１でちりめんと人参・玉ねぎを炒め、パスタを加えて塩麹大さじ１、こしょう少々で味をつけます。

❸皿に盛り付け、中心に納豆をのせたら、その上にくぼみをつけ生卵をのせ、まわりにスプラウト、辛味大根を添えます。

料理ワンポイント　糸引き納豆はネバネバした一般的な納豆で「大豆納豆」「ひきわり納豆」と種類があります。よく攪拌することが納豆料理の共通かつ最大のポイントです。

［栄養一口メモ］納豆にはビタミンB_2が多く、肌や粘膜を守るはたらきがあります。特有のネバネバは胃壁をガードし消化酵素のはたらきを助けてくれます。「大豆は畑の肉」といわれます。タンパク質のアミノ酸構成が動物性タンパク質に似ているからです。

［栄養一口メモ］ある医学番組で朝よりも「夜の納豆」のほうがナットウキナーゼという血液サラサラ成分が活発に体に作用すると紹介されました。実際に大学病院で臨床データも取れているそう。寝ている間の脳梗塞や心不全予防にもなるそうです。

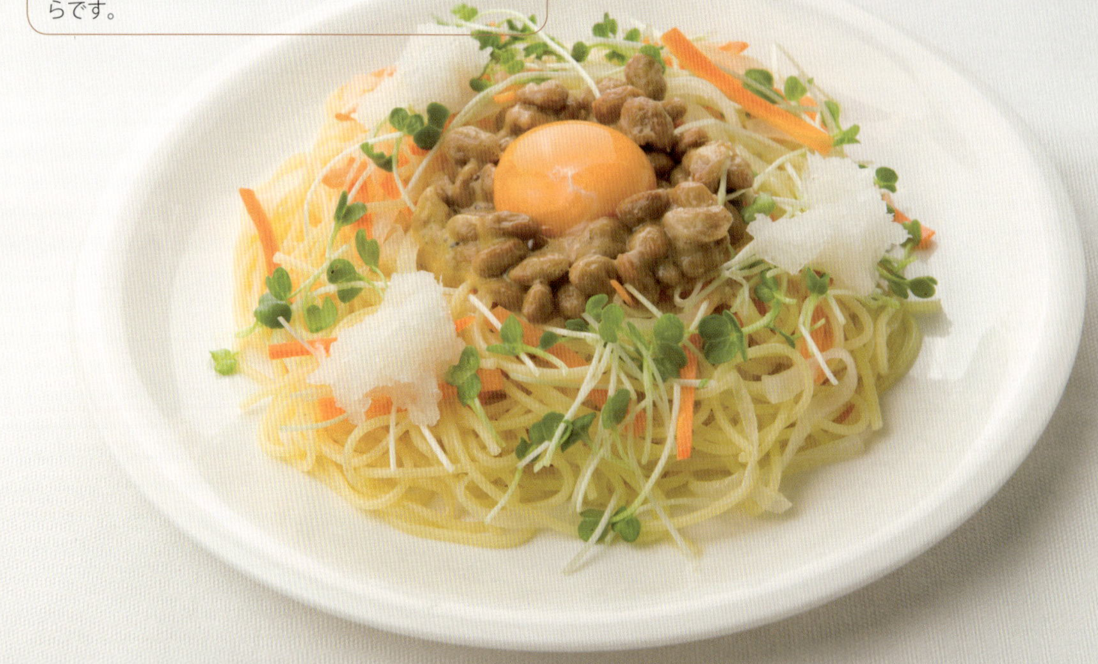

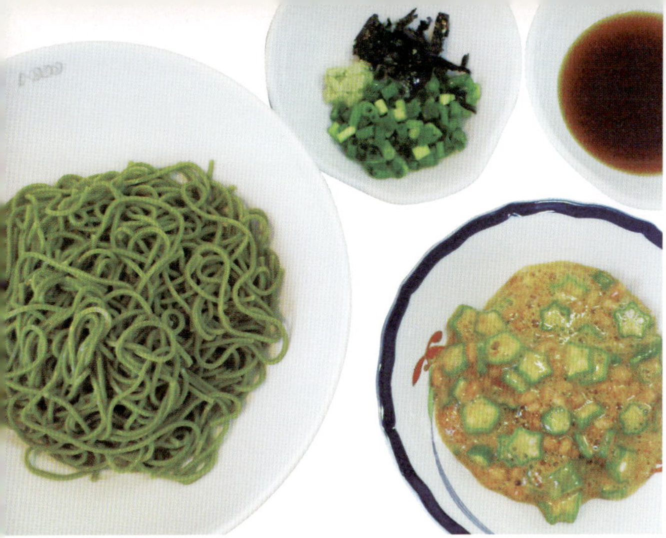

ダブルで活性酸素除去効果！オクラ納豆の茶そば

糖尿病　高血圧　アトピー

オクラと納豆のネバネバには活性酸素除去効果があります。苦手な人でもわさびをきかせ、茶そばの香りもプラスすれば、とても食べやすい料理に仕上がります。

〈材料：４人分〉

茶そば300g　オクラ８本　納豆２パック　細ねぎ２本　焼き海苔１枚　卵１個　わさび・しょうゆ各小さじ１　**めんつゆ**（だし汁１カップ　うす口しょうゆ大さじ１　みりん大さじ1/2）

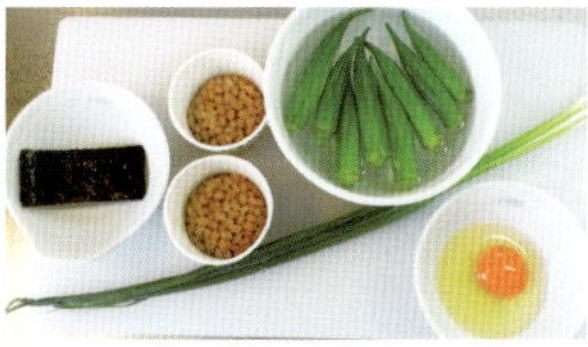

❶オクラは塩水に５分ほど浸し、細ねぎと同じく小口切りにします。海苔はハサミで細切りに。

❷納豆２パックに卵１個とオクラ、わさび・しょうゆ各小さじ１を加え、よくかき混ぜて「オクラ納豆」を作ります。

❸茶そばは多めの熱湯で約４分間ゆでて、すぐに冷水にとり急激に冷やします（歯ごたえがとてもよくなります）。

❹茶そばの真ん中にオクラ納豆を盛って**めんつゆ**をかけるか、別盛りにしてお好みでいただきましょう。

和風納豆オムレツ

糖尿病　高血圧　メタボ

〈材料：１人分〉

卵２個　ミニ納豆（３段売り）１パック　ちりめんじゃこ大さじ１　**卵の味つけ**（牛乳大さじ１　きび糖小さじ２　しょうゆ小さじ１）　**納豆の味つけ**（ちりめんじゃこ大さじ１　小口切りの細ねぎ大さじ１　からしじょうゆ少々）

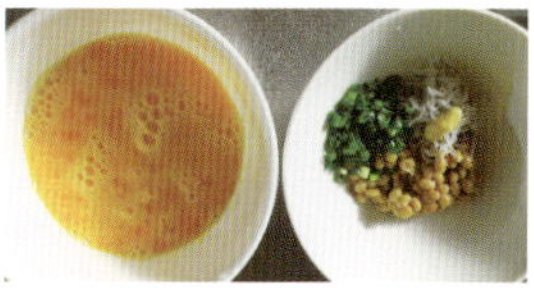

❶オムレツは１人分ずつ作ります。器に卵２個、**卵の味つけ**を全部入れてよく溶いておきます。

❷納豆１パックに**納豆の味つけ**を入れて、粘りが出るまでよくかき混ぜておきます。

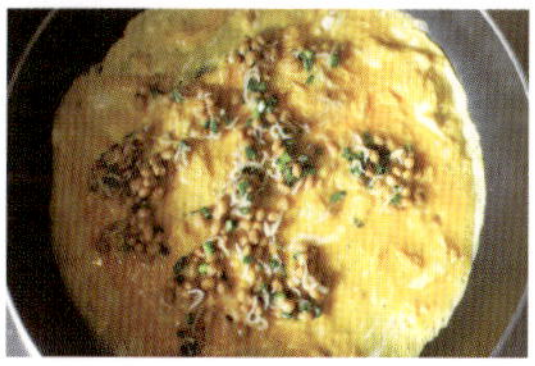

❸フライパンにゴマ油大さじ１を熱し、卵液を一気に入れてかき混ぜ、最後に納豆を散らし、火が通る前に包んでお皿に盛ります。

❹フライパンの向こう側に全部かたまりにして、お皿にひっくり返せば、できあがりです。

［生食のすすめ］納豆は生で食すべき食品です。納豆菌は熱によって活動しなくなりますので、納豆を卵で包んだら、すぐにいただきます。

［食材代用アドバイス］昨日の残り物料理を「粗みじん切り」にして同じようにオムレツの具にすると、「リターンレシピ」ができます。

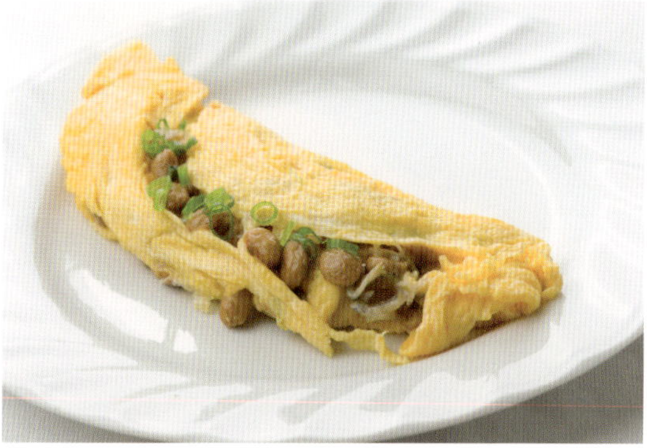

ヘルシー！　アボカドサラダのヨーグルトソース

高血圧　メタボ　メンタル

最近の牛乳はおすすめできるものが少ないので、できるだけ「ヨーグルト」や「チーズ」で栄養補給をします。食医食ではプレーンヨーグルトをおすすめします。
また、乳製品のカルシウムは「ビタミン」と組むことで吸収率アップの相乗効果が立証されています。フルーツやきな粉と組み合わせ、ビタミンの吸収率アップをはかりましょう。

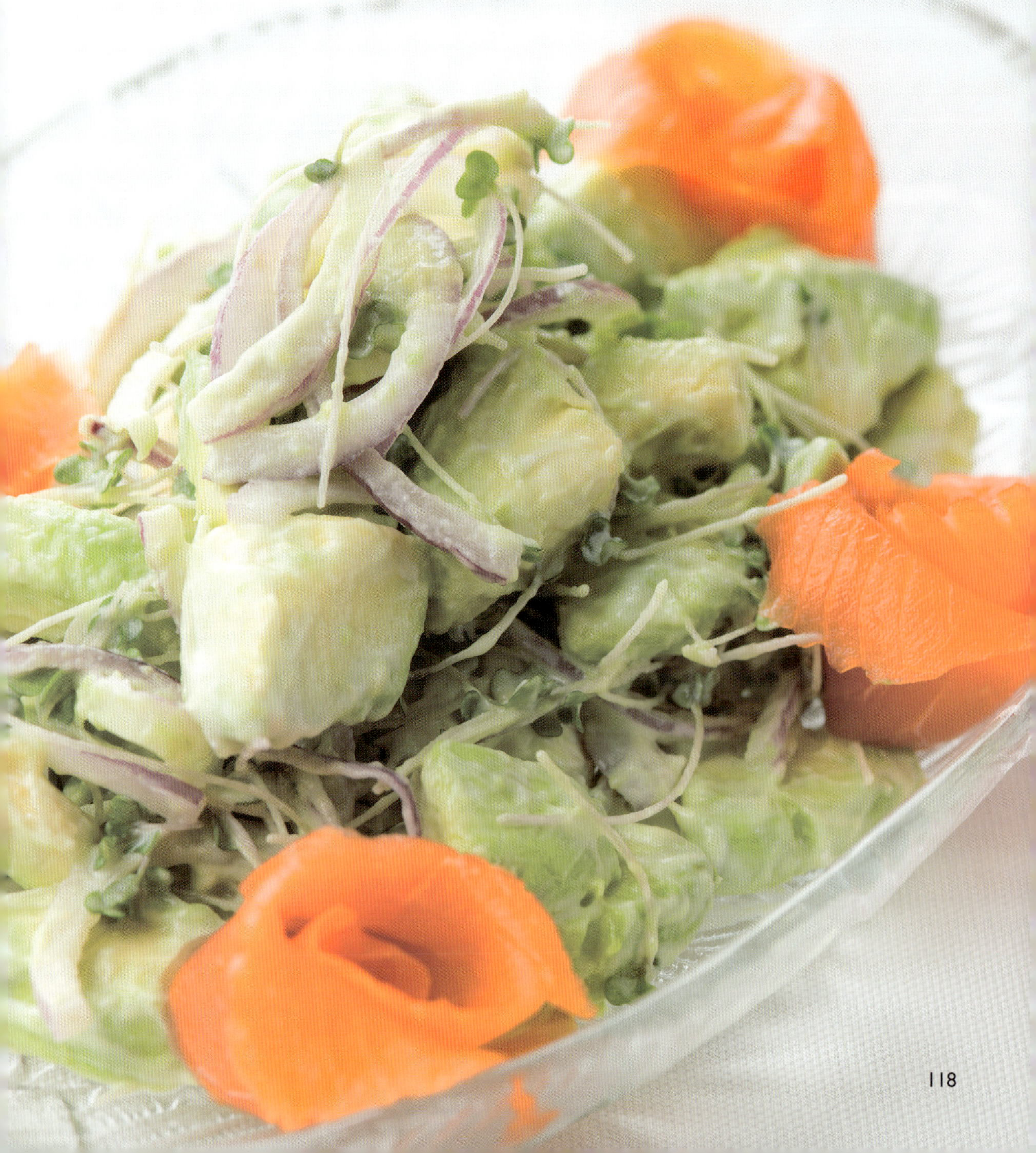

〈材料：４人分〉

アボカド・レモン……………………………各１個
紫玉ねぎ………………………………………３０g
スプラウト……………………………………２０g
スモークサーモン……………………………４枚
カマンベールチーズ…………………………1/2個

ヨーグルトソース

ヨーグルト……………………………………大さじ２
マヨネーズ……………………………………大さじ１
塩・コショウ…………………………………少々

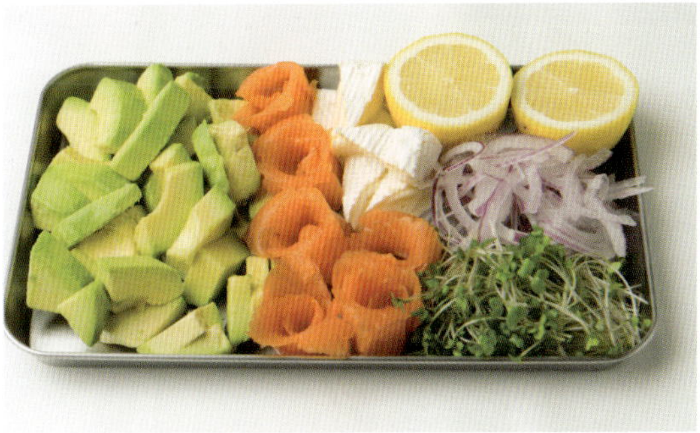

❶アボカド・レモン、紫玉ねぎ、スプラウト、スモークサーモン、カマンベールチーズをそれぞれ右上の写真のように切ります。

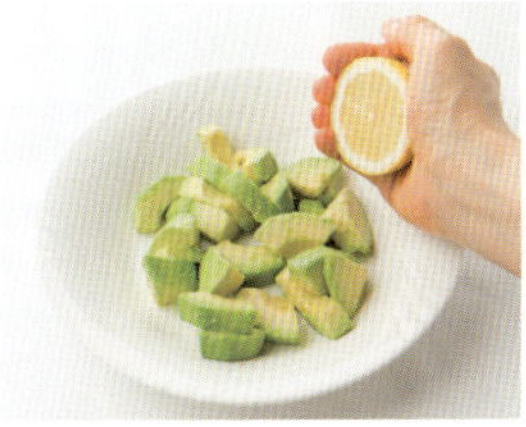

料理ワンポイント アボカドの酸化（酸化した食品を食べると血液中に活性酸素が発生します）を防ぐには、レモン果汁が最適です。半分はアボカドに直接、手で搾りかけ、残った半分はヨーグルトに混ぜます。すっぱい味が苦手な人は、ヨーグルトには混ぜなくてもいいです。

❷ヨーグルトは箱ごと一晩、横に倒しておくと水分と固形物とにきれいに分かれてくれますので、その濃厚部分大さじ２にマヨネーズ大さじ１と塩コショウ少々を加えてシンプルに**ヨーグルトソース**を作り、材料を和えます。

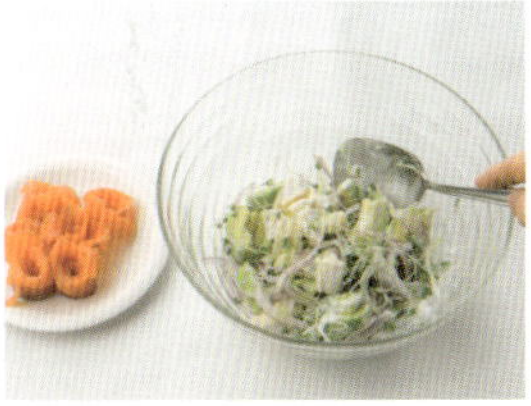

〈家庭で簡単にマヨネーズを作る方法〉（１カップ分）

❶ボウルに卵黄１個を入れ、塩コショウ少々をし、酢小さじ1/2を加えます。
❷エクストラ・バージンオイル（オリーブオイル）を１カップ加えてかき混ぜます。

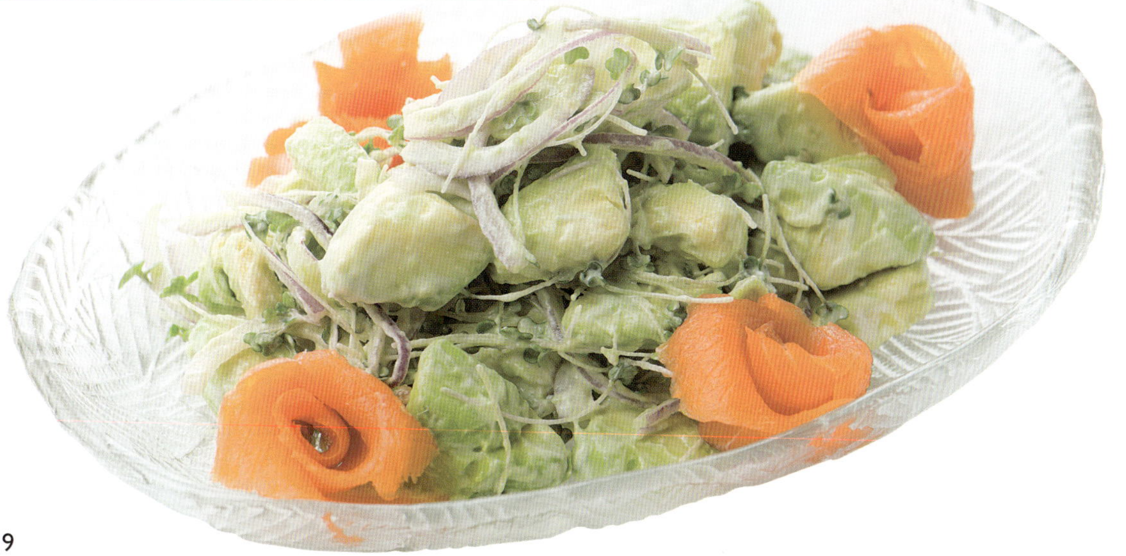

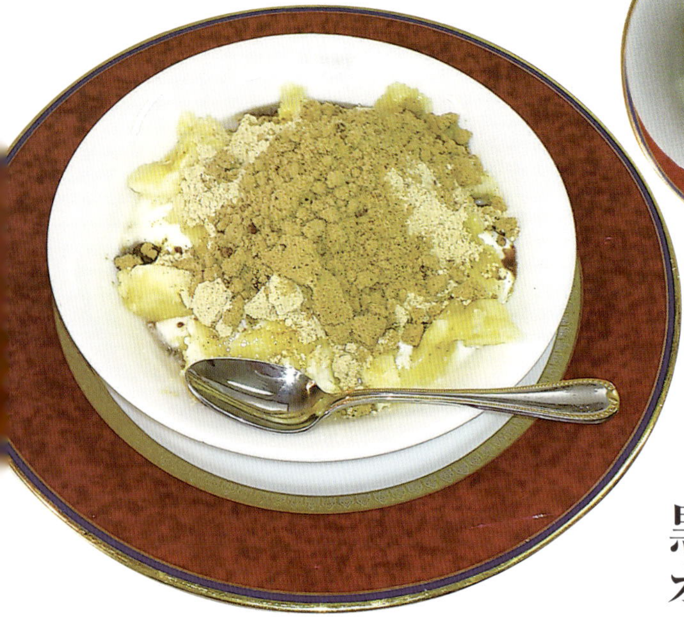

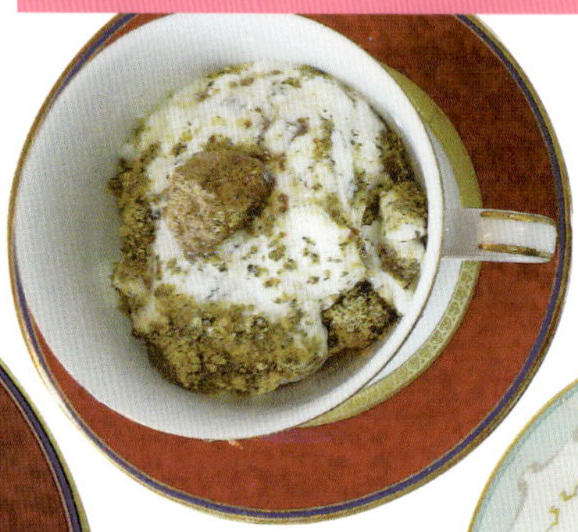

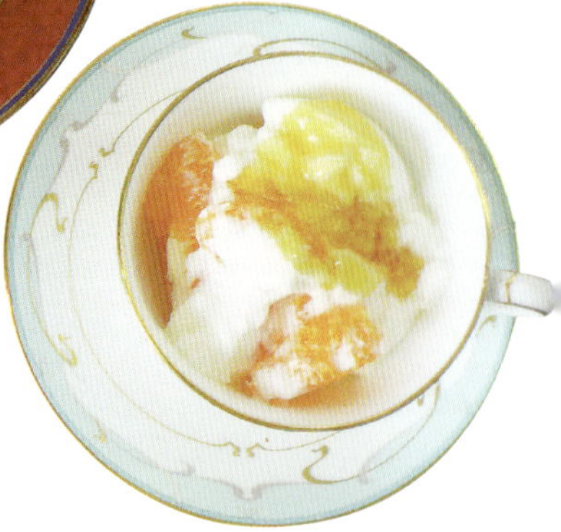

シンプルだけどおいしい！きな粉黒ヨーグルト

糖尿病　高血圧　メタボ

〈材料：1人分〉

プレーンヨーグルト１カップ　バナナ１本　有機きなこ大さじ５　黒砂糖（粉末）大さじ２～３

❶お皿にバナナ１本を手でちぎり、プレーンヨーグルト１カップをかけ、有機きなこと黒砂糖をかけて、スプーンでバナナをつぶしながらいただきます。

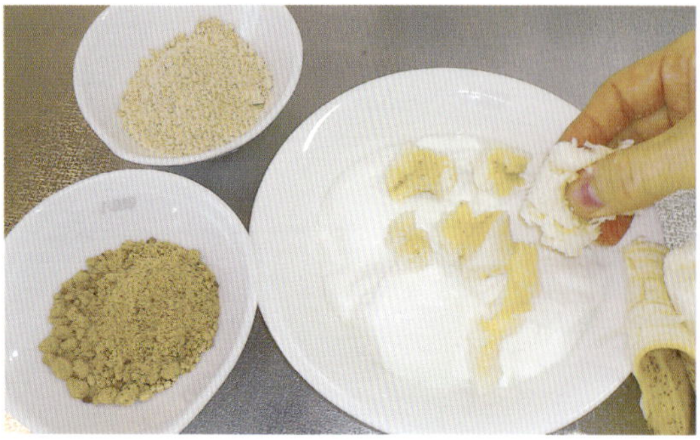

黒胡麻きな粉ヨーグルトとオレンジ蜂蜜ヨーグルト

糖尿病　高血圧　メタボ

〈黒胡麻きな粉ヨーグルトの材料：１人分〉

プレーンヨーグルト１カップ　黒胡麻きな粉・黒砂糖 各大さじ山盛り１杯

〈オレンジ蜂蜜ヨーグルトの材料：１人分〉

プレーンヨーグルト１カップ　オレンジ1個　ハチミツ大さじ1

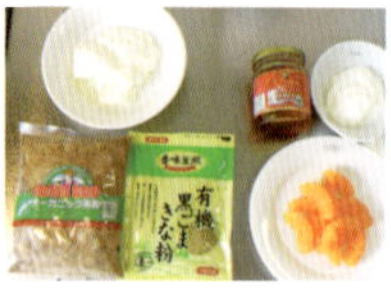

●黒胡麻きな粉と黒砂糖は、ヨーグルト１カップに対して各大さじ山盛り１杯が目安です（お好みで可）。

●オレンジ1個を薄皮までむいて、ヨーグルトとハチミツでシンプルにいただきます。

料理ワンポイント　１回に食べるヨーグルトは基本的にカップ1杯です。おやつに食べるときは中皿で、デザートの場合はその量の半分をオシャレにコーヒーカップに盛り付けると素敵です。

［栄養一口メモ］ハチミツは「ジャラハニー」をおすすめます。ユーカリの一種で、成分に含まれる酵素に抗菌作用があり、免疫力をアップします。

1分間！ あっという間のチーズケーキ

糖尿病　高血圧　メンタル

ケーキ作りというと「分量や手順が厳密で手抜きができない」という印象があるようです。「食医食」では質のよい材料にはこだわりますが、作り方は驚くほど手抜きです。なんと、小麦粉までミキサーでかき混ぜてしまいます。「１分間」でケーキだねが完成します。

〈材料：12個分〉

クリームチーズ200g　卵２個　生クリーム200cc　きび糖90g　蜂蜜大さじ１　小麦粉大さじ３　塩ひとつまみ　レモン汁大さじ１　バター少々　アンズジャム大さじ５

❶ミキサーにバターとアンズジャム以外の材料を入れて、１分間かき混ぜます。

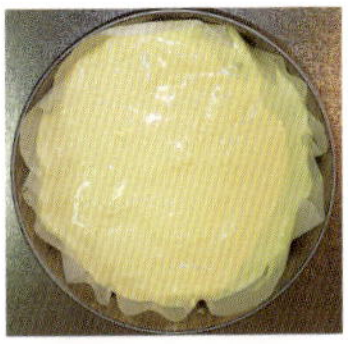

❷22センチのケーキ型にバターを塗りパラフィン紙を貼りつけ、ケーキだねを入れます。

❸180度のオーブンで30分～40分焼きます。

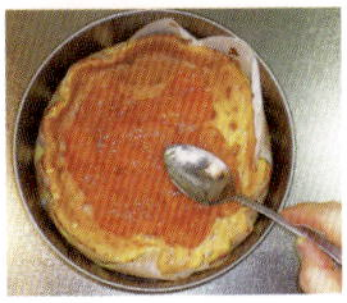

❹仕上げにアンズジャムをのせます。

ヨーグルト豆乳ゼリー

高血圧　メタボ　メンタル

おすすめできるものの少ない牛乳を「豆乳」に変え、ヨーグルトと合わせて暑い季節に最高なお菓子「ゼリー」にしてみました。砂糖は「黒砂糖」を使うことで、健康冷菓のでき上がりです。

〈材料：12個分〉

プレーンヨーグルト１パック（450g）　豆乳250cc　ゼラチン24g（１袋８gなので３袋）　水50cc　黒砂糖100g　飾り用黒砂糖大さじ１

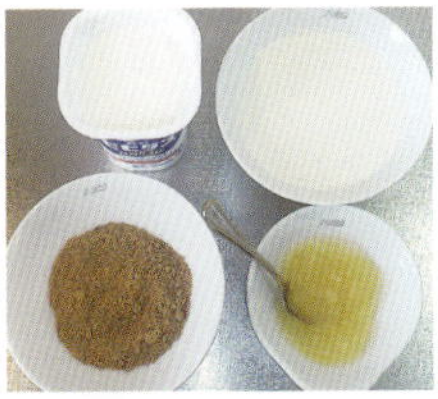

❶鍋にゼラチンと水以外の材料を入れて火にかけます。

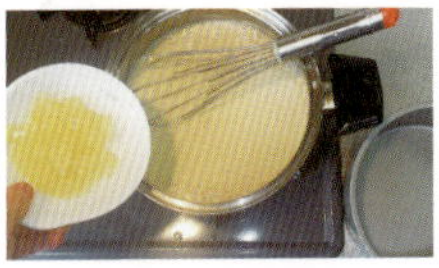

❷水50ccでふやかしておいたゼラチンを加え、沸騰直前に火を止めて型に流し込みます。

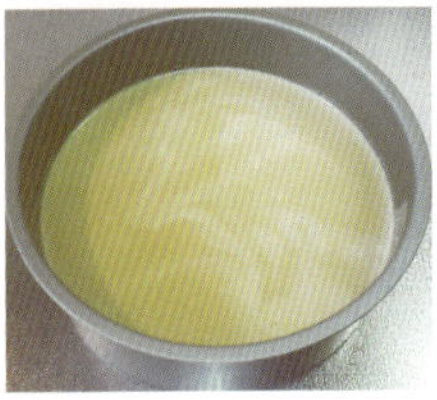

❸冷蔵庫で冷たく冷やして型から出し、黒砂糖でトッピングします（18センチのケーキ型で作り、８等分にします）。

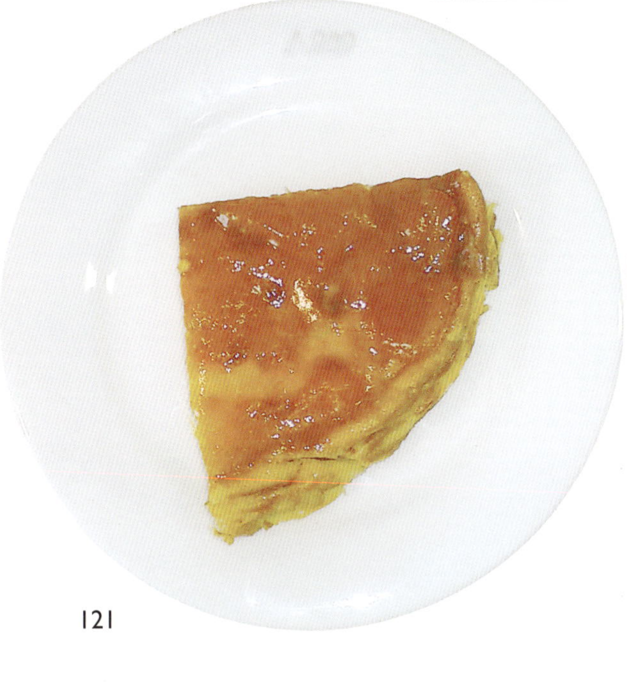

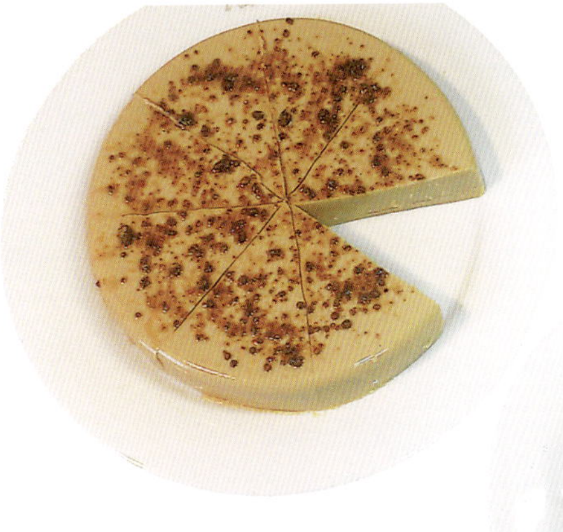

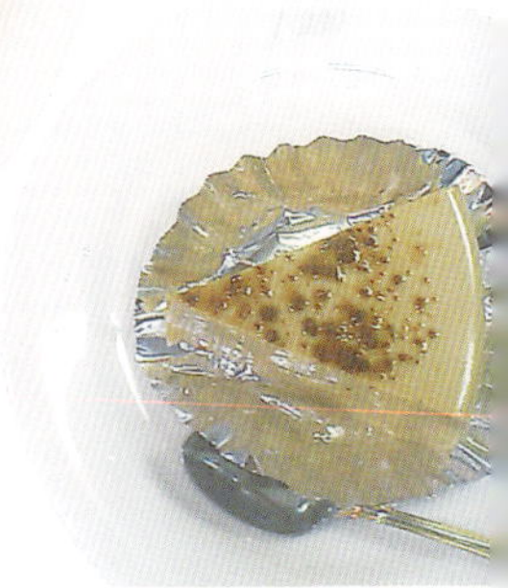

りんご酢と蜂蜜のマイルドもずく酢

アトピー　メタボ　メンタル

〈材料：４人分〉

もずく	100g
きゅうり	２本
人参	60g
プチトマト	８個
えごま	４枚
りんご酢	大さじ１
リンゴ酢調味料	
りんご酢	大さじ４
薄口しょうゆ	大さじ３
ハチミツ	大さじ２
きび糖	小さじ１

［栄養一口メモ］りんご酢は、りんご酸やクエン酸といった有機酸の効果によって、疲労物質である乳酸やピルビン酸の生成や蓄積を抑えて、血流をよくしてくれます。

ハチミツは、良質なビタミン類とミネラルの宝庫です。毎日スプーン１杯をなめるだけでも疲労回復、高血圧予防、整腸作用などを期待できます。

また、「もずく」はアルカリ食品の代表で、ヌメリ成分の「フコイダン」に血液サラサラ効果があることが実証されています。

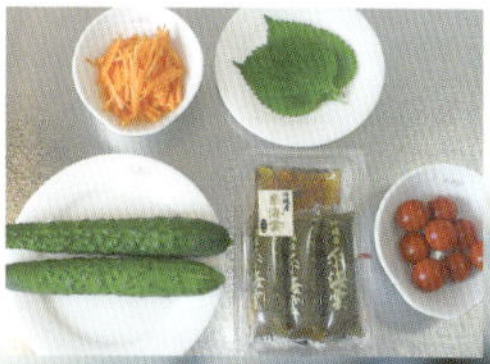

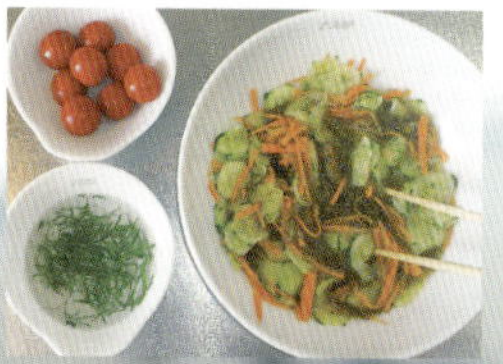

❶もずくを洗ったら、りんご酢大さじ１をからめておき、きゅうりは小口切りで塩を少々し、えごま・人参はせん切りで塩少々をします。

❷**リンゴ酢調味料**を合わせて、材料を和えれば、でき上がりです。

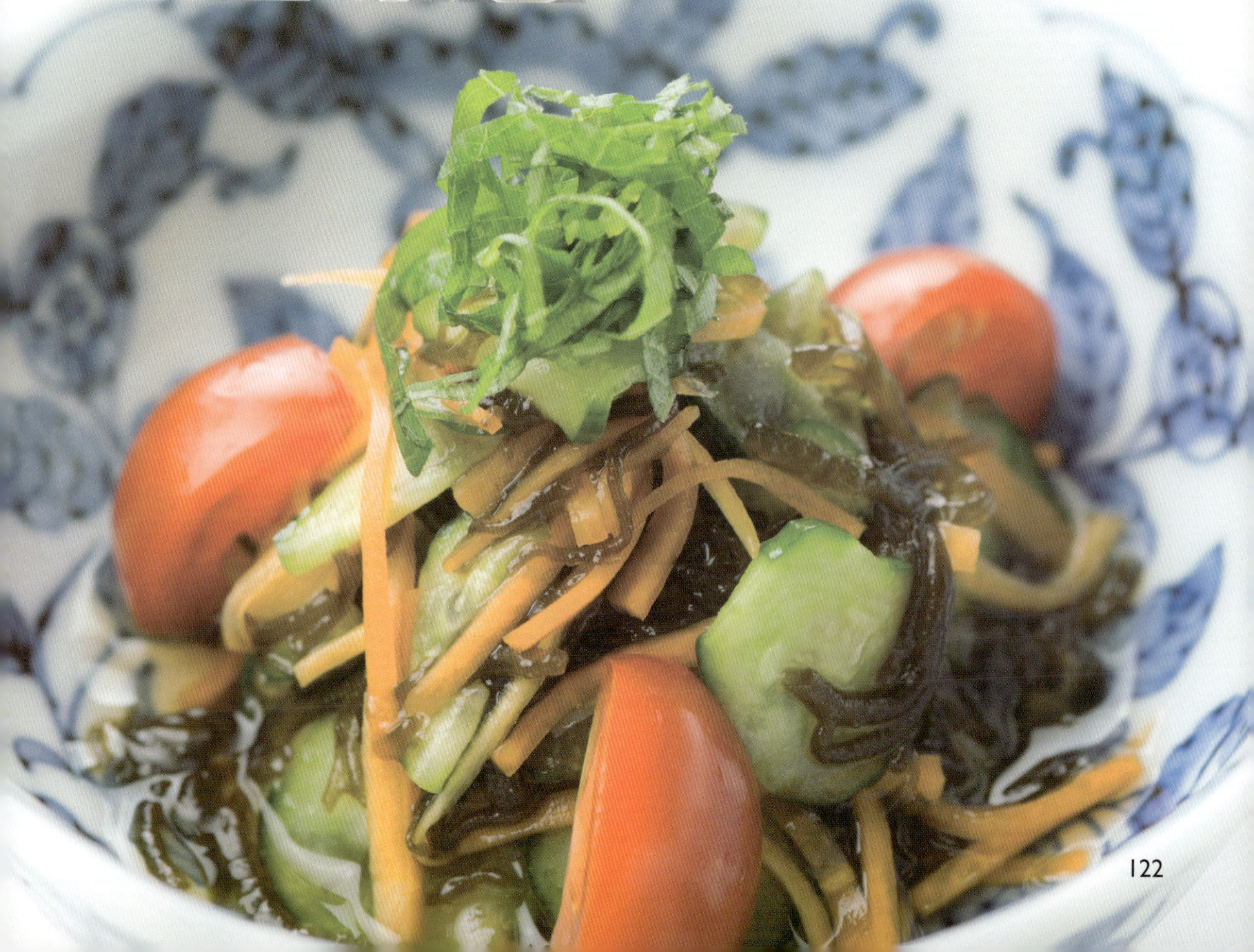

実質15分間でできるサバのやわらか昆布巻き

アトピー　メタボ　メンタル

冷めてもおいしい昆布巻き。昆布とサバが素晴らしくマッチして、やわらかく食べることができます。

〈材料：４人分〉

サバ1尾　昆布15cm長さを12本　酒大さじ３　かんぴょう10cm長さを12本　**調味料**（しょうゆ・きび糖 各大さじ３、みりん大さじ1.5）

①サバは三枚におろし（あじの三枚おろし参照）、昆布は水につけておき（このつけ汁に酒を加えて、だしとして使用）、かんぴょうは塩でもんでからゆでます。

サバは昆布で巻きますので、必ず丁寧に骨を抜いておきます。この骨抜きが口当たりのよさを左右します。

昆布巻きをやわらかく作るコツ

昆布をグルグル巻きに何重にも巻かないこと。昆布は、糖分が入るとやわらかくならない性質があるので、煮る時は最初の10分くらいは調味料を入れないように気をつけます。

②昆布にサバをのせたら、ひと巻き二巻きくらいで庖丁で昆布を切り離し、ゆでたかんぴょうでそれをひと巻きひと結びします。

③昆布のつけ汁に酒大さじ３を入れ、調味料を入れる前に10分間ほどじっくり昆布巻きを煮るのが柔らかい昆布巻きを煮るコツです。

⑤**調味料**を入れて煮ふくめます。

食医食では「ながら料理」を推奨しています。忙しい時には、昆布のつけ汁をだしに使って沸かしながら、昆布でサバを巻きながら、それをかんぴょうで巻きながら…と作業を繰り返しながら作ります。

昆布巻きも作業は15分くらいですませて、あとは弱火にかけてほうっておくと、料理が一品でき上がります。

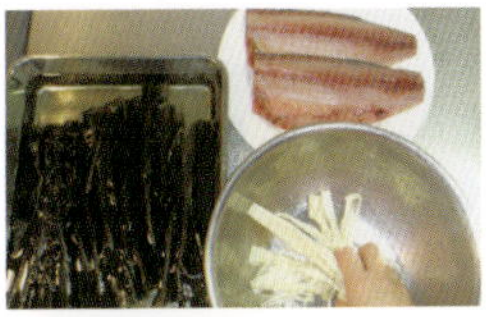

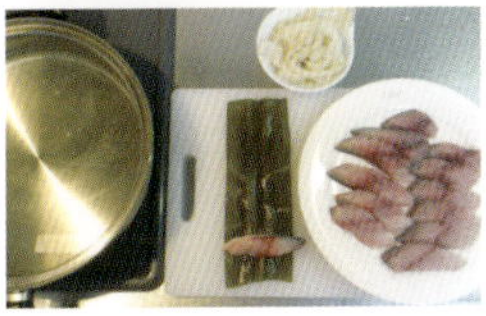

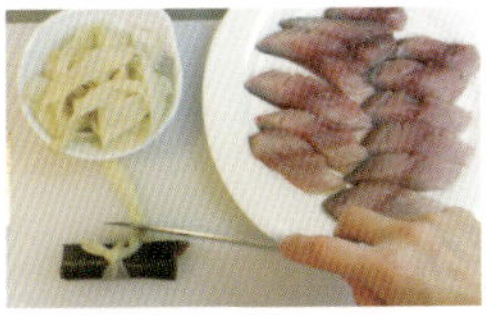

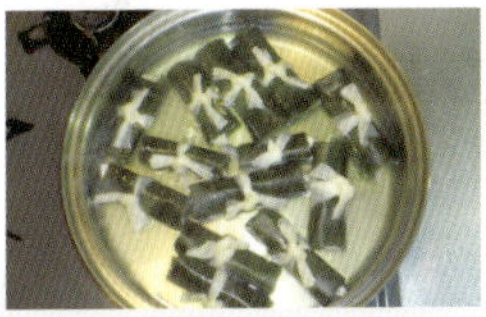

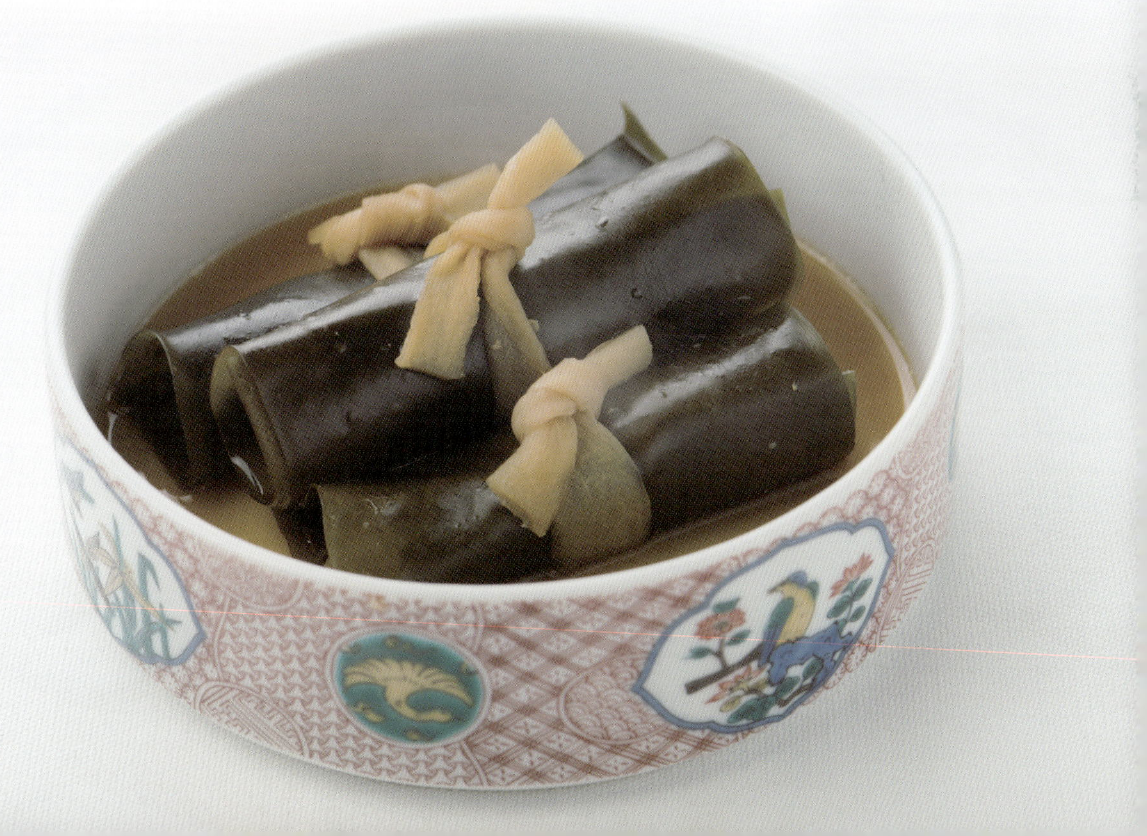

おきゅうとの柚子みそ和え

糖尿病　メタボ　アトピー

おきゅうとは、ポン酢やわさびじょうゆでいただくよりも、だんぜん「酢味噌」がおすすめです。酢味噌は味噌と酢が命。食医食では「りんご酢」と「西京味噌」を使っています。

〈材料：４人分〉

おきゅうと150g　紫玉ねぎ・ラディッシュ・スプラウト（ブロッコリーの芽など）各50ｇ　柚子1個　**酢味噌**（西京味噌大さじ５　みりん大さじ３　練りからし小さじ１）

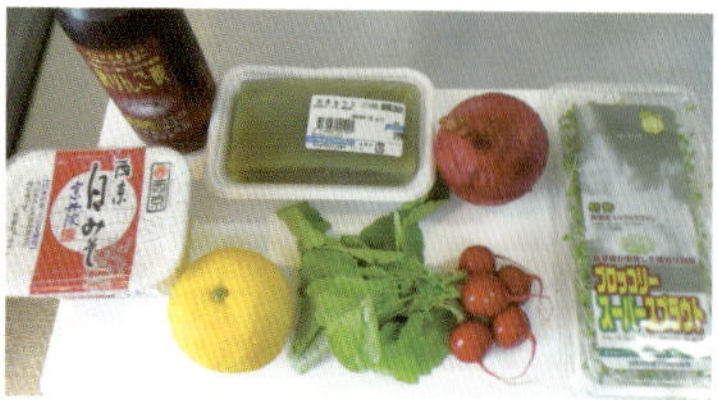

❶おきゅうと、紫たまねぎ・ラディッシュ・スプラウトをスライスして、柚子は半分に割り中をくり抜きます（果汁は仕上げに使います）。

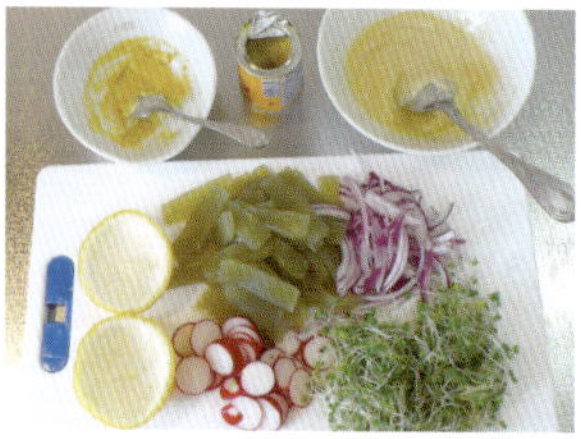

❷**酢味噌**の材料をよく溶き混ぜます。

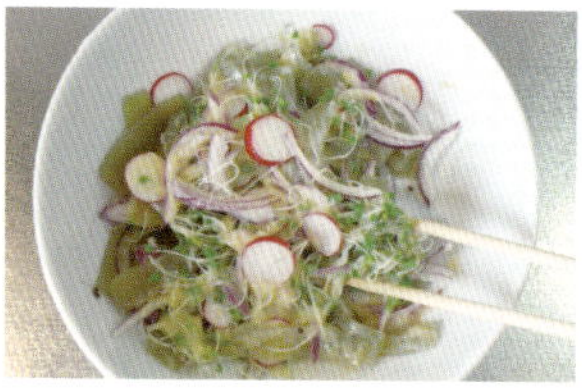

料理ワンポイント　「酢味噌」のおいしい隠し味は「りんご酢と西京味噌」です。りんごのマイルドさと西京味噌のなめらかさで上品な仕上がりになります。

❸全部を和えて柚子のカップに盛り付け、残りも器に盛ります。柚子の果汁をお好みの量、加えてでき上がりです。

［栄養一口メモ］「おきゅうと」は、福岡県の特産で海藻加工品のひとつです。江戸時代の文献「筑前国産物張」に「うけうと」という名前で出てきます。原料は「エゴノリ」（えご草）という海草です。見た目のイメージはところてん。食感はところてんが「ツルツル」だとすると、おきゅうとは「サラサラ」という感じです。栄養面では食物繊維とミネラルが多い食品です。

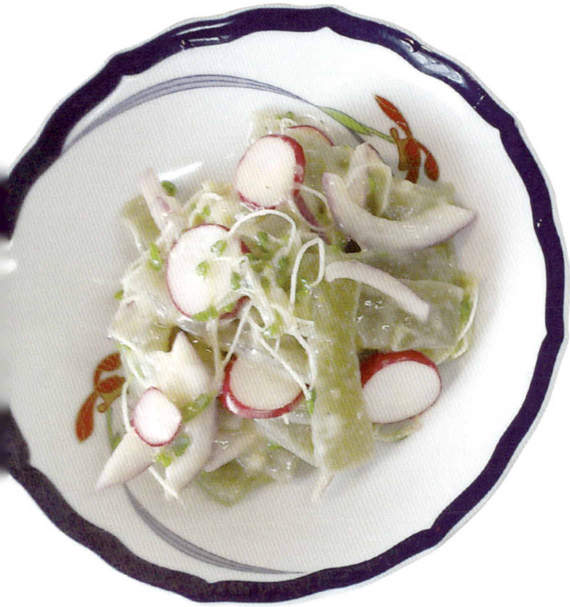

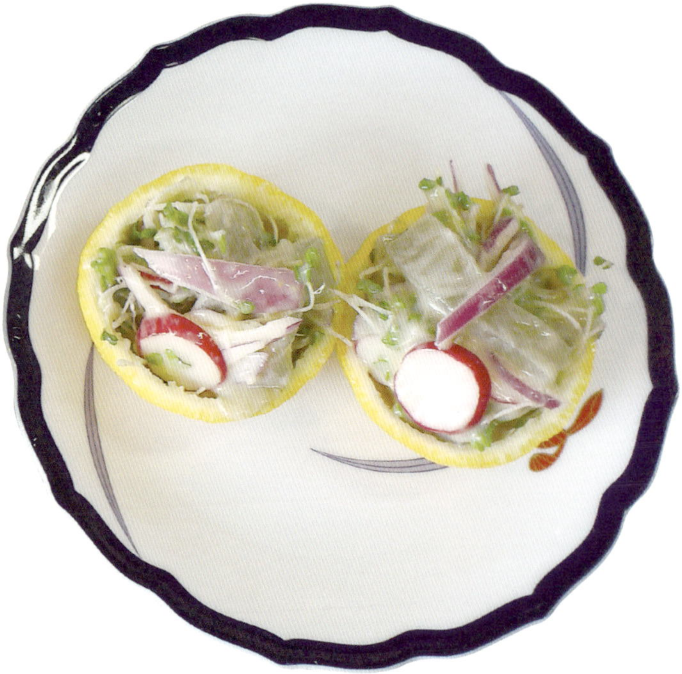

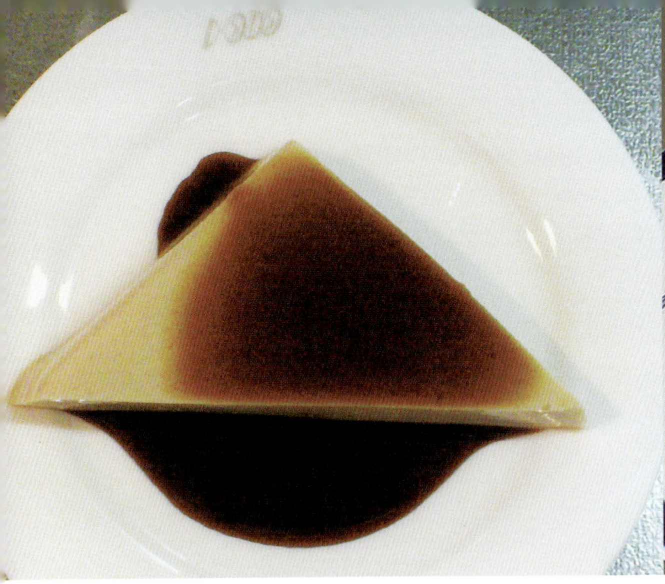

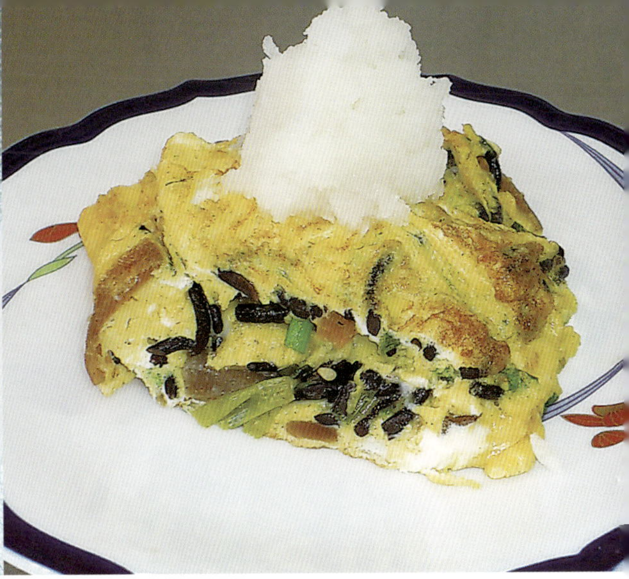

食医食 寒天てんちゃま

糖尿病　高血圧　メンタル

代謝が悪いと「便秘で１週間苦しむ」なんていうこともよくあります。そんな時にこの「食医食寒天」があれば、三度の食事のたびにお腹もすっきりするでしょう。

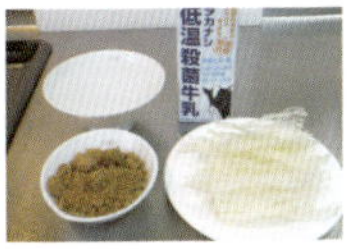

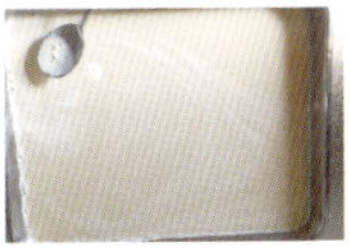

〈材料：４人分〉

水100cc　糸寒天７g　低温殺菌牛乳（豆乳も可）500cc　黒砂糖50g　※黒蜜（黒砂糖と水を同量で溶く）をお好みで

❶鍋に水と寒天（１時間水につけておいたもの）を入れて煮溶かします。

❷黒砂糖を加え、溶けたら牛乳を入れ型に流し込みます。

❸固まったら、お好みの形に切り分けて完成です。お好みで黒蜜をかけて甘さを調整します。

［栄養一口メモ］寒天の成分は、分解されない「アガロース」という「セルロース」と同じ成分。「食物繊維の王様」です。便秘薬がいらなくなり腸が喜ぶ食品です。

［食の安全メモ］寒天を選ぶときには必ず表示をみて「天草100パーセント」を選んでください。「おごのり」が入っているものは、薬品で天草と混ぜ合わせているものが多いので、ご注意を!!

作り置きの「ひじき煮」をアレンジ！ひじき厚焼き卵

糖尿病　高血圧　メタボ

ちょっとしたおかずを毎日同じ姿で食卓に出さずに、少し工夫をすると家族も喜んでくれます。「ひじき煮」はいろいろとアレンジすることのできるお惣菜です。

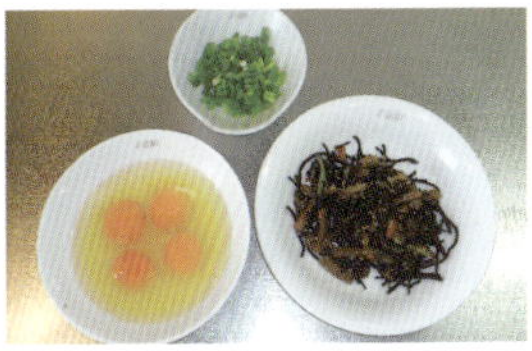

〈材料：４人分〉

有機ひじき煮（作り置きのもの）1/2カップ　卵4個　ごま油大さじ1.5　辛味大根大さじ４　**調味料**（塩小さじ3分１　きび糖小さじ２　牛乳大さじ１）

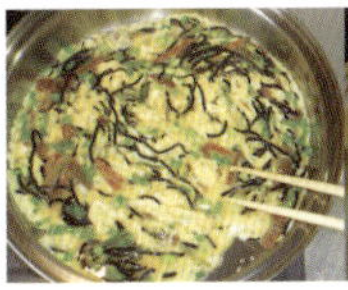

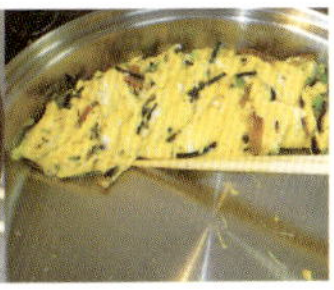

❶作り置きしてあったひじき煮を２分の１カップ準備します。

❷卵4個を割り、**調味料**を入れてよく溶き、ひじき煮を加えます。調理のポイントは卵に入れる塩加減です。

❸フライパンにごま油を少しずつ入れながら数回重ね巻きをして、厚焼き卵型に仕上げます。

❹辛味大根をお好みでトッピングします。

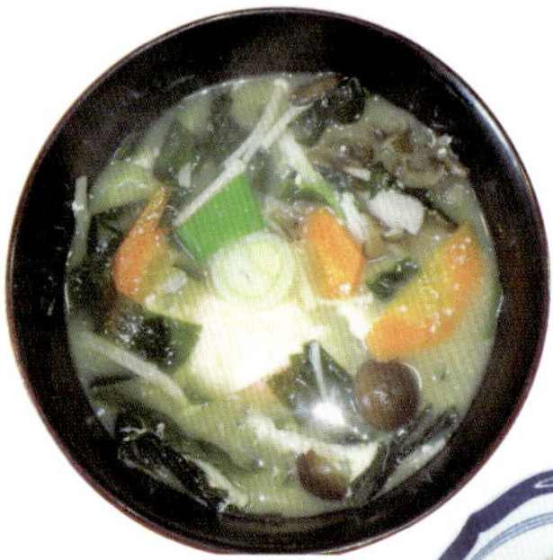

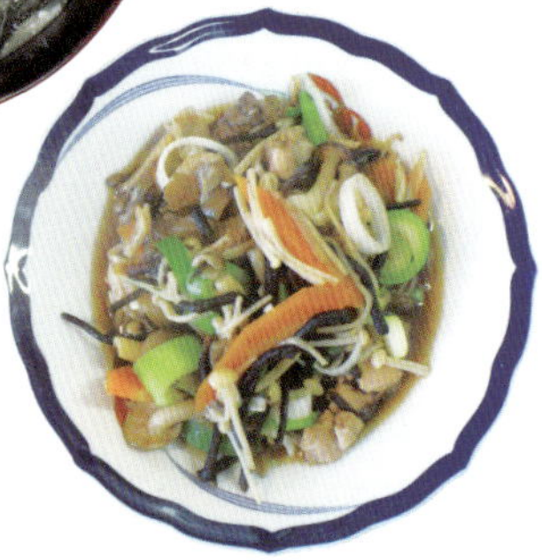

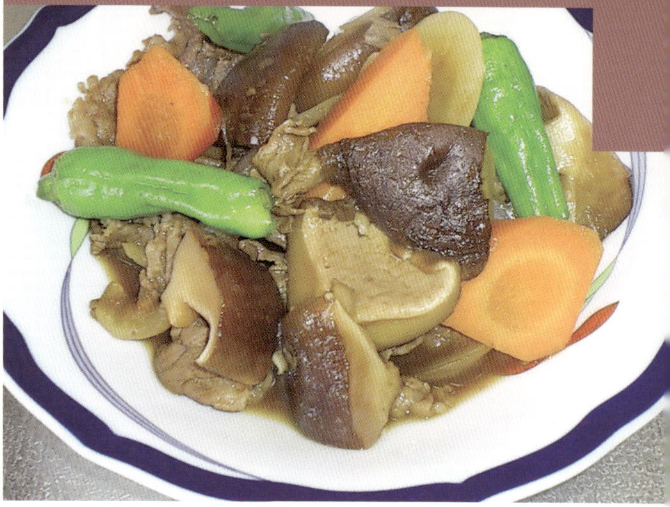

二刀流！ きのこひじきときのこ汁

糖尿病　アトピー　メタボ

〈材料：４人分〉

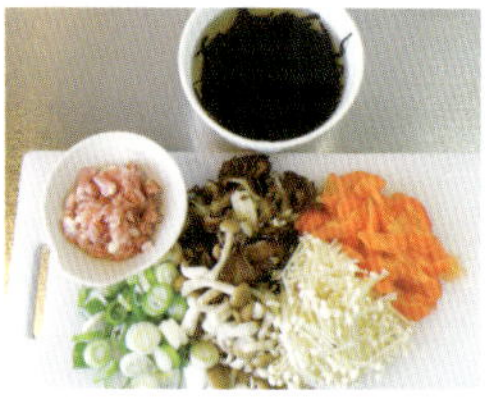

地鶏細切れ100g　ごま油小さじ１　しめじ・まいたけ・しいたけ・えのき・人参 各50g　乾燥ひじき10g　だし汁３カップ　長ねぎ１本　**きのこひじきの調味料**（しょうゆ・きび糖・酒各大さじ２、みりん大さじ１）　**きのこ汁の追加材料**（しめじ・まいたけ・しいたけ・えのき・人参 各60g　だし汁４カップ　味噌80g）

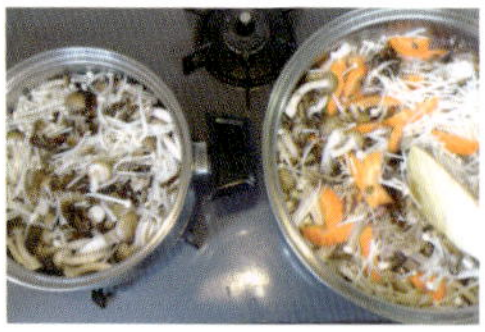

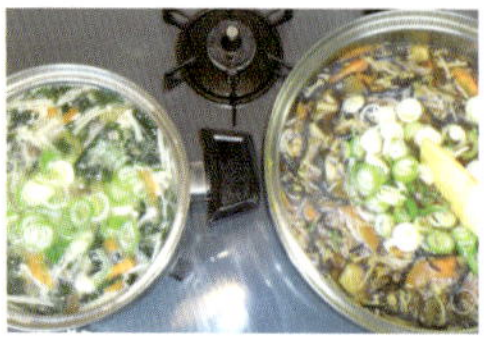

❶地鶏細切れをごま油小さじ１で炒め、しめじ・まいたけ・しいたけ・えのき・人参と、もどしたひじきを加え、ひたひたのだし汁で煮ます。

❷**調味料**を加えて煮ふくめ、最後に青味で長ネギを加えます。

料理ワンポイント　ひじきと地鶏以外の同じ材料で、「きのこ汁」（だし汁は4カップ）を同時に作っていきます。

「肉じゃが」をアレンジ！ 肉しいたけ

糖尿病　高血圧　メタボ

肉じゃがは、いろいろとアレンジがきく料理。じゃがいもがないとできないわけではありません。余っている食材をじゃがいもに置き換えればＯＫです。

〈材料：４人分〉

和牛薄切り150g　しいたけ8枚　玉ねぎ・人参・ししとう 各80g　ごま油小さじ１　だし汁３カップ　**調味料**（きび糖・しょうゆ・酒 各大さじ３　みりん大さじ1.5）

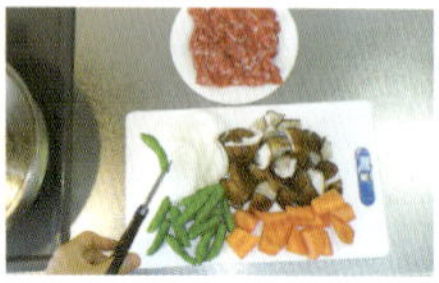

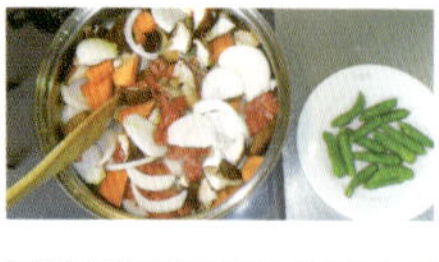

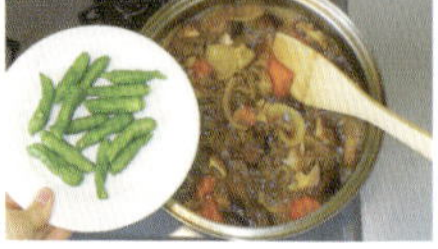

❶牛肉としいたけ、玉ねぎ・人参・ししとうを一口大に切ります。

❷ごま油小さじ１でししとう以外を炒め、だし汁で煮て、**調味料**を加えて煮ふくめます。

❸最後にししとうを入れて、色あざやかに仕上げます。

具だくさん低カロリーぎょうざと残った材料で作るスープ

糖尿病　高血圧　メンタル

普通の分量の３分の１のひき肉で、ヘルシーぎょうざを作ります。肉の代わりに「野菜ときのこ」をたくさん入れます。市販のぎょうざのカロリーの３分の１です。

〈材料：35個分〉

ぎょうざの皮35枚
ごま油大１弱（少なめの意味）　**ぎょうざあんの材料**（黒豚ひき肉100g　ゆでたキャベツ200g　しいたけ・しめじ・玉ねぎ・人参 各100g　しょうが・無臭しょうゆ漬けニンニク 各１粒　細ねぎ５本）　**調味料**（塩小さじ２　コショウ少々　しょうゆ大さじ３　ごま油大さじ１）
※ぎょうざあんの半分は「つみれ野菜スープ」に使います。

[食の安全メモ] 市販のぎょうざの皮を選ぶ時は、「小麦粉・食塩・酒粕」と書いてあるものが安全です。

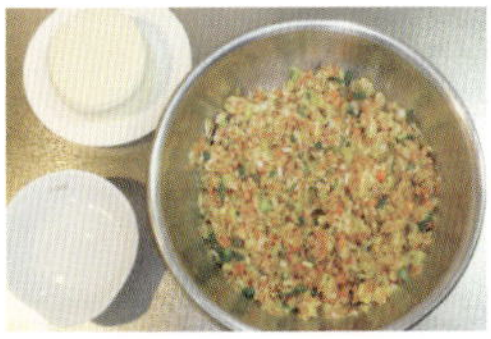

❶すべての野菜をみじん切りにし、ボウルにひき肉、調味料とともに入れてよく混ぜ、ぎょうざあんを作ります。

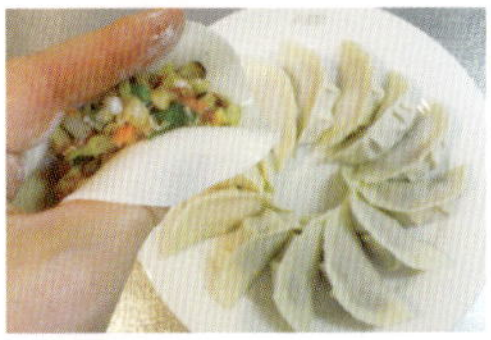

❷ぎょうざあんの半分は分けておきます。残りの半分をぎょうざの皮に包みます。

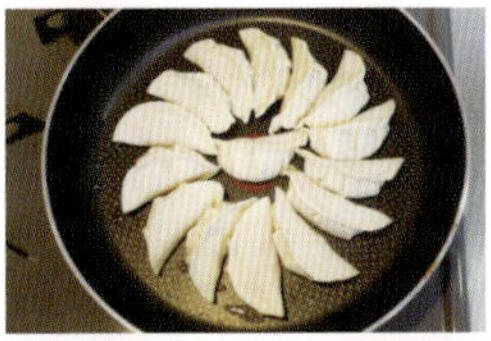

❸フライパンにごま油大１弱を入れてぎょうざを焼き、おいしそうな色がついたところで水をぎょうざの高さの半分まで入れて蓋をし、水分がなくなるまで火を通します。

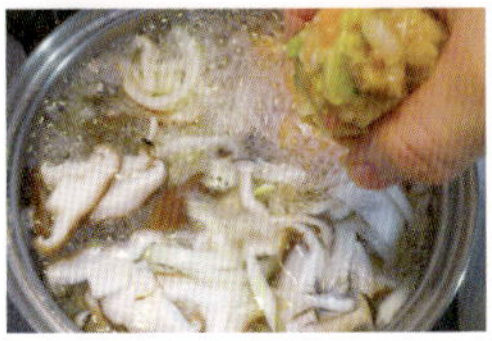

❹水分がなくなったら、ぎょうざがフライパンから離れるのを確認してから、お皿を蓋にしてひっくり返して盛り付けます。

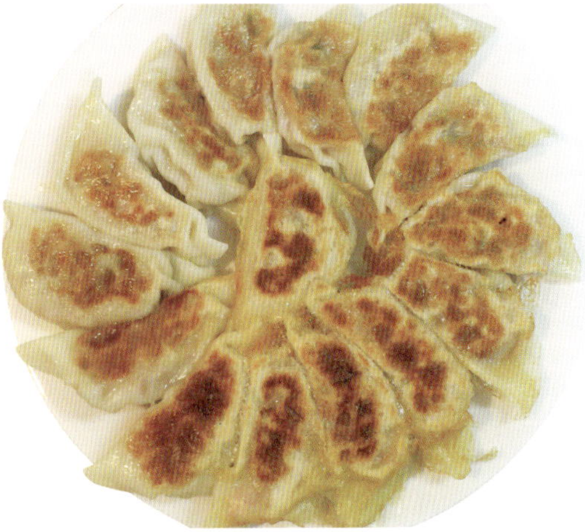

＜もう一品！＞

ぎょうざあんで作る「つみれ野菜スープ」

あり合せの野菜をスープ４カップで煮て、そこに半分残しておいたぎょうざあんをボール形にして入れ、ベジタブルダブルクッキング（野菜の中にさらに野菜を入れて作る健康料理の方法）にします。

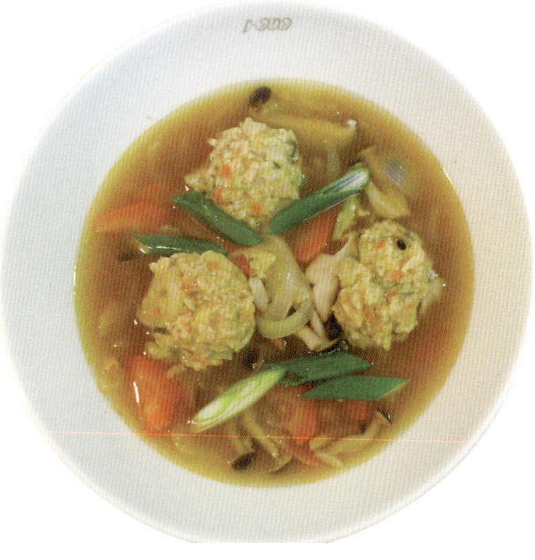

栄養バランス飾り巻き寿司

糖尿病　高血圧　メンタル

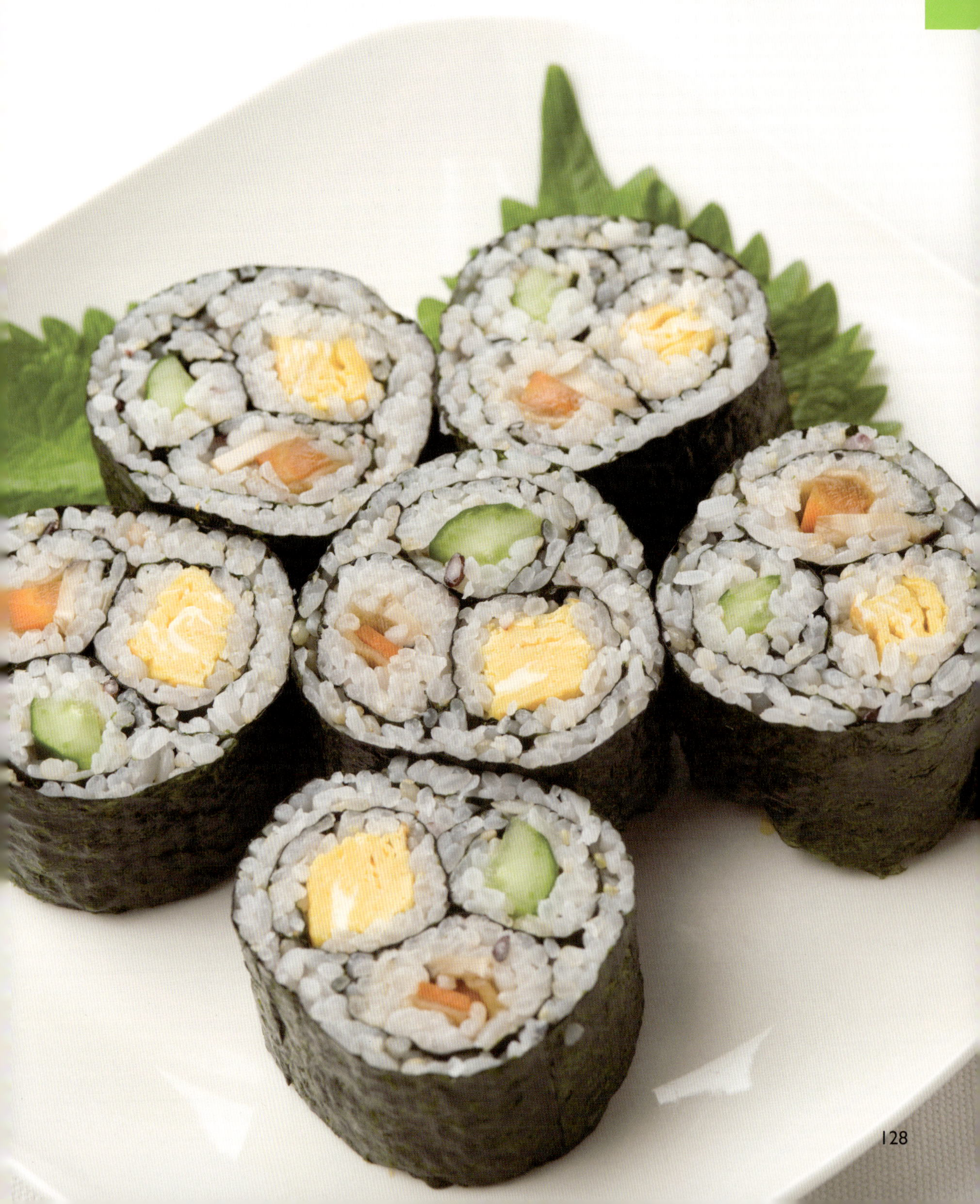

〈材料：４人分〉

海苔１人分あたり2.5枚　きゅうり1/2本　人参1/2本　しいたけ４枚　**すし飯**（有機米３カップ　雑穀ブレンド40g　水600cc）　**合わせ酢**（酢100cc　きび糖大さじ２　塩小さじ２）　**かんぴょう**（かんぴょう15cm長さを８本　だし汁１カップ　しょうゆ・きび糖・酒 各大さじ３　みりん大さじ1.5）　**卵焼き**（卵４個　きび糖大さじ１　塩少々）

❶有機米に雑穀ブレンドを加え、同量の水で炊きます。新米と寿司めしは、お米に対して同量の水というのが基本です。

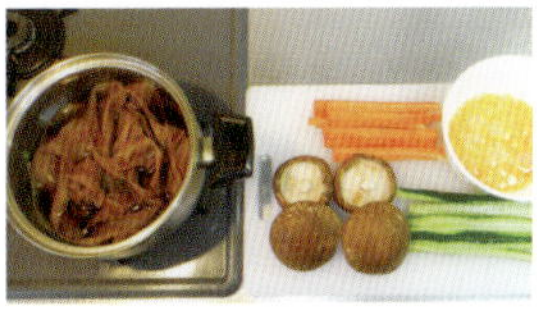

料理ワンポイント　寿司おけを使わない場合は、水分調整のために水加減を同量よりも少なめにします。お客様用には寿司おけで丁寧に水分を逃がしながら作るといいのですが、忙しい時にはご飯を炊く水分を少なめにして固めに炊いても問題ありません。

❷鍋で炊く場合は、沸騰するまで強火、沸騰後は弱火で15分で、おいしいご飯が炊けます。そこに合わせ酢を加え、手早くご飯と混ぜます。

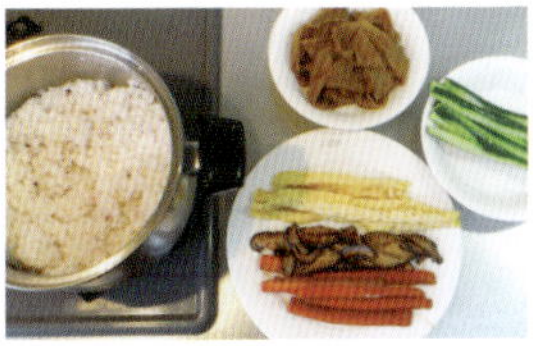

❸海苔は１人あたり１枚とその半分の長さを３枚（計2.5枚）なので、それに合わせて寿司飯も分けておきます。

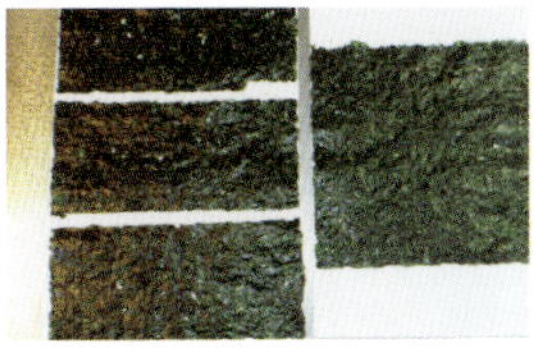

❹きゅうりは2分の1本を4等分にし、塩をします。人参は縦に拍子切り4本と少々の予備（海苔の長さの具が必要です）、しいたけは薄切りにします。

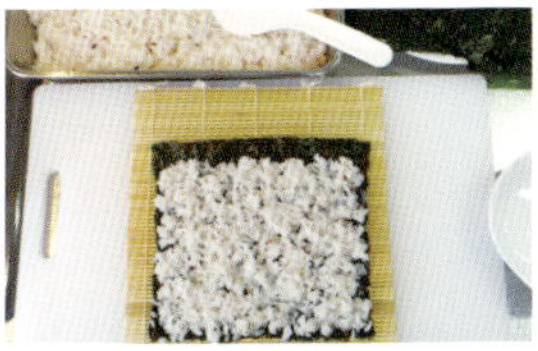

❺かんぴょうは「海苔の長さ×８本分」をゆでて、ひたひたのだし汁と調味料で煮ます。卵焼きを作り、縦に4等分にしておきます。

❻１枚大の海苔の端を1センチあけた全体に寿司飯をしきます。

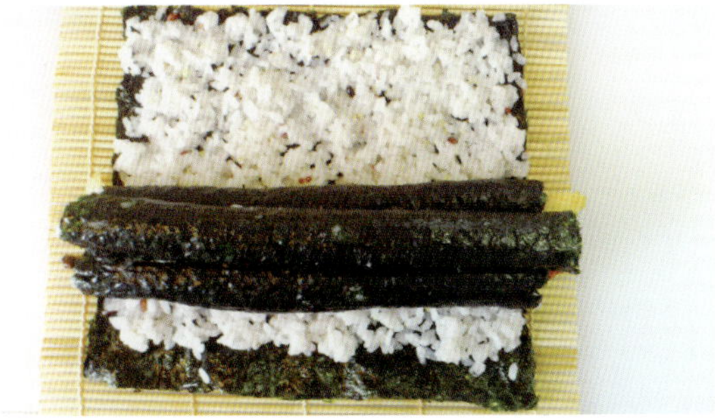

❼半分に切った海苔３枚にも寿司飯をのせ「人参・しいたけ」「卵焼き・かんぴょう」「塩きゅうり」をそれぞれ巻き、最初に準備した大判のりで太巻きにします。巻きすでグルグル巻きにして手でしめます。

❽ぬらしたふきんで庖丁を拭きながら、切り口がきれいになるように１本を八等分に切り、盛り付けます。

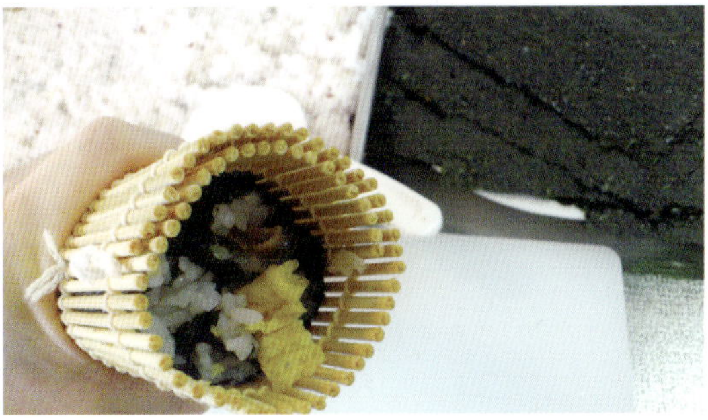

［食の安全メモ］太巻きに「でんぶ」というピンクの煎り粉を色あいで入れる人がいます。でんぶは「化学合成添加物」のカタマリ。とても体に悪いものです。最近は「無添加無着色」の「でんぶ」が発売されていますので、お使いになる方は探してみてください。

ありあわせ野菜でカラフル青椒肉絲

糖尿病　高血圧　メンタル

中華料理の代表格の一つが青椒肉絲（チンジャオロウスウ）。「牛肉とピーマン」がないと作れないのかというと、そうではありません。食医食ではあり合わせの材料を使い、同じ作り方でいろいろなバリエーションを増やします。家庭料理とはそのようなものではないでしょうか。

〈材料：4人分〉

牛肉	150g
ピーマン（青・赤・黄・オレンジ）	各1個
しょうゆ・酒	各小さじ1
片栗粉	大さじ1
ごま油	大さじ1
コチジャン・しょうゆ	各大さじ1
きび糖	小さじ1

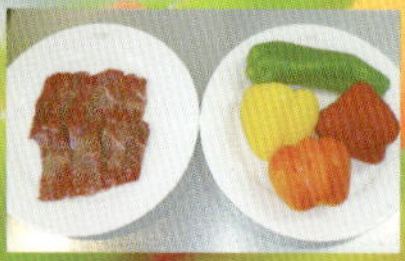

❶牛肉は細切りにして、しょうゆ・酒各小さじ1を入れ、片栗粉大さじ1をまぶします。各色のピーマンはせん切りにしておきます。

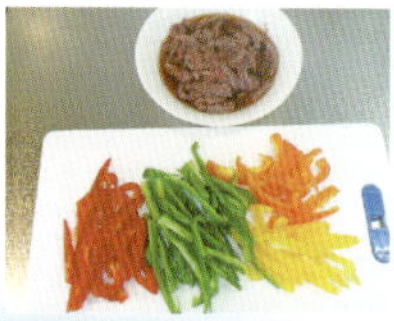

❷フライパンにごま油大さじ1を入れ、牛肉をほぐし入れて炒めます。

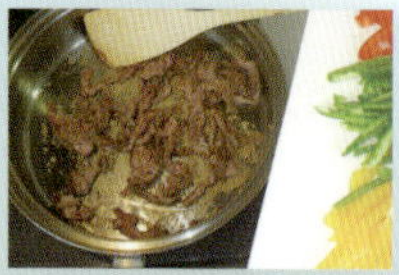

❸ピーマン各色を入れて、コチジャン大さじ1、しょうゆ大さじ1、きび糖小さじ1を加えて調味します。

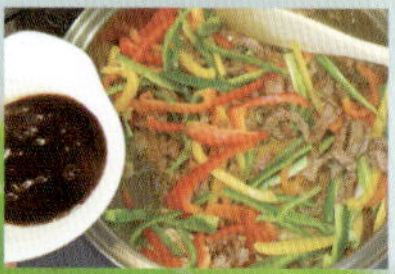

料理ワンポイント　緑のピーマンだけを4個使うのではなく、緑・赤・黄・オレンジを1個ずつにする―それだけでビタミンの種類が増えて、さらなる健康料理が生まれます。

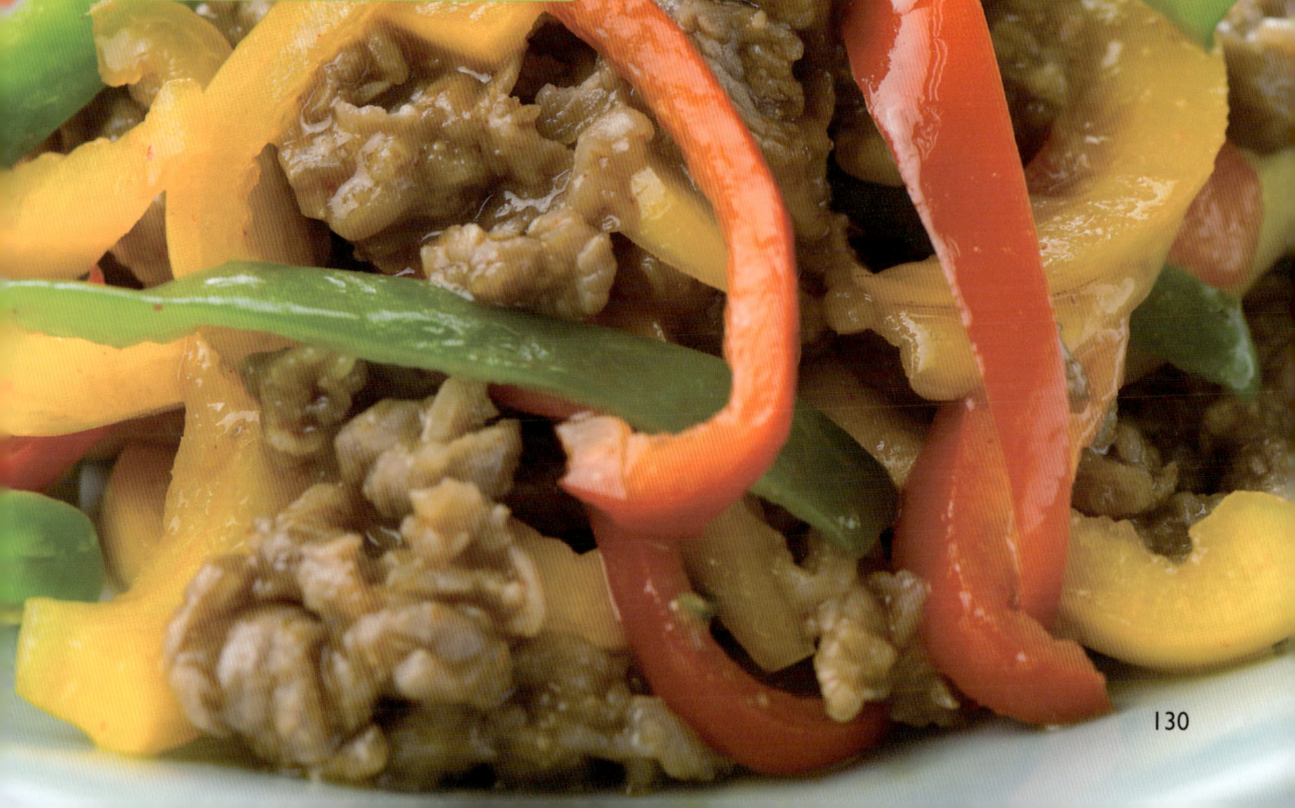

シャキシャキ食感! おかひじき炒め

糖尿病　高血圧　アトピー

〈材料：４人分〉

おかひじき１カップ　じゃがいも１個　ちりめんじゃこ1/2カップ　ごま油大さじ１　きび糖大さじ2.5　しょうゆ大さじ２

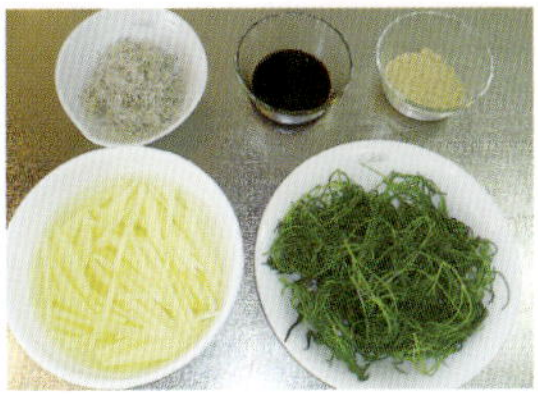

［栄養一口メモ］「おかひじき」は、多肉質の葉が「ひじき」に似ているところからこう呼ばれています。栄養的にはカリウムが多くカロチンも多いので、分類は「緑黄色野菜」に入り、高い抗酸化力があります。サッとゆでて和え物、サラダ、そのまま椀物に入れてもシャキシャキとしておいしいです。

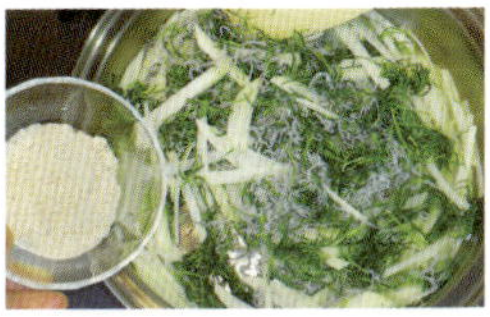

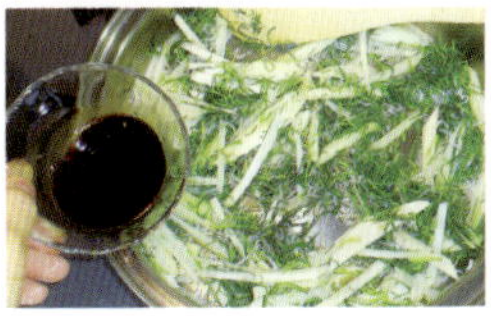

❶フライパンにごま油大さじ１をしき、おかひじき、じゃがいも（せん切り、水にさらす）、ちりめんじゃこを加えてサッと炒め、大さじ2.5のきび糖をからめます。

❸しょうゆ大さじ２をからめ、すぐに火を止めてでき上がりです。

ピリ辛！　こいしコンニャクのおかか炒め

糖尿病　高血圧　メタボ

〈材料：４人分〉

小石コンニャク150g　ちりめんじゃこ50g　赤唐辛子２本　金ごま大さじ１　かつおぶし１カップ　きび糖大さじ3.5　薄口しょうゆ大さじ３

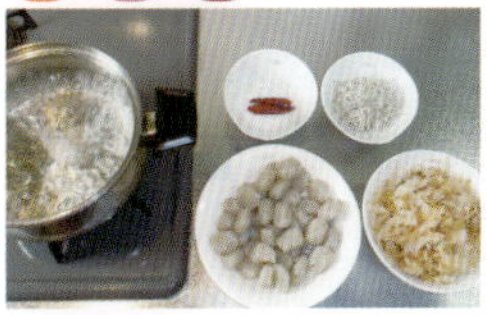

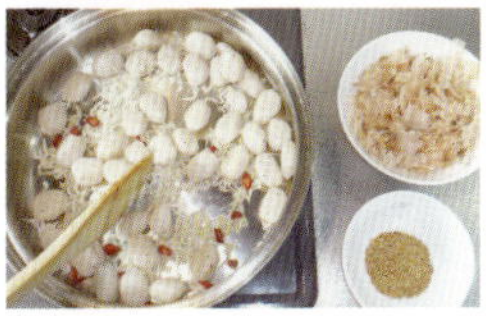

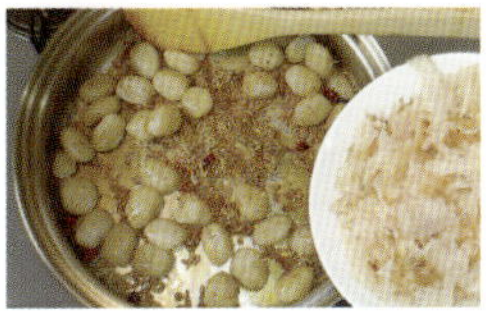

❶小石コンニャクは、ようじで数か所に穴を開け、熱湯でゆでて凝固剤を除毒します。

❷フライパンにゴマ油大さじ１を入れ、赤唐辛子（種は抜く）の小口切りとちりめんじゃこを炒めます。

❸大さじ3.5のきび糖をからめた後、薄口しょうゆ大さじ３をからめて、金ごま大さじ１、かつおぶし１カップを加えれば、でき上がりです。

［栄養一口メモ］赤唐辛子の赤い成分はカプサイシン。体脂肪を燃やす働きがあるとされ、ダイエットや免疫力をアップする効果が期待できます。赤唐辛子がないときには、ラー油を最後に落としてピリ辛にしてもよいでしょう。

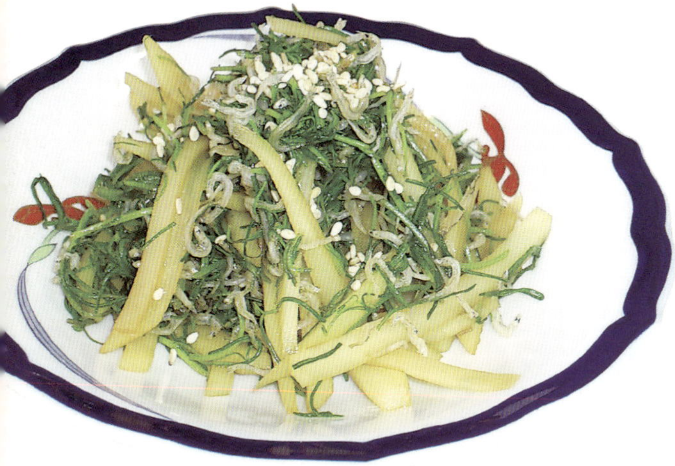

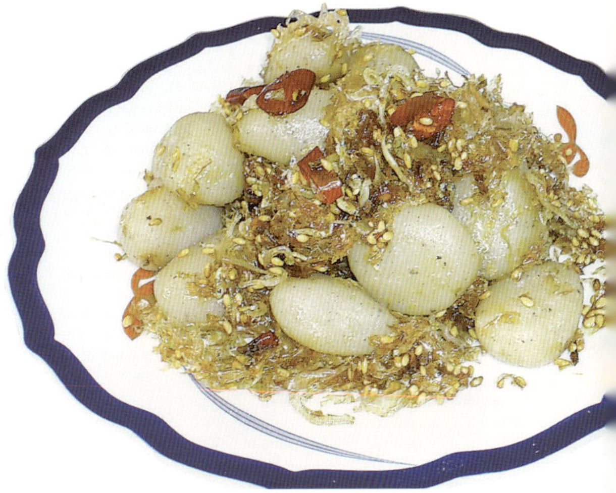

地鶏と有機野菜のバルサミコ酢煮

糖尿病　高血圧　アトピー

「バルサミコ酢」を使うと、ひと味違うおしゃれな一品ができます。健康にもとてもいいですね！

❶地鶏モモ身１枚を８等分にし、有機ごぼう・竹の子・ピーマンも一口大に切ります。

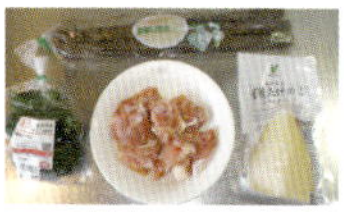

❷エクストラバージンオイルでピーマン以外を炒め、スープ100ccを加え蓋をして蒸し煮にします。

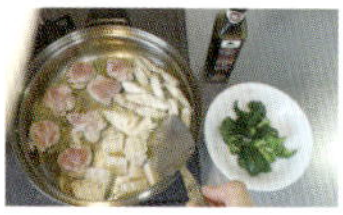

❸**調味料**を加え、ピーマンを最後に入れます。

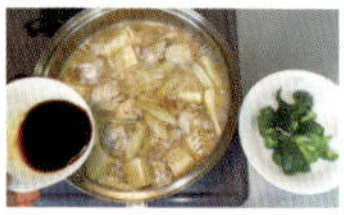

❹水溶き片栗粉大さじ３で調味料をからめ、でき上がりです。

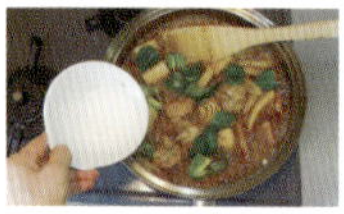

〈材料：４人分〉

地鶏モモ身……………………………………１枚
有機ごぼう・竹の子・ピーマン…………　各100g
エクストラバージンオイル
（オリーブオイル）……………………………　大さじ１
スープ…………………………………………　100cc
水溶き片栗粉（水と片栗粉が同量）……　大さじ３

調味料

しょうゆ・きび糖・酒……………………　各大さじ２
バルサミコ酢　………………………………　大さじ３

［食の安全メモ］バルサミコ酢は、ブドウの濃厚果汁を長期熟成させたものですが、ブドウ自体に「農薬」や収穫後の農薬「ポストハーベスト」が多量に使われていることがあります。少々高くても「オーガニック」を選んでください。「ワイン」にも同じことが言えます。ワインの場合、「酸化防止剤」が入っているものは、逆に活性酸素が血液中に増えてしまいます。お気をつけください。

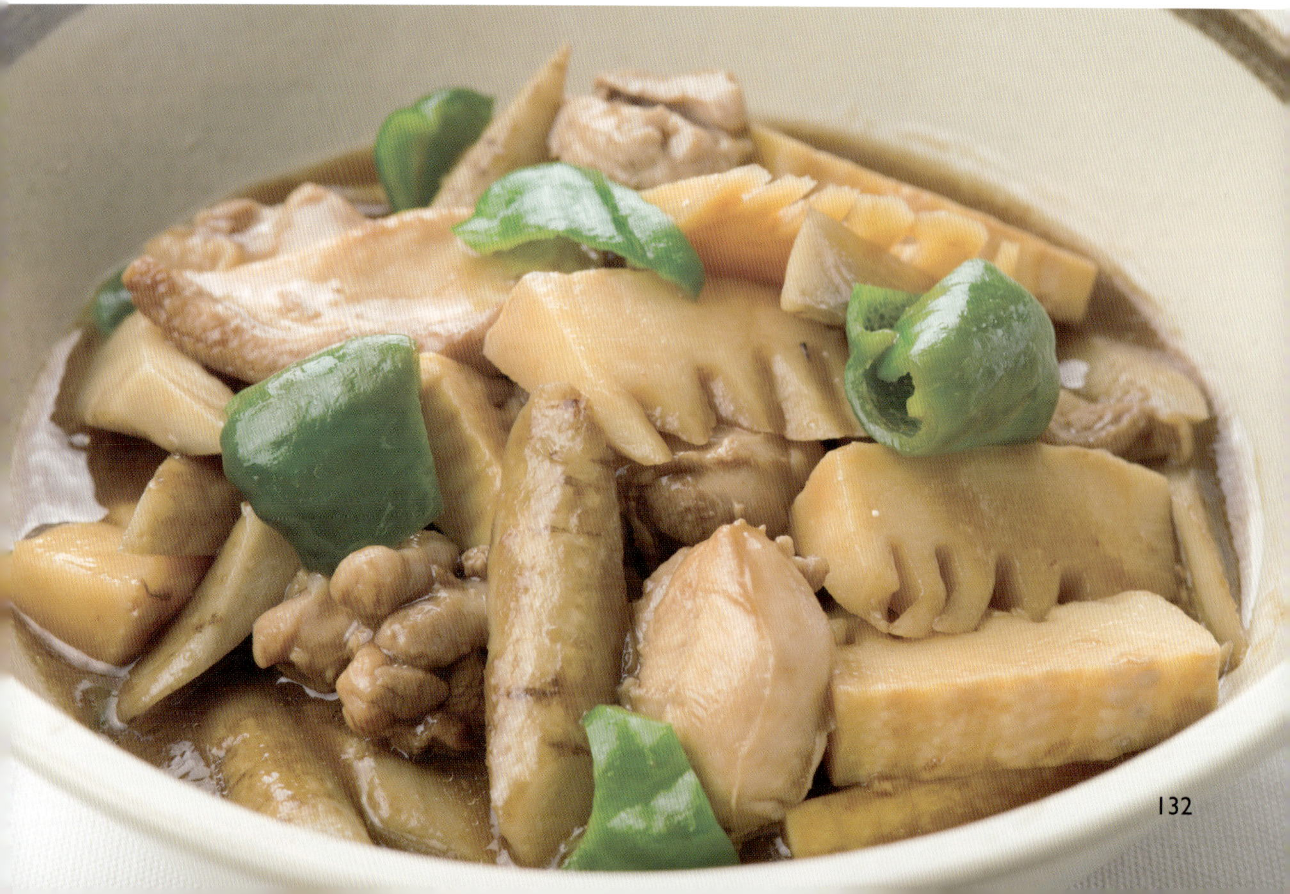

白身魚と健康野菜のバルサミコ酢味

糖尿病　高血圧　アトピー

〈材料：４人分〉

白身魚の切り身３枚　人参・しいたけ・竹の子・チンゲン菜 各50g　プチトマト14個　塩・コショウ少々　酒大さじ１　片栗粉大さじ３　エクストラバージンオイル大さじ１　**調味料**（バルサミコ酢・みりん各大さじ３　しょうゆ大さじ２）

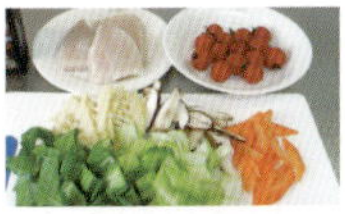
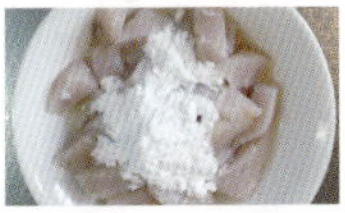
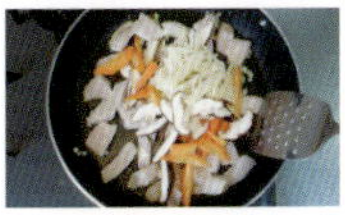
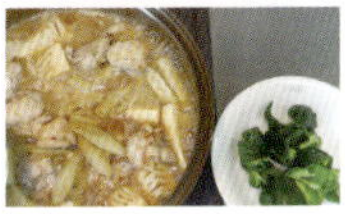

①白身魚の切り身は一口大、人参・しいたけ・竹の子・チンゲン菜も一口大に切ります。プチトマトはそのまま使います。

②魚に、塩コショウ少々と酒大さじ１、片栗粉大さじ３で下味をつけます。

③エクストラバージンオイル大さじ１で魚から炒め、最後に入れるチンゲン菜とプチトマト以外の野菜を炒め、**調味料**を加えます。

④最後にチンゲン菜とプチトマトを加え、でき上がりです。

［生食のすすめ］プチトマトは炒めすぎるとおいしさが半減する上に、酵素も死んでしまいますので、すぐに火を止めます。

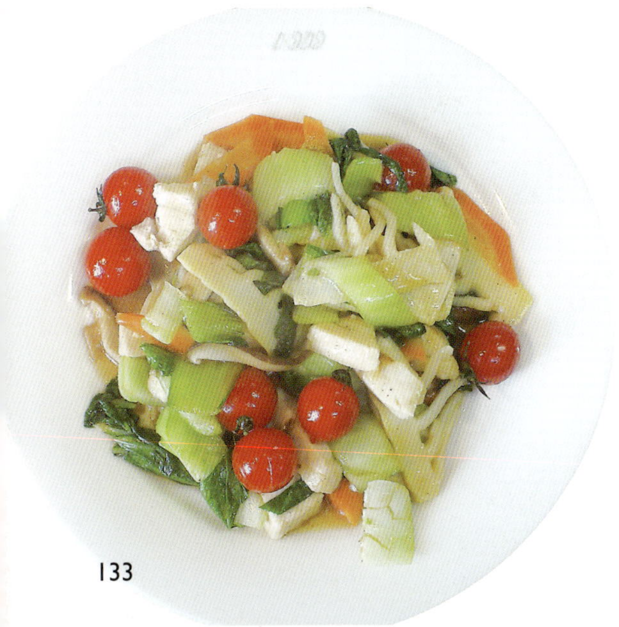

米ナスの野菜そぼろあん

糖尿病　高血圧　メンタル

〈材料：４人分〉

米ナス１個　人参・しいたけ 各50g　しょうが１粒　かいわれ大根30g　ごま油大さじ３　だし汁２カップ　水溶き片栗粉大さじ1.5　**調味料**（酒・きび糖・しょうゆ 各大さじ２　みりん大さじ１）

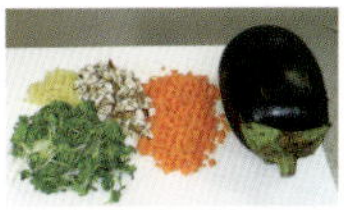
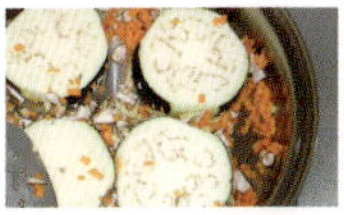
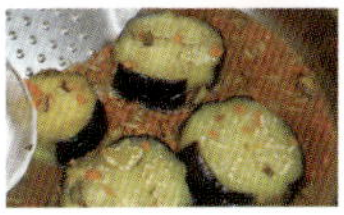

①米ナス（縦に３本、皮をむいて輪切り）、人参・しいたけ・しょうが（みじん切り）、かいわれ（小口切り）を準備します。

②フライパンにごま油大さじ３を入れて、輪切りの米ナスを両面焼き、まわりに人参・しいたけ・しょうがを加えます。

③だし汁２カップと**調味料**を加え、なすに火が通ったら水溶き片栗粉大さじ1.5でとろみをつけ、「野菜あん」にします。

④先にナスを盛り付け、野菜あんをかけて、かいわれを添えます。

料理ワンポイント　そぼろを自家製で作っておいて「三色どんぶり」にしたり、つくだ煮風に箸休めにしたりすると便利です。だし汁を加えて水溶き片栗粉で「そぼろあん」にすると、さらにレパートリーが増えます。

［食の安全メモ］「そぼろ」とは「よくほぐしたもの」で、肉や魚介類を細かくほぐしてパラパラにした食べ物です。お肉で作るそぼろは、自分で作らない限り、「化学合成添加物」が使用されているケースが多いので、要注意です。

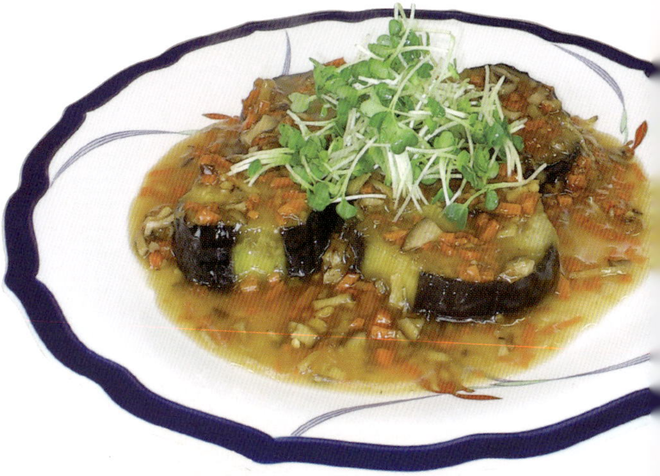

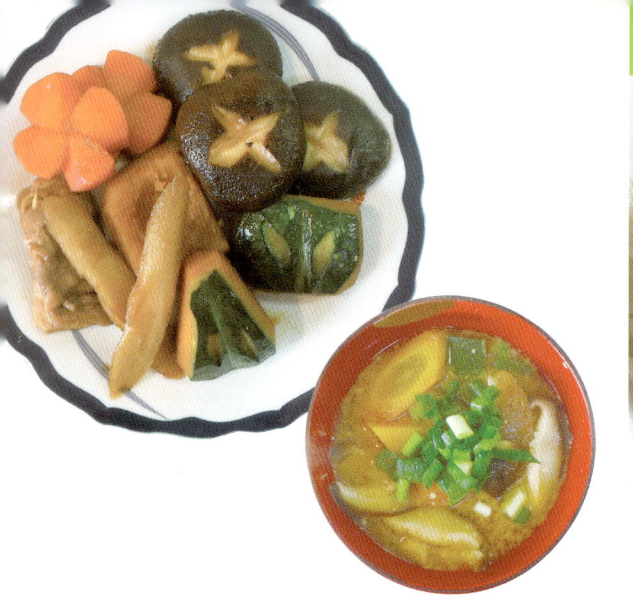

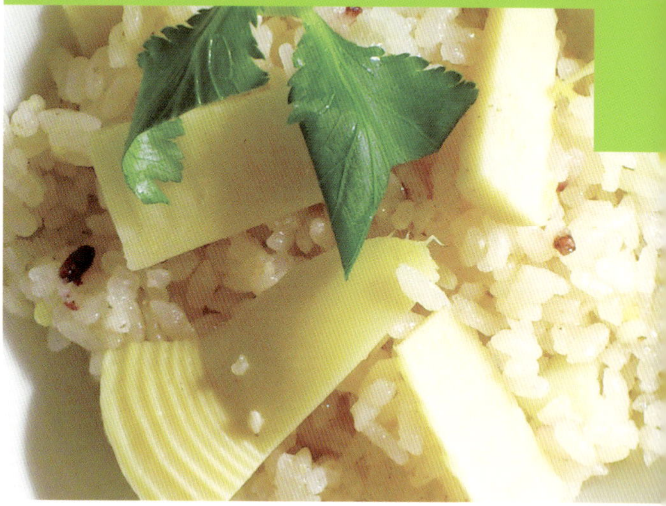

二刀流！　飾り野菜の旨煮と具だくさん味噌汁

糖尿病　高血圧　アトピー

〈材料：４人分〉

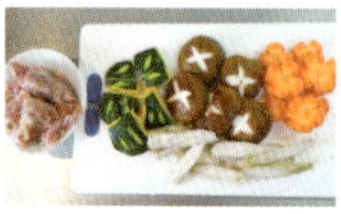

人参１本　しいたけ５枚　かぼちゃ1/4個　ごぼう１本　地鶏もも肉１枚　ごま油大さじ１　だし汁２カップ　**調味料**（しょうゆ・きび糖・酒各大さじ３　みりん大さじ1.5）

❶人参は花型に飾り切りをし、しいたけに飾り庖丁を入れます。ごぼうは長めの斜め切り、かぼちゃは面取りをします。

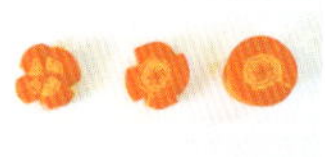

料理ワンポイント　煮物の場合、切り方のコツは「面取り」。煮崩れを防ぐ角々を切り取る調理方法です。また、しいたけなどに味をしみやすくするために「飾り庖丁」を入れます。人参など色鮮やかな野菜の場合は色を活かし「花型」に切ります。

❸地鶏は一口大にしてごま油大さじ１で炒め、飾り野菜を加え、だし汁２カップで下煮をします。その後、**調味料**を加えて煮ふくめます。

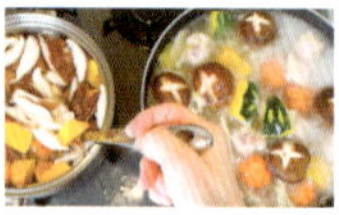

＜もう一品！＞　**具だくさん味噌汁**

同じ材料をスライスして具だくさんの味噌汁にします!!

おいしくゆでて竹の子ご飯

糖尿病　高血圧　アトピー

〈材料：４人分〉

竹の子１株　米２カップ　十六穀米20g　だし汁２カップ　**調味料**（薄口しょうゆ・酒大さじ２　みりん小さじ２　塩小さじ1/2）

❶沸騰させただし汁に薄切りにした竹の子を入れ、**調味料**を加えて煮て、ザルに取り出します。

❷鍋に米２カップと十六穀米20gを入れ、蒸発して量の減っただし汁に水を加えて２カップにして、最初は強火、沸騰したら弱火にして15分間ご飯を炊きます。

❸最後に先ほどの竹の子を上にのせて、さらに５分間蒸らしてでき上がりです。

料理ワンポイント　竹の子のえぐみは「シュウ酸」によるものと言われています。時間が経てば経つほど、この「えぐみ」は増していきます。米のとぎ汁や米ぬかを入れるのは、微小な物質にアクが吸着されたり、酵素のはたらきでアクが抑えられるからと言われています。たかのつめ（赤唐辛子）については、アク抜き目的というよりも、「カプサイシン」という唐辛子の成分が、いたみやすい竹の子の酸化を防いでくれるからとも言われています。

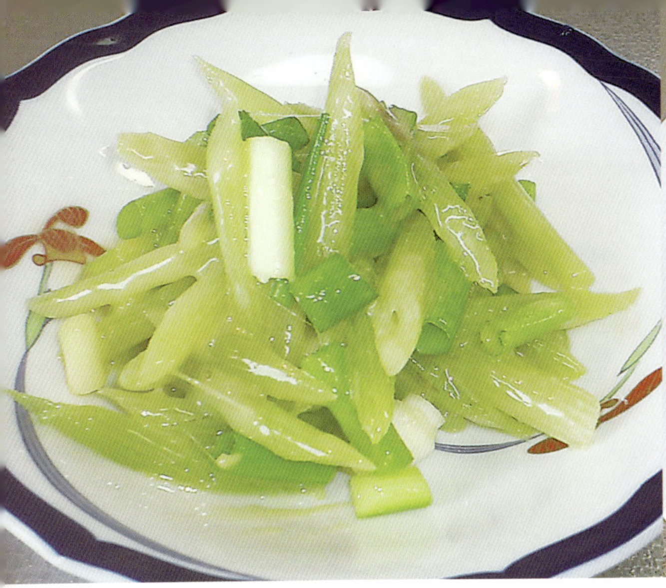

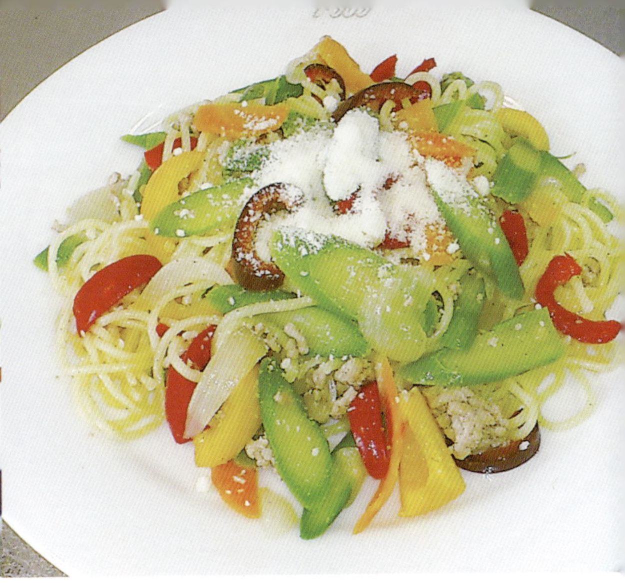

食物繊維たっぷり！ふきの西京みそ和え

糖尿病　高血圧　アトピー

毎日、野菜をたくさん食べるためにも、サラダにはドレッシングと決めつけずに、日本の伝統である「和え物文化」を大切にしてください。味噌は日本の誇る発酵食品です。サラダ感覚で味噌を応用する場合、「西京味噌」と「りんご酢」の組み合わせがおすすめ。万人受けすること受け合いです。

〈材料：４人分〉

フキ100g　細ねぎ３本　**酢味噌**（西京味噌・みりん各大さじ３　りんご酢大さじ２）

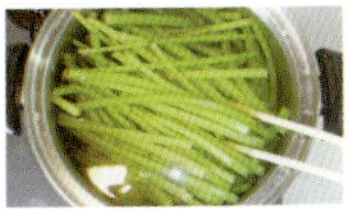

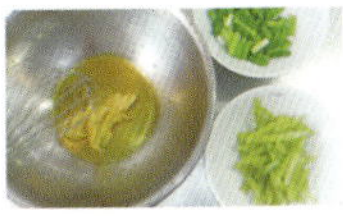

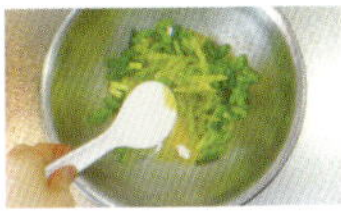

❶ゆでて皮をむいたフキを３センチくらいに切り、細ねぎは小口切りにします。

❷ボウルに**酢味噌**の材料を入れ、溶いておきます。

❸フキと細ねぎを加え、よく混ぜてでき上がりです。

［栄養一口メモ］フキに含まれる最大の健康成分は食物繊維です。食物繊維は、消化吸収の働きをする腸に一番重要な成分。活性酸素を増やす原因となる便秘を予防するためにもしっかりとりましょう。

疲れがとれる！アスパラ生パスタ

糖尿病　高血圧　メンタル

〈材料：４人分〉

生パスタ200g　黒豚ひき肉200g　玉ねぎ・人参・カラーピーマン 各100g　グリーンアスパラ６本　オイルバター大さじ１　塩小さじ１　コショウ少々　酒大さじ３　粉チーズ１人分大さじ１

［栄養一口メモ］アスパラガスには「アスパラギン酸」という疲労回復効果バツグンの成分やルチンも多く、高血圧の方にはとてもよい野菜のひとつです。ガン予防になる「カロテン」と「ビタミン」が豊富なカラーピーマンの妹「チェリータ」を色あいに組み合わせました。

❶人参・玉ねぎ・カラーピーマンをせん切り、アスパラを斜め薄切りにします。

❷パスタは３分間ゆで、アスパラも１分間塩ゆでにしておきます。

❸フライパンにオイルバター大さじ１を入れ、ひき肉・人参・玉ねぎを炒め、塩小さじ1、コショウ少々、酒大さじ３を加えて蓋をし、蒸し焼きにします。次にカラーピーマンを追加してサッと炒めます。

❹ゆでたアスパラとパスタを加え、全体的によく混ぜ合わせたら、塩コショウ少々で味を整え、お皿に盛り付けたら一人大さじ１の粉チーズをトッピングします。

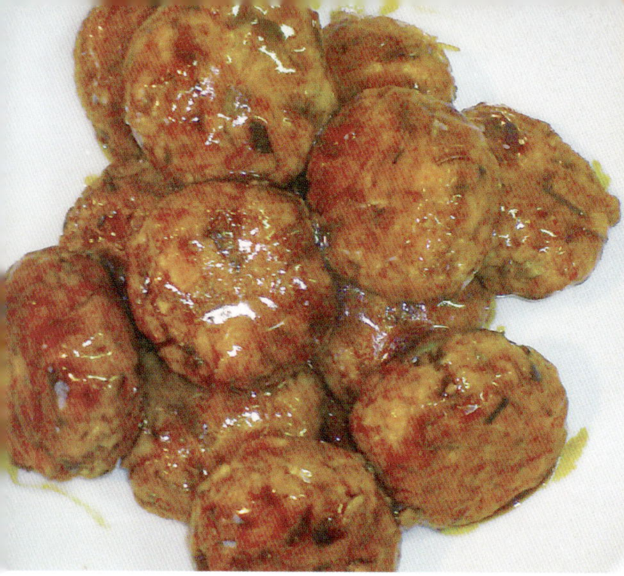

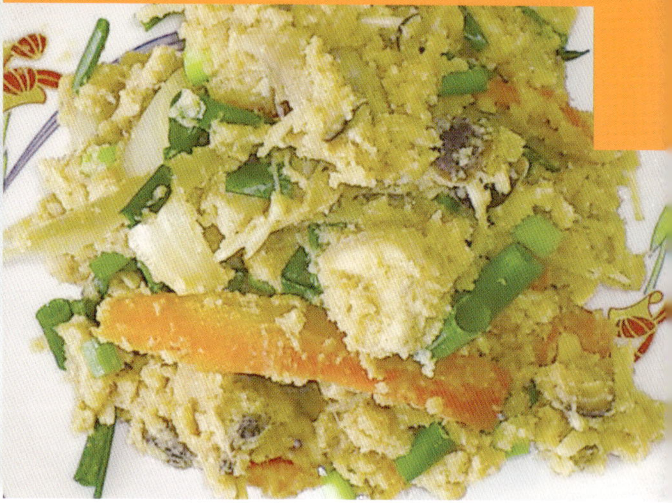

血液サラサラ！ とうふボール

糖尿病　高血圧　メタボ

〈材料：４人分〉

豆腐200g　黒豚ひき肉150g　人参・しいたけ・しめじ 各50g　長ねぎ1本　卵1個　塩小さじ１　コショウ少々　片栗粉大さじ２　ごま油大さじ1.5　だし汁３カップ　水溶き片栗粉（片栗粉を水と同量で溶く）大さじ１　**調味料**（しょうゆ・きび糖・酒各大さじ３　みりん大さじ1.5）

［栄養一口メモ］豆腐の原料の大豆はたんぱく質に優れ、レシチンという成分が血管内のコレステロールを溶かすので「血液サラサラ機能性食品」とも言われています。

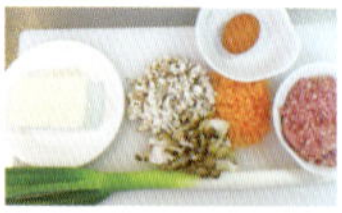

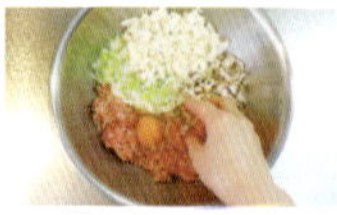

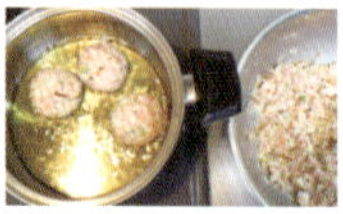

1. 野菜を全部みじん切りにし、豆腐・黒豚ひき肉とともに卵1個、塩小さじ1、コショウ少々で味をつけます。
2. ボウルの中でよくかき混ぜ、最後につなぎで片栗粉大さじ２を加えます。
3. 鍋にごま油をしき、両面を軽く揚げます。
4. だし汁で火を通し（ここで油を、アクと一緒にすくいます）、**調味料**を加えて煮ふくめ、最後に水溶き片栗粉でとろみをつけます。

あり合わせおから

糖尿病　高血圧　アトピー

〈材料：４人分〉

おから150g　地鶏細切れ100g　人参・玉ねぎ・しめじ・ごぼう・細ねぎ各80g　酒大さじ１　ごま油大さじ１　だし汁ひたひた　**調味料**（しょうゆ・きび糖・酒各大さじ３　みりん大さじ1.5）

［栄養一口メモ］おからは豆腐を製造する過程で大豆から豆乳を絞った後に残ったもので、食物繊維の宝庫です。国産大豆で有機栽培されたものなら他の食材と組み合わせて最高の健康料理ができます。

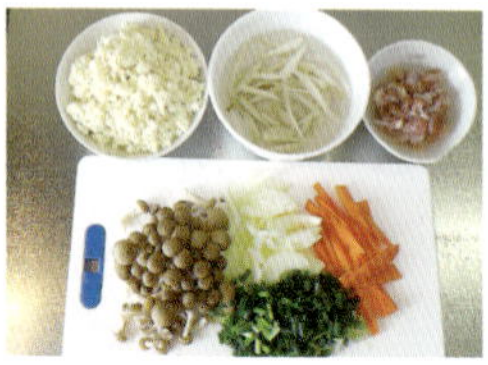

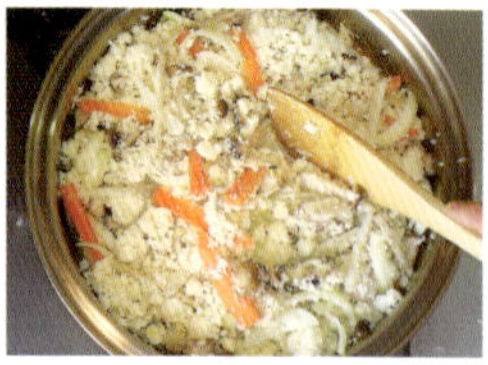

1. 地鶏細切れには酒大さじ１をかけておきます。人参・玉ねぎ・しめじ・ごぼう（水にさらす）は太めのせん切りにします。
2. ごま油大さじ１でおからと細ねぎ以外の材料を炒め、だし汁で火を通して、**調味料**で味をつけます。
3. おからを加え水分をとばし、最後に細ねぎを小口切りにして加えたらすぐに火を止め、でき上がりです。

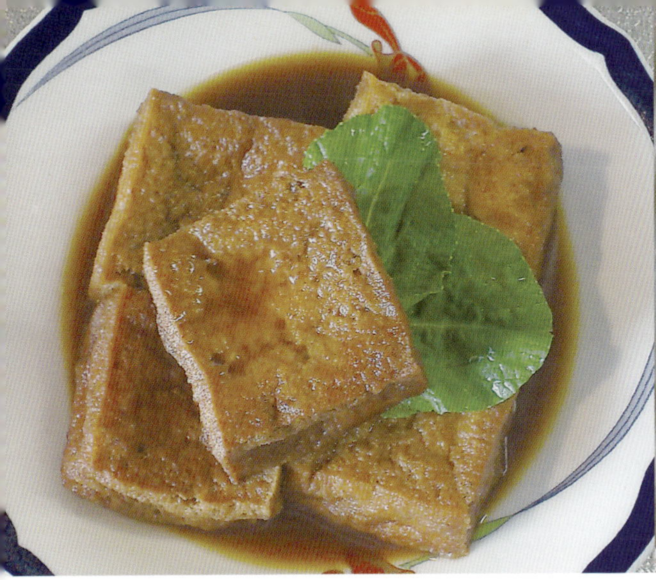

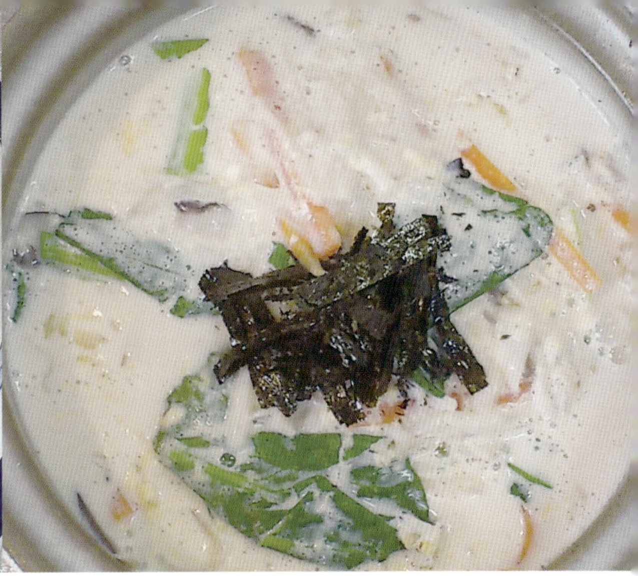

有機厚揚げの煮物

糖尿病　高血圧　メタボ

〈材料：４人分〉

厚揚げ２枚　だし汁１カップ　きび糖大さじ３
しょうゆ・酒 各大さじ３　みりん大さじ1.5

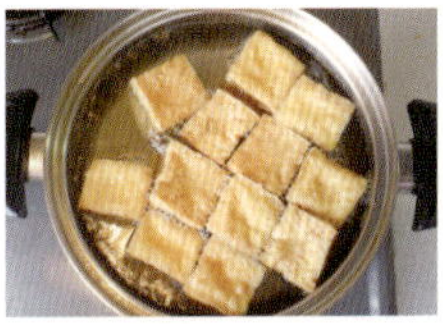

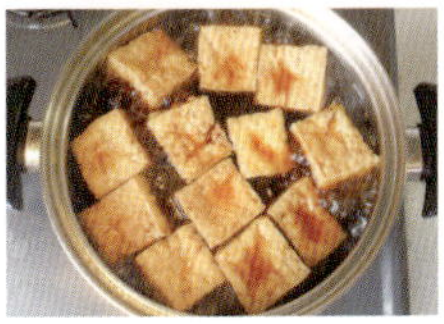

❶身体にいい水（水道水以外が条件）で、カットした厚揚げをゆでて油抜きをします。

❷油抜きした厚揚げを、だし汁１カップに、きび糖大さじ３だけで３分ほど煮ます。次に、しょうゆ・酒各大さじ３、みりん大さじ1.5を加えます（厚揚げをふっくら仕上げるため、最初は塩分を加えません）。

❸さらに３分ほど煮て、でき上がりです。

［食の安全メモ］厚揚げは豆腐を揚げたものですが、大量生産されたものは「油の酸化」が大問題です。良質な油を使用するとコストが上がるため、品質面で感心できない油で揚げているメーカーが多いように思います。加えて、何度も使用した油は「過酸化脂質」という「活性酸素」の発生要因になり、血液を汚してしまいます。
厚揚げの調理で一番大切なことは「油抜き」をしっかりすることです。油を溶かす力のある還元水素豊富水（還元水）をもった水で料理すると安心ですね。

釜揚げしらすの豆乳ぞうすい

糖尿病　高血圧　アトピー

〈材料：４人分〉

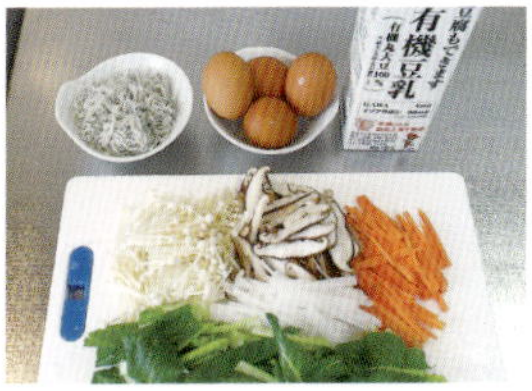

豆乳１リットル　ご飯２カップ　卵４個　釜揚げしらす150g　大根・人参・しいたけ・小松菜 各80g　スープ１カップ　塩小さじ１　コショウ少々

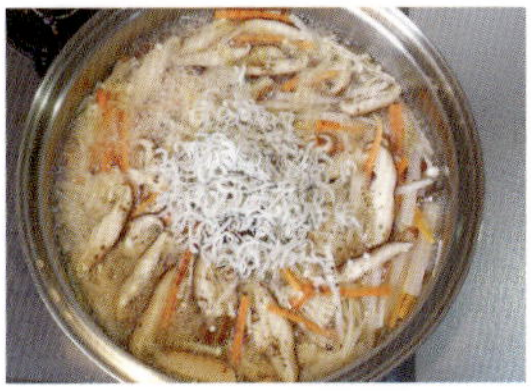

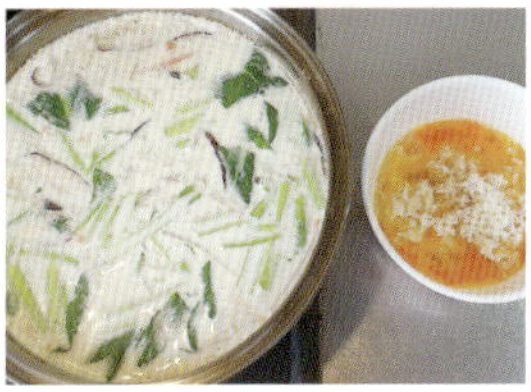

❶釜揚げしらすと大根・人参・しいたけ・小松菜を、スープ１カップで煮ます（塩小さじ１コショウ少々）。

❷卵４個にご飯２カップを入れ、塩コショウ少々をします。こうするとご飯の食感がよくなります。

❸豆乳１リットルを加え、ご飯入り卵液と小松菜を加えて味を整えます。

いわしのえごまチーズ揚げ

糖尿病　高血圧　メタボ

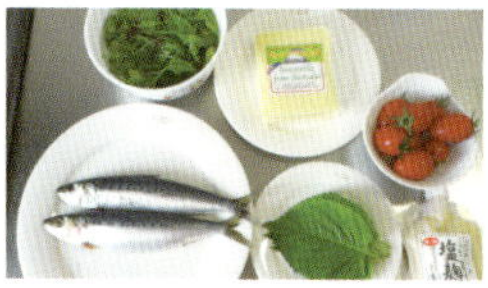

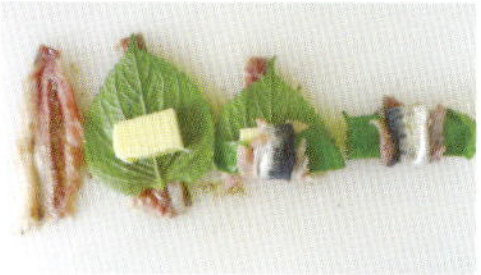

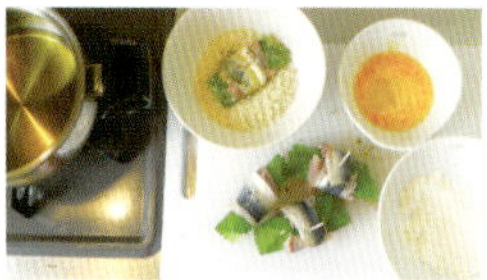

❶イワシは三枚おろしにして、塩コショウ少々をします。チーズは1センチ角くらいに切っておきます。

❷イワシ一切れにエゴマ1枚（裏側を上にする）とチーズをのせ写真のように巻き、太いほうから巻きようじでとめます。

❸巻いたものを、小麦粉・とき卵・パン粉の順につけ、エクストラバージンオイルで揚げます。

❹生の有機野菜（ここではプチトマトとベビーリーフ）を皿に添え、ドレッシングを上にかけてでき上がりです。

〈材料：4人分〉

イワシ	2尾
ナチュラルチーズ	1cm角5cm長さの棒状のもの4本
エゴマ（大葉でも可）	8枚
プチトマト	4個
ベビーリーフ（生野菜）	100g
卵	1個
小麦粉・パン粉	各1/4カップ
塩・コショウ	少々
エクストラバージンオイル＜揚げ油＞（オリーブオイル）	1カップ
ドレッシング	
塩麹・無添加つゆ	各大さじ2
オリーブ油	大さじ1

［栄養一口メモ］エゴマはしそ科の植物。一見「大葉（青じそ）のデッカイ版」という感じですが、栄養成分的にはアルファリノレン酸を多く含み、血流をよくしてくれます。これは抗酸化物質ですので、活性酸素除去にも一役買ってくれます。

料理ワンポイント　エゴマは生で食べるとくせがありますので、このレシピのようにチーズと組み合わせて揚げるなどして、子供でも食べやすくしましょう。

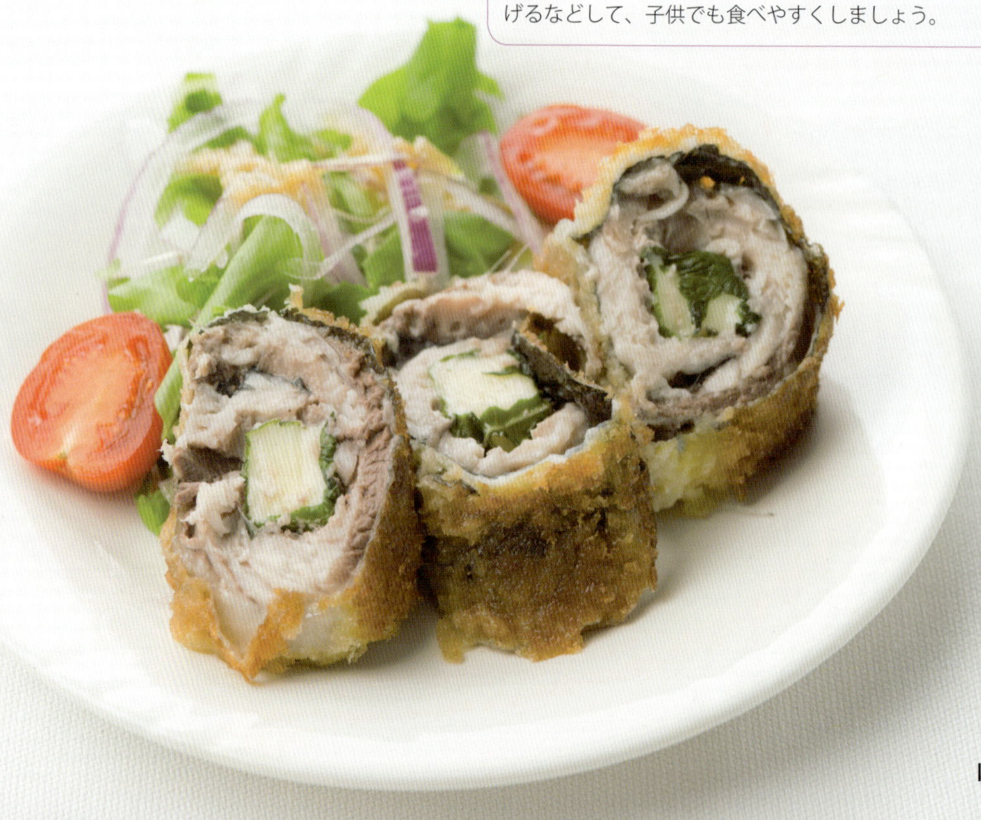

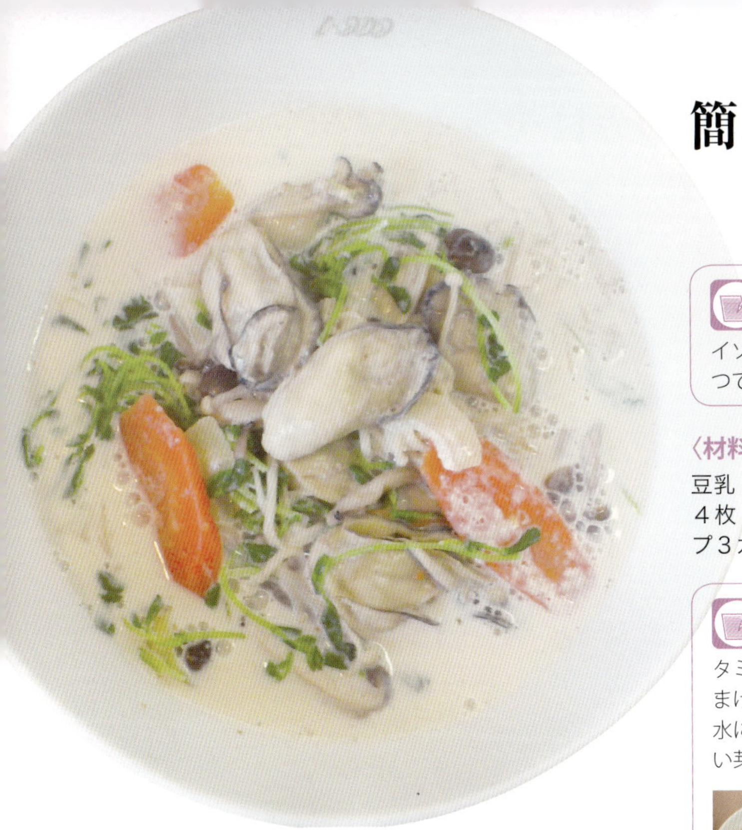

簡単！ 牡蠣の豆乳鍋

糖尿病　高血圧　メタボ

［栄養一口メモ］豆乳には、女性ホルモンに似たはたらきをする大豆イソフラボンが豊富。イソフラボンは抗酸化作用を持つポリフェノールの１つです。

〈材料：４人分〉

豆乳１リットル　カキ300g　人参１本　生しいたけ４枚　しめじ１株　えのき１株　玉ねぎ１個　スープ３カップ　塩小さじ２　コショウ少々

［栄養一口メモ］豆苗はえんどう豆（グリンピース）の若菜のことです。ほうれん草よりもビタミンが２倍以上多い緑黄色野菜です。しかも、「おまけの楽しみ方」があります。３分の１を残して還元水に根っこを浸しておくと、一週間くらいでまた新しい芽がたくさん出てきます。

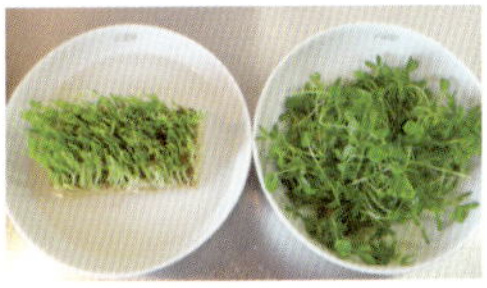

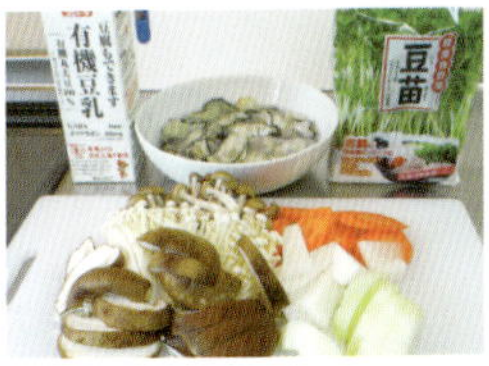

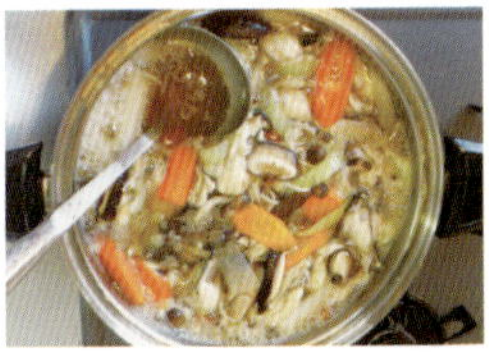

［食の安全メモ］アクは血液を汚します。アク取り作業でカキの生臭さを取ることができますので、ていねいに行ってください。

❶鍋にスープ３カップと塩小さじ２、コショウ少々を入れ、斜め薄切りにした人参・しいたけ・しめじ・えのき・玉ねぎを加えます。

❷野菜に火が通ったらカキを加え、アクを丁寧に取り、豆乳１リットルを入れ、沸騰直前で火を止めます。豆苗を加えてたら、でき上がりです。

＜もう一品！＞豆乳チーズリゾット

〈追加材料〉

五穀玄米ごはん1膳分　とろけるチーズ1/2カップ

鍋を食べた後の残り汁に、五穀玄米ごはんを入れ、とろけるチーズを加えて即席リゾットにします。

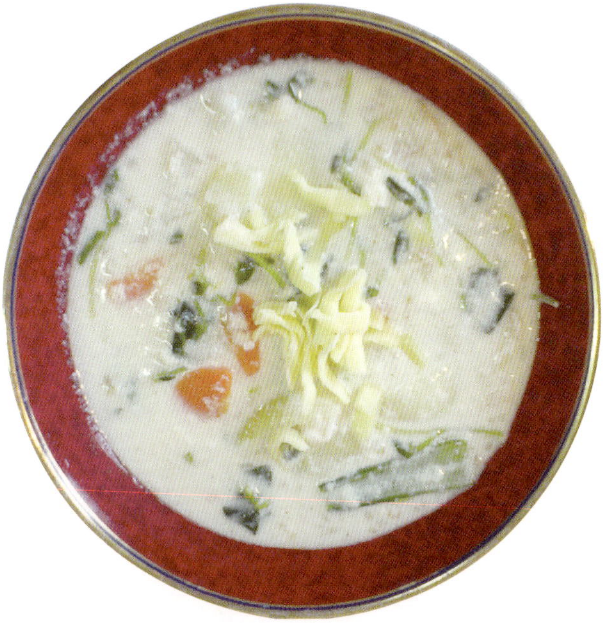

1分で！　カラーピーマンのカロテンきんぴら

高血圧　メタボ　メンタル

ピーマン嫌いのお子様が多いですが、素材を選び、料理方法、味付けを工夫すると、意外とどんどん「私は赤！」とか「私は黄色！　僕は緑！」と食べてくれます。

〈材料：４人分〉

ピーマン緑・赤・黄	各１個
ごま油	大さじ１
きび糖	大さじ2.5
しょうゆ	大さじ２
煎りゴマ	大さじ１

料理ワンポイント　ピーマンの特性で「火の通しすぎ」は、繊維が壊れて食感が悪く、おいしさがそこなわれますので注意しましょう。単独の炒め物、和え物などにする場合は、あまり火を通さず生に近いほうがおいしく食感がいいです。
煮込んだり火を十分に通したりする料理の時には、他の食材の味でカバーしたり、ソースで煮込んだりが大切です。

❶ピーマンを大きめの乱切りにします。

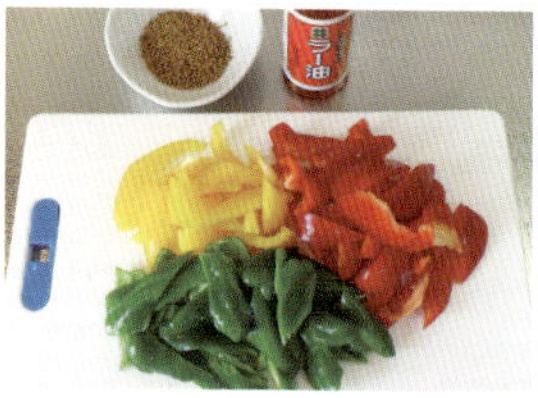

❷ごま油でサッと炒め、すぐにきび糖をふりかけ、さらにしょうゆをふりかけて１分で仕上げます。

❸最後に煎りゴマをひねりながら（香りを出すため）加えます。

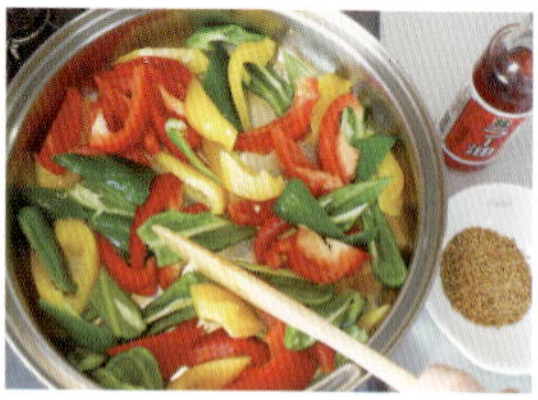

［食の安全メモ］ピーマン、とりわけ「輸入野菜」のカラーピーマンは、ポストハーベストという収穫後の農薬が残留しているものが多く、皮をむかない野菜だけに危険です。有機野菜を選択すると、「ピーマン本来のおいしい味」に出会えます。

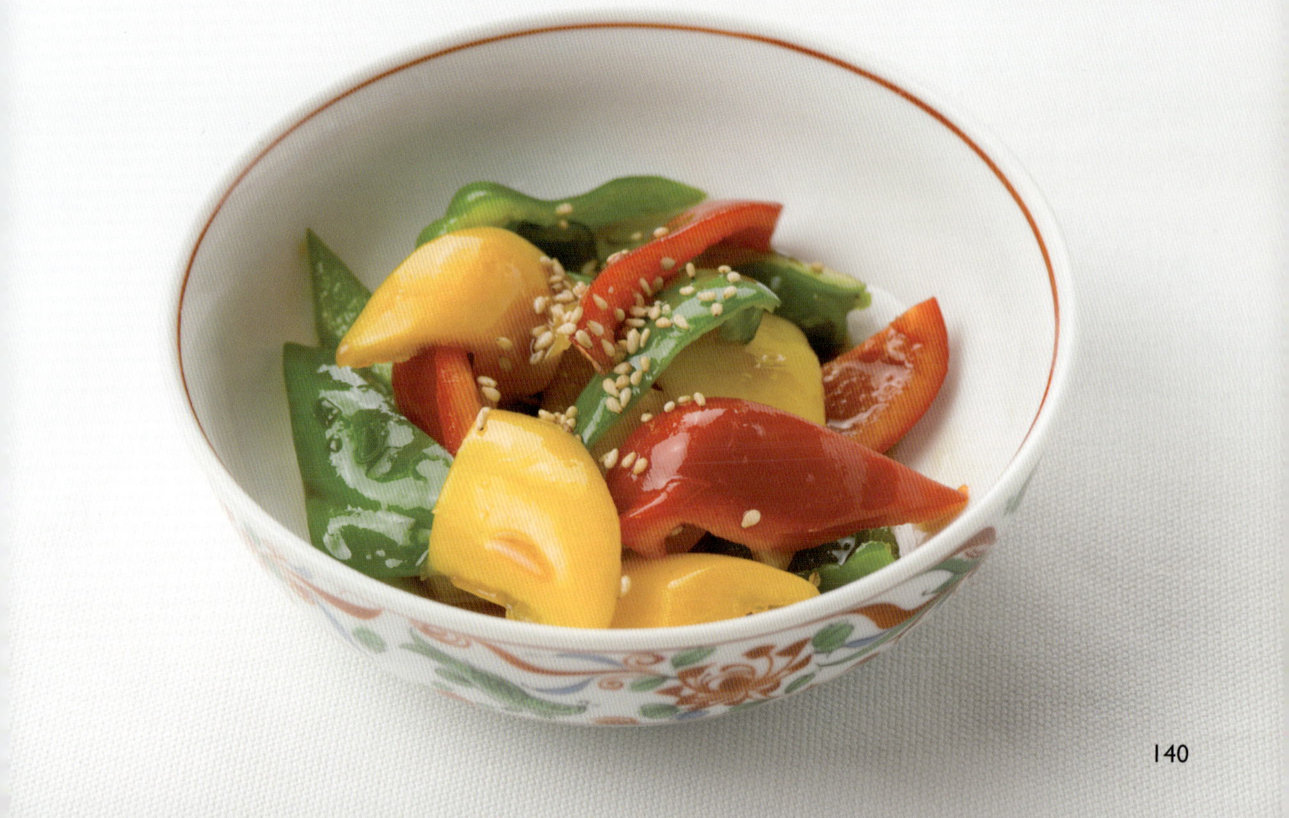

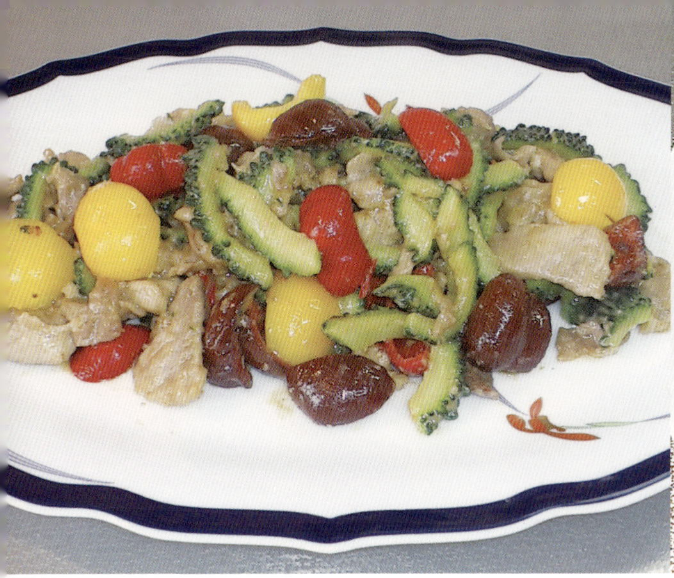

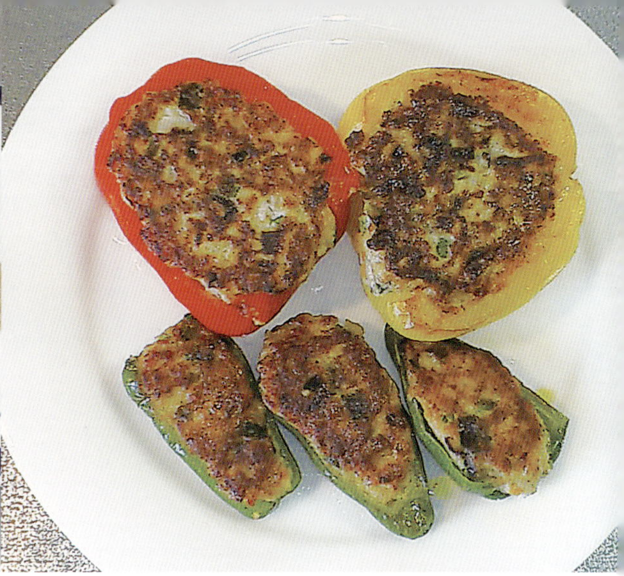

カラフル！　ゴーヤとカラーピーマンの味噌炒め

糖尿病　高血圧　メタボ

〈材料：4人分〉

ごま油大さじ１　黒豚200g　カラーピーマン（赤・黄色・紫）全部で100g　ゴーヤ１本　赤唐辛子１本　**調味料**（西京味噌大さじ５　きび糖・みりん・酒・しょうゆ各大さじ１）

［栄養一口メモ］夏といったらビタミン豊富な「ゴーヤ」が最高です。ゴーヤとカロテンの多いカラフルピーマンを組み合わせると鬼に金棒です。ここに、肉の中で唯一「ビタミンC」がある豚肉を使い、さらに、抗酸化力のある「味噌」で味をつけます。

❶フライパンにごま油大さじ１を入れて黒豚を炒め、カラーピーマンを一口大に切って加え、ゴーヤは斜め切りにしてサッと塩ゆでして加えます。

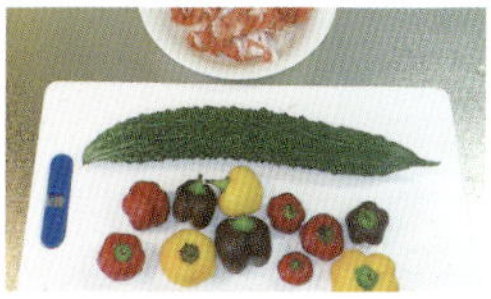

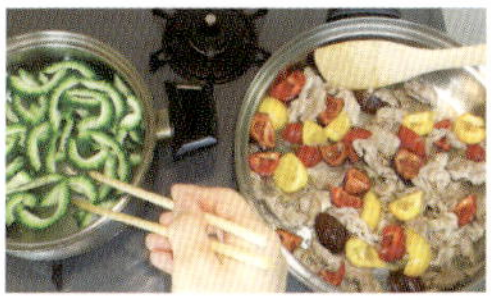

❷**調味料**で味をつけ、赤唐辛子の種を取り小口切りにして加え、でき上がりです。

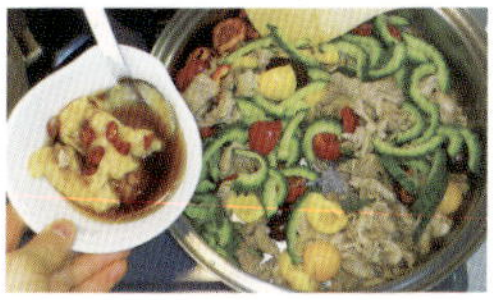

カラフル健康！　カラーピーマンの肉詰め

糖尿病　高血圧　メタボ

〈材料：4人分〉

パプリカ・カラーピーマン５〜６個　塩小さじ1.5　コショウ・ナツメグ 各小さじ1/4　オリーブオイル大さじ1.5　スープ２カップ　酒大さじ３　パン粉大さじ３　**肉詰めの具材**（玉ねぎ・人参・しいたけ各80g　黒豚ひき肉150g　牛乳大さじ1.5　卵１個　片栗粉大さじ３）

❶パプリカ・カラーピーマンは縦２つに切りボート型にします。玉ねぎ・人参・しいたけをみじん切りにし、パン粉を牛乳に浸しておきます。

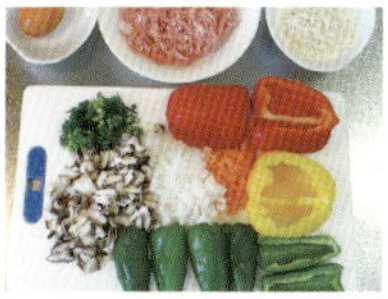

❷ボウルに**肉詰めの具材**を入れ、塩小さじ1.5、コショウ・ナツメグ各小さじ1/4を加え、粘りが出るくらい混ぜます。

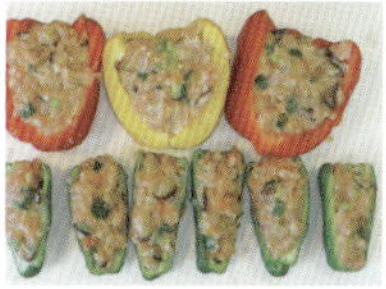

❸具材をピーマンに詰め、オリーブオイルで肉面の方から焼き、スープ２カップ、酒大さじ３で汁気がなくなるくらい火を通して、でき上がりです。

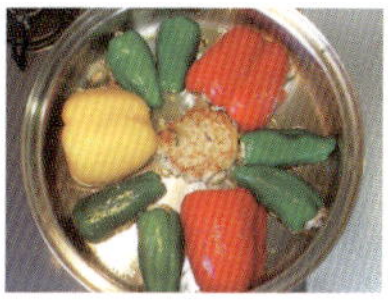

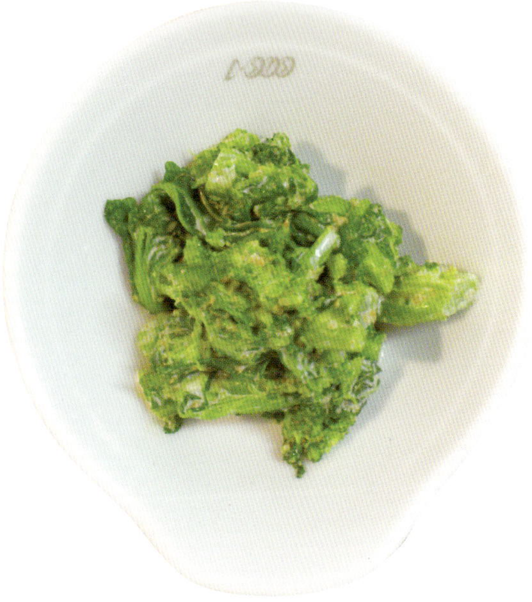

健康！　菜の花の胡麻ドレッシング

糖尿病　高血圧　アトピー

菜の花は茎の部分を和え物などに使います。ポイントは２分以上ゆですぎないこと。シャキシャキした食感が大切です。

〈材料：４人分〉

菜の花１束　**胡麻ドレッシング**（すりごま大さじ３　きび糖大さじ１　薄口しょうゆ大さじ１）

［栄養一口メモ］菜の花の栄養素は本当に素晴らしい!!　100gあたりのカルシウムは、ほうれん草の49に対して2倍もあります。鉄分もほうれん草より多く、ビタミンCは3倍以上です。

❶菜の花はサッと塩ゆでします。
❷ゆでたらすぐに冷水にとり、色だしをします。ゆでっぱなしにすると色がくすんでしまいます。
❸ボウルに**胡麻ドレッシング**を作り、水気を絞って一口大に切った菜の花を和えます。

［生食のすすめ］菜の花はアクがあるのでサッとゆでるのが一般的ですが、酵素をたっぷりとるためには、生のまま食べたほうがよいでしょう。冷蔵庫に余っている野菜といろいろ組み合わせる―たとえば大根と人参を各50gずつせん切りにして混ぜるなど―と、とてもおいしく色合いもよくなります。

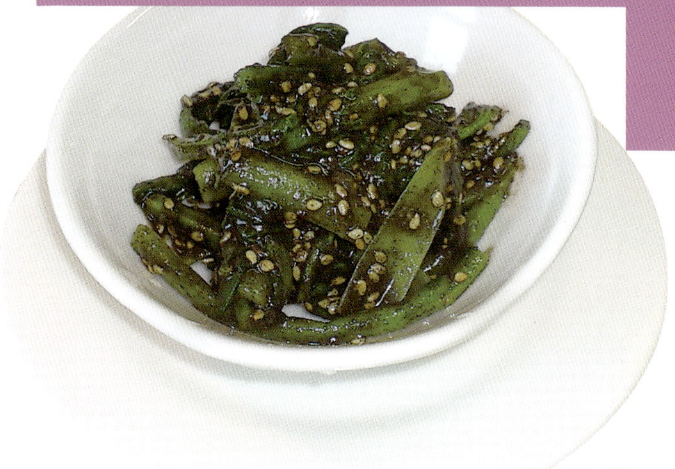

糖尿病　高血圧　アトピー

有機小松菜の黒胡麻和え

〈材料：４人分〉

小松菜１束　白煎りごま大さじ２　**調味料**（練り黒ごま・しょうゆ 各大さじ２　きび糖・みりん 各大さじ１）

［栄養一口メモ］小松菜は活性酸素除去野菜の代表です。小松菜と黒ごま（ごまも活性酸素除去食品です）を組み合わせた「ごま和え」は最高の活性酸素除去料理と言えます。

❶小松菜をサッと塩ゆでにします（くぐらせる程度、ゆですぎは禁物）。

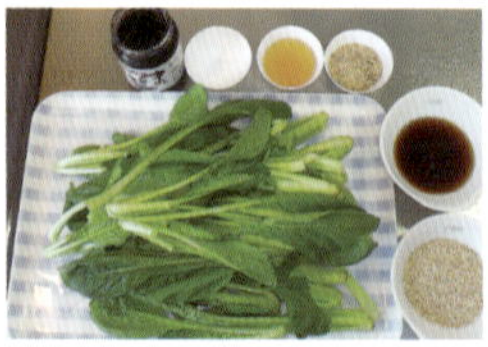

❷調味料をよく溶かし、水気を絞った小松菜をざく切りにして和え、白ごまをひねりながら香りを出して混ぜます。

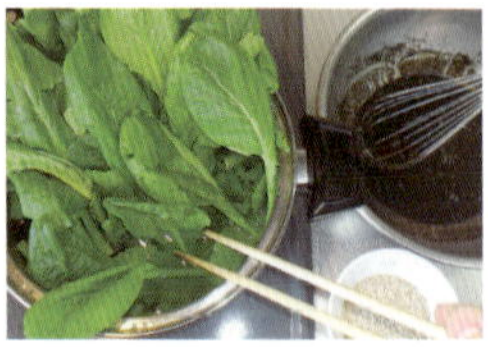

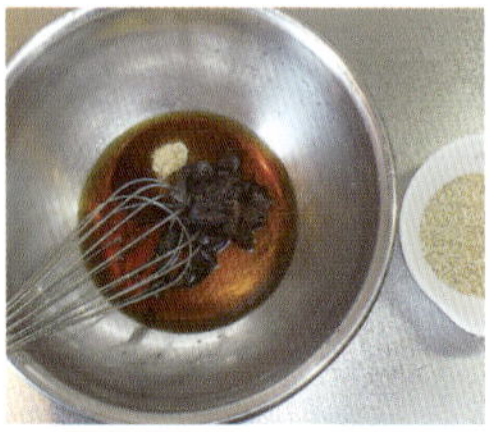

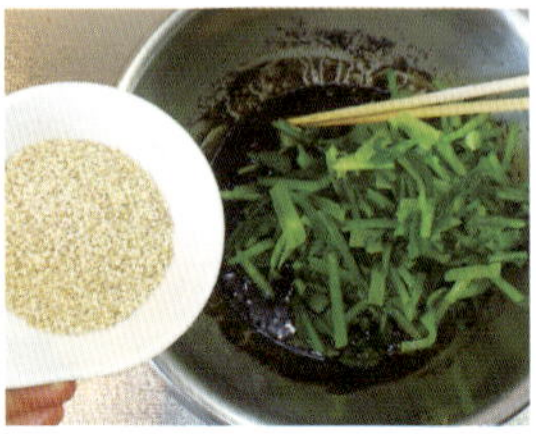

活性酸素除去！かぼちゃの旨煮

糖尿病　高血圧　メンタル

〈材料：４人分〉

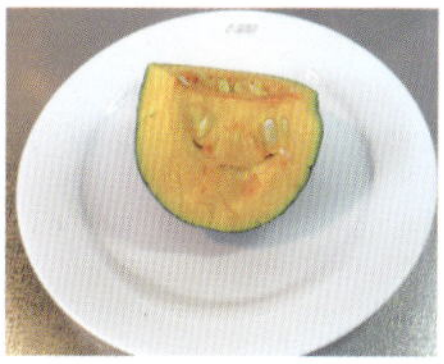

かぼちゃ 1/2個　ごま油小さじ１　だし汁３カップ　**調味料**（きび糖・酒・濃口しょうゆ 各大さじ２　みりん大さじ１）

［栄養一口メモ］かぼちゃは味噌汁やキンピラ、ゆでてサラダ、パン、和菓子、洋菓子などにも使うことができ、重宝します。カロテンが多く、「キサントフィル」という抗酸化成分も多量に含まれており、おすすめの健康野菜です！

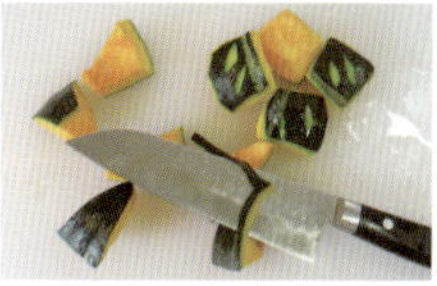

❶かぼちゃを一口大に切り、煮くずれないように角かどを庖丁で丸く切り取ります（「面取り」といいます）。

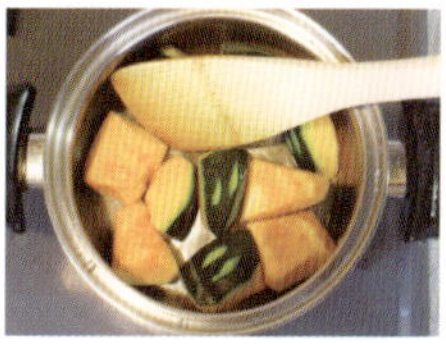

❷ごま油小さじ１でかぼちゃを炒め、だし汁をひたひたに入れ、調味料を加え煮ます。

料理ワンポイント　かぼちゃの選び方　１個買いをする場合は、「持ったときに重く、しましま模様がハッキリ、クッキリしているもの」がベストです。カットされている場合は「中に種がギッシリ入っているもの」を選んでください。

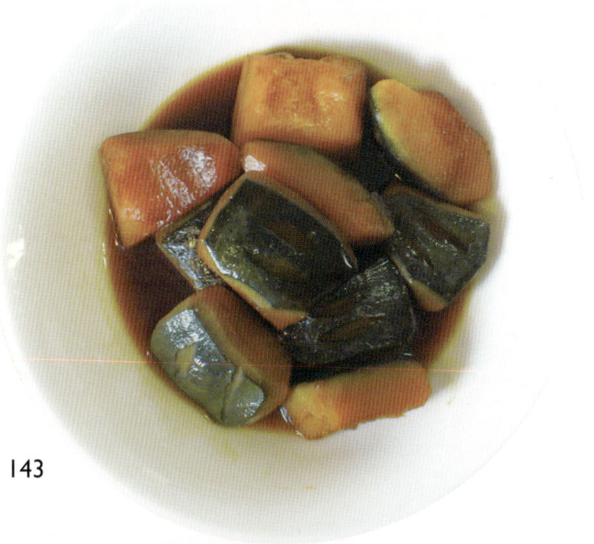

コラーゲンを補給しながら食べる「角切りスイカゼリー」

糖尿病　高血圧　メタボ

スイカは素材をそのままいかすのがベストです。ここではゼリーにしましたが、スイカをそのまま固める方法が一番おいしくいただけます。

〈材料：３個分〉

スイカ（赤くておいしい部分）500g　ゼラチン16g　きび糖大さじ３～５（スイカの糖度で調整）

［栄養一口メモ］スイカには赤い色の成分である「リコピン」という抗酸化物質がたくさん含まれています。高血圧予防や動脈硬化予防、疲労回復など、健康効果バツグンの素晴らしい果物です。

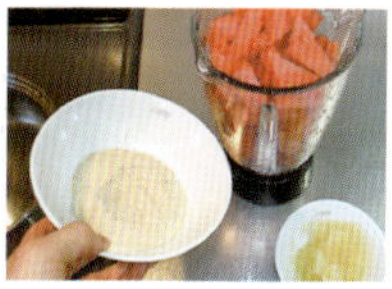

❶スイカは飾り用として１個の器に角切り３個を残して、あとはミキサーでジュース状にします。それに水で湿らせておいたゼラチンを加え、火にかけて溶かします（スイカの糖度によりますが、きび糖で甘さを調整します）。

❷スイカの角切りを容器に入れ、粗熱をとったスイカ液を流し込んだら冷やします（スイカの皮をアクセントに使います）。

料理ワンポイント　よいスイカの見分け方は「黒い線がくっきりハッキリしている」「下のくぼみのところがキユッと小さくしまっている」「たたくと響く、鈍い音がしない」ものがベストです。

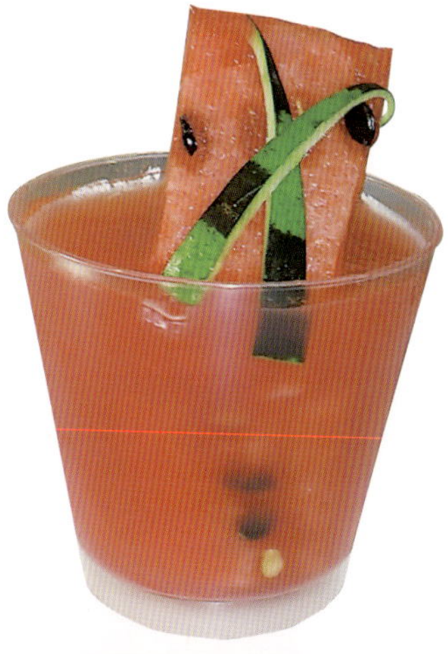

生野菜も豊富！　健康冷やしめん

糖尿病　高血圧　メンタル

冷やし中華は中華めんさえあれば、あり合わせの野菜でできます。野菜は、めんの太さに合わせてせん切りするといいですね。薄焼き卵もクルクル巻いて刻むと、手早くせん切りができます。めんつゆに「ごま油」か「ラー油」を少々プラスするだけで、ぐっと味が引き締まります。

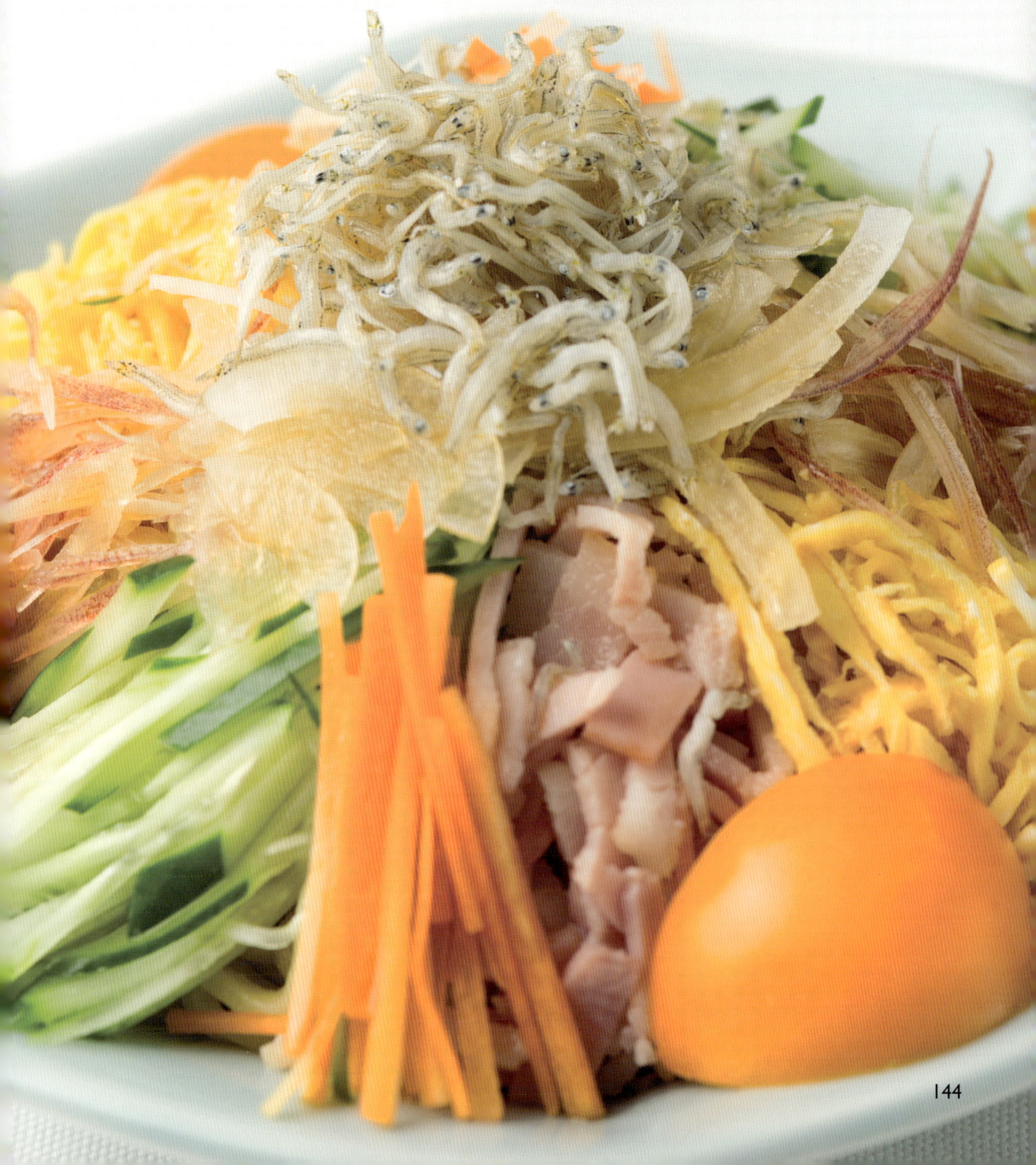

〈材料：４人分〉

中華めん……………………………………２玉
みょうが……………………………………３個
きゅうり……………………………………１本
ちりめんじゃこ・人参・玉ねぎ…………… 各50g
オレンジトマト ……………………………６個
ベーコン……………………………………６枚
卵 ……………………………………………３個
牛乳 ………………………………………… 大さじ１

めんつゆ

りんご酢
(米酢でも可。りんご酢だと優しい味に)… 80cc
しょうゆ……………………………………… 100cc
きび糖 ……………………………………… 大さじ４
酒 …………………………………………… 大さじ３
ごま油 ……………………………………… 小さじ１
ラー油 ………………………………………少々

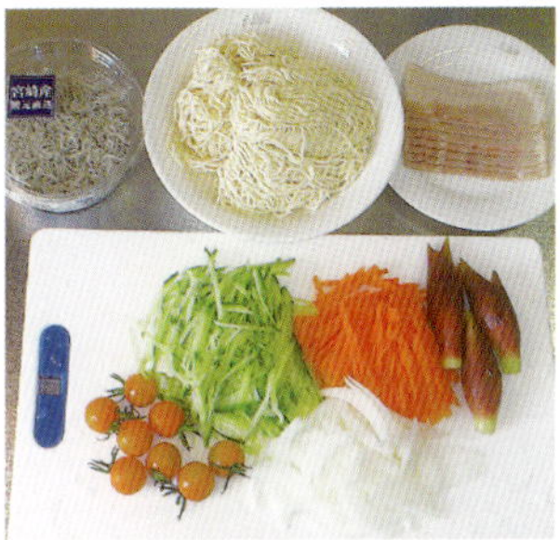

❶中華めんを３分間ゆでます。ベーコンは塩コショウ炒め、卵は塩コショウ少々に牛乳大さじ１で薄焼き卵にして、他の野菜とともにせん切りにします。

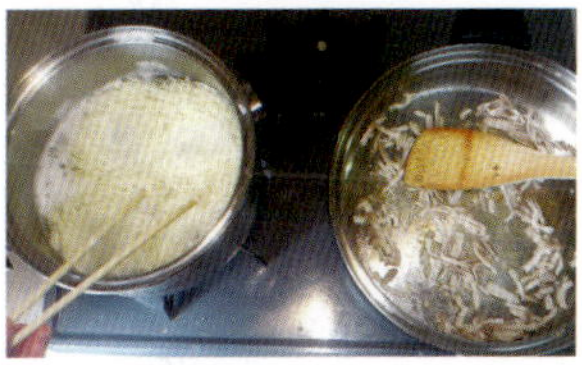

❷深めの器に彩りよく盛り付け、**めんつゆ**を作りいただく時にかけます。

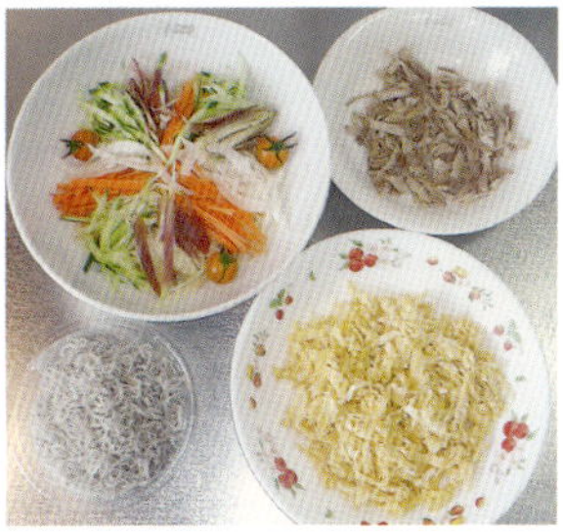

料理ワンポイント　子供さんにはラー油の代わりにみりんを加えるとマイルドな味になります。

バリエーション

健康サラダめん

〈材料：４人分〉

無添加ウインナー８本（せん切りにして炒めて塩こしょう少々）　錦糸玉子（卵３個にきび糖小さじ３、塩少々で薄焼きにしてせん切り）　キャベツ・紫キャベツ各60g　玉ねぎ・パプリカ・かいわれ大根各50g　青じそ８枚　※野菜はせん切りにします。
めんつゆ（しょうゆ・リンゴ酢なければ普通の酢・スープ 各50cc　きび糖 大さじ２　ごま油・オリーブオイル 各大さじ1/2　ラー油数滴）

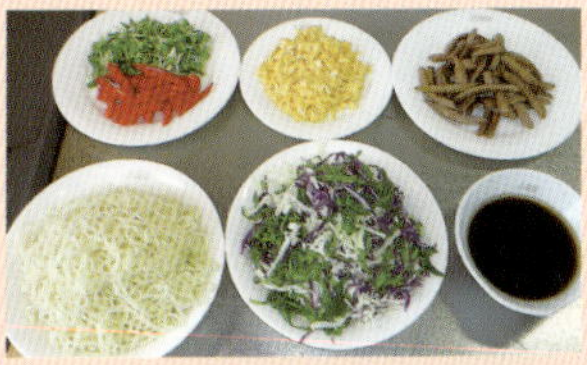

麺よりも野菜が多いのが特徴のサラダめん。「めんつゆ」をドレッシングのように作ります。ポイントはエクストラバージンオイルやひまわり油、ごま油、ラー油などの「オイル」を少し加えること。野菜がさらに食べやすくおいしくなります。

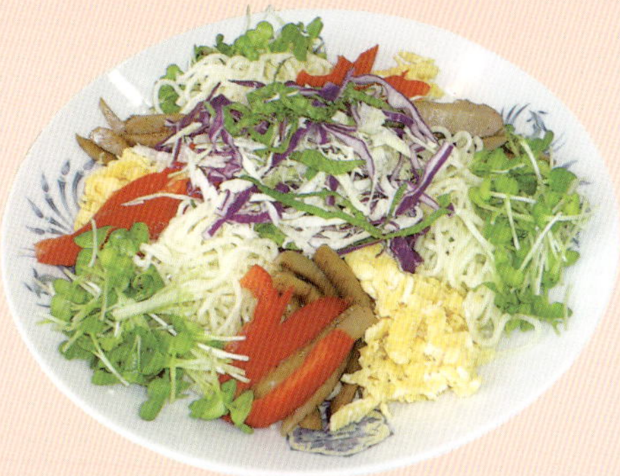

カロリー1/5！　揚げないカツ丼

糖尿病　高血圧　メンタル

食医食のとんかつのカロリーは、一般的なとんかつの５分の１。揚げずにオリーブオイルで焼き、キノコと野菜たっぷりの煮汁で煮て卵でとじます。太ることを気にせずにヘルシーにカツ丼を食べることができます。簡単ですので、ぜひ作ってみてください。

❶黒豚とんかつ用肉は庖丁の背で両面をたたいておくと柔かくなります。

❷肉に小麦粉、溶き卵、パン粉をつけて、オリーブオイルで両面を焼きます。

❸だし汁で、しめじ・しいたけ・えのき・玉ねぎ・人参のスライスを煮て、とんかつを加え、**調味料**を加えて味をふくませます。

❹塩ふたつまみを入れた卵６個を溶き、❸に加えて全体をとじて、ねぎの小口切りを散らします。ご飯の上にのせたら、でき上がりです。

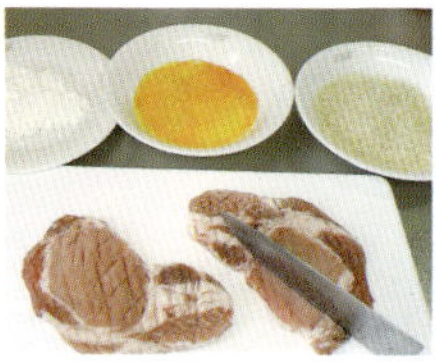

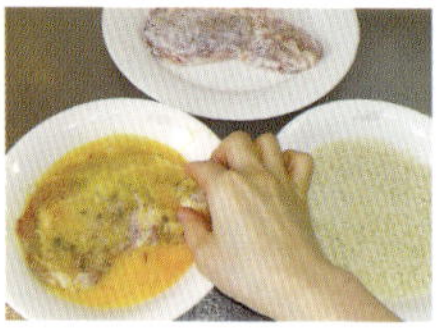

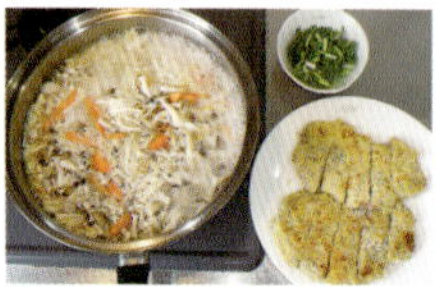

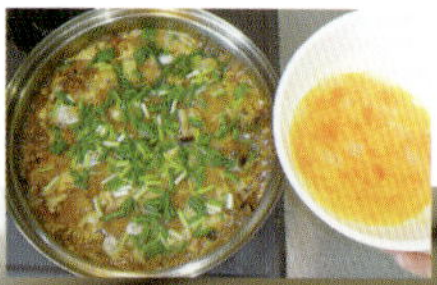

〈材料：４人分〉

玄米ご飯	１人１膳分
黒豚とんかつ用	２枚
卵	７個
小麦粉・パン粉	各1/4カップ
オリーブオイル	大さじ３
塩	ふたつまみ
だし汁	４カップ
しめじ・しいたけ・えのき・玉ねぎ・人参	各60g
細ねぎ	10本
調味料	
しょうゆ・きび糖・酒	各大さじ３
みりん	大さじ1.5

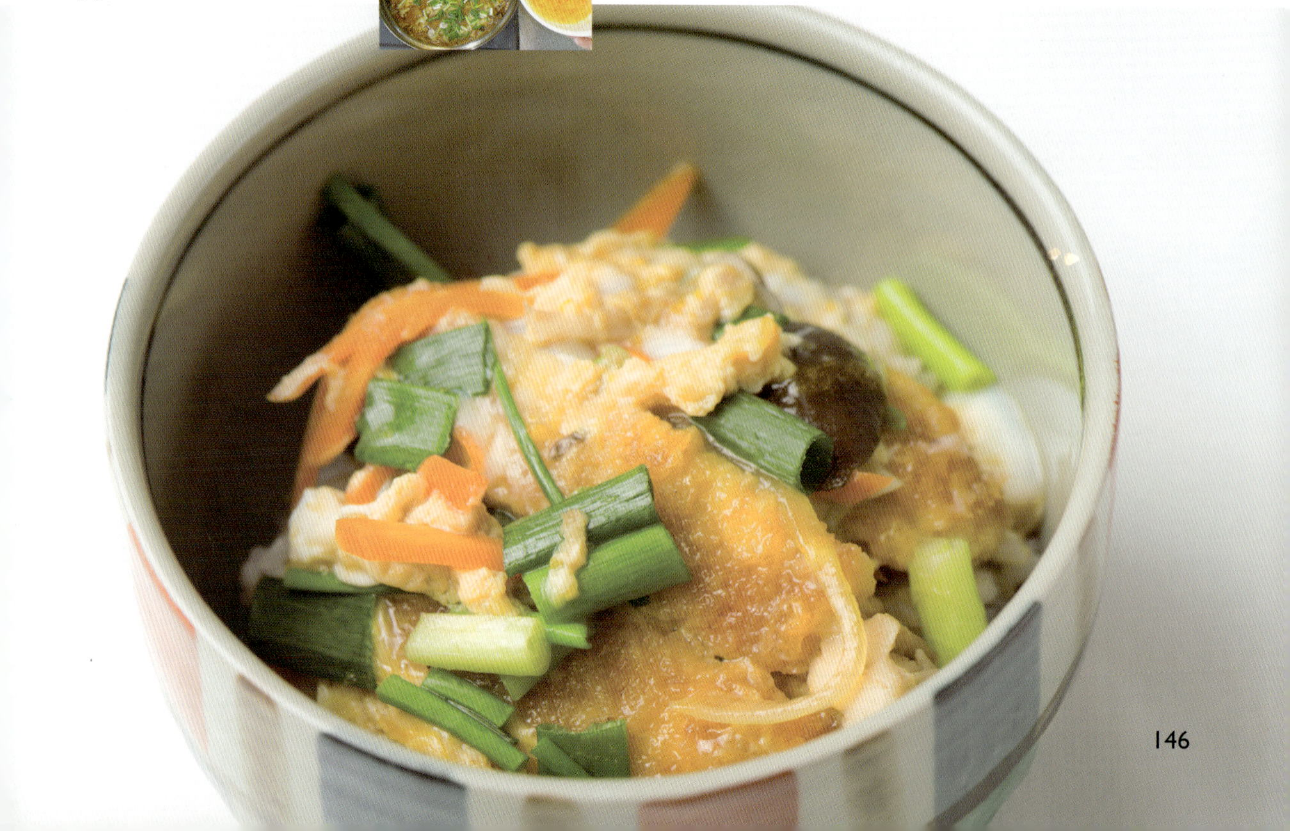

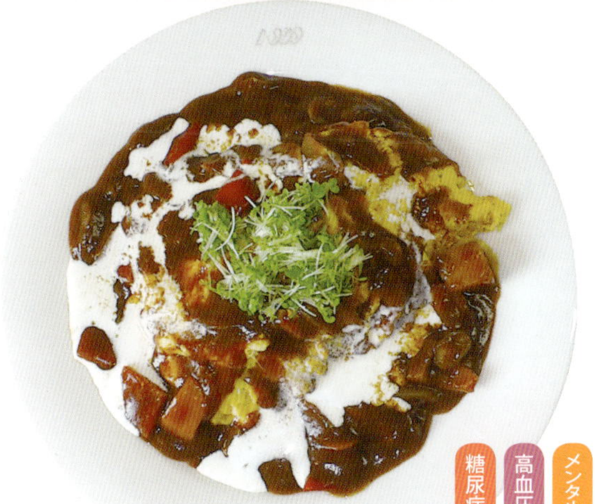

糖尿病 高血圧 メンタル

ビーフシチューの翌日は「デミグラスオムライス」

ビーフシチューを作った翌日、具は食べてしまってもソースは残っていることはありませんか。肉と野菜の旨み成分の詰まったデミグラスソースが熟成されていますので、かえって翌日のほうがおいしいものです。そこで、オムレツのソースに使うのです。

〈材料：１人分〉

ビーフシチューのソース（一人分１カップ。前日の余り）　雑穀ご飯１膳　卵３個　スプラウト１パック　塩コショウ少々　牛乳大さじ１　生クリーム大さじ１

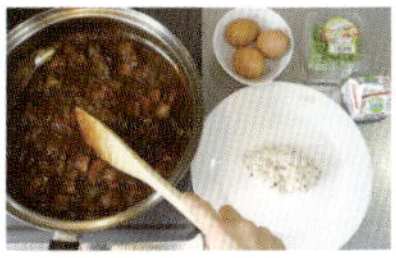

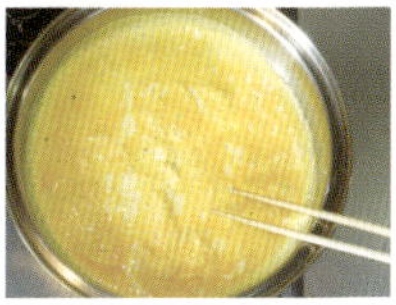

❶前日の余りのビーフシチューのソースを再利用し（一人１カップ分）、雑穀ライス１膳、卵３個、スプラウト１パックを準備します。

❷卵３個を溶いて塩コショウ少々と牛乳大さじ１を加え、半熟オムレツにします。

❸山形に盛り付けたご飯の上にのせたオムレツを、縦に庖丁を入れ両脇に開きます。そこにソースをかけて、生クリーム大さじ１をかけ、スプラウトをカットしてトッピングします。

料理ワンポイント　「とろけるオムレツ風」にしたい場合は、卵を３個使うときれいにできます。

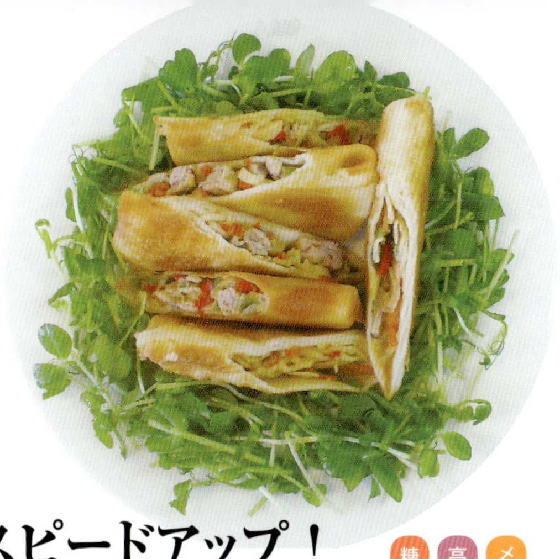

糖尿病 高血圧 メンタル

スピードアップ！具だくさん春巻き

ぎょうざを包む時間がない時は、春巻きが最適。餃子の３倍くらいの「あん」を一度に包め、手早く簡単に作れます。

〈材料：４人分〉

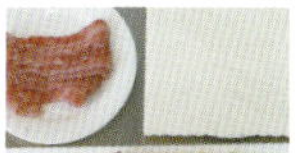

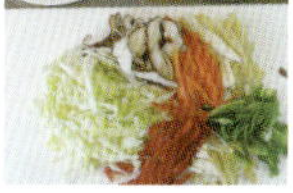

豚肉300g　竹の子・しいたけ・キャベツ・ピーマン各80g　しょうが１粒　春巻の皮８枚　片栗粉 大さじ１　ごま油大さじ３　水溶き片栗粉（片栗粉を同量の水で溶く）大さじ１　**調味料**（塩・コショウ少々　酒大さじ２）

❶竹の子・しいたけ・キャベツ・ピーマン・しょうがはせん切りにします。豚肉もせん切りにして**調味料**の半分と片栗粉大さじ１で下味をつけておきます。

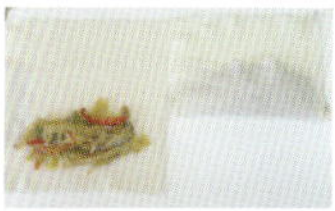

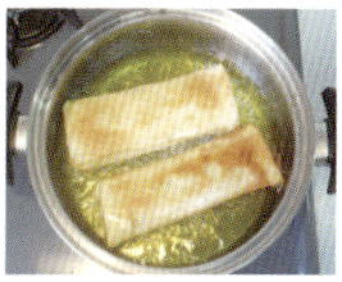

❷ごま油を熱して、豚肉をほぐし炒めたら野菜を加えて炒め、残り半分の**調味料**で味をつけ、水溶き片栗粉でとろみをつけ、大きな器に広げて冷まします。

❸春巻きの皮の上に、冷ました具を等分にして棒状にのせて巻き、両端を折り込み、巻き終わりに水溶き小麦粉を塗って合わせ、油で揚げます。

※中身には火が通っていますので、外側だけカラッと揚げます。

❹具だくさんなので、斜めにカットをして中身を見せる盛り付けにします。

安心！具だくさん塩焼きそば

糖尿病　高血圧　アトピー

「自然塩」を使用した「塩焼きそば」をご紹介します。肉を使わず「ちりめん」で作ります。あっさり味です。

〈材料：４人分〉

ちりめんじゃこ・人参・しめじ・玉ねぎ・小松菜 各100g　しょうゆ漬けニンニク・みょうが・青じそ各20g　ごま油大さじ１　塩・コショウ少々　酒大さじ３　中華めん２玉　刻み海苔30g　**調味料**（塩小さじ１　コショウ・ラー油少々）

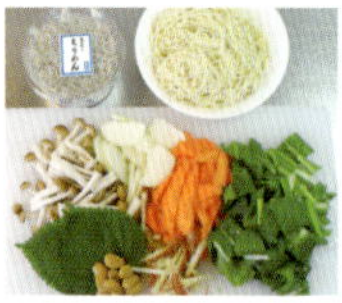

❶人参・しめじ・玉ねぎ・小松菜、しょうゆ漬けニンニク・みょうが・青じそをスライスします。

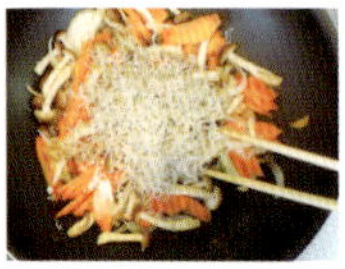

❷ごま油大さじ1で野菜（みょうがと青じそ以外）とちりめんを炒め、塩コショウ少々で下味をつけます（酒大さじ３で酒蒸しに）。

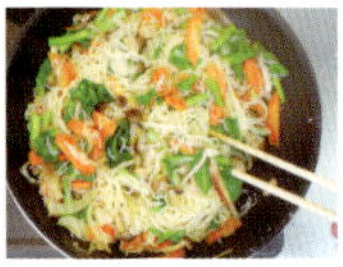

❸ゆでた中華めんとみょうが・青じそを加え、調味料で味を整えます（トッピングに刻み海苔が合います）。

［食の安全メモ］「焼きそば」と言いますと「ソース焼きそば」が当たり前のようですが、この「ソース」には問題が多いようです。インスタントの焼きそばについている「小袋」のソースには、たくさんの化学合成添加物が入っています。

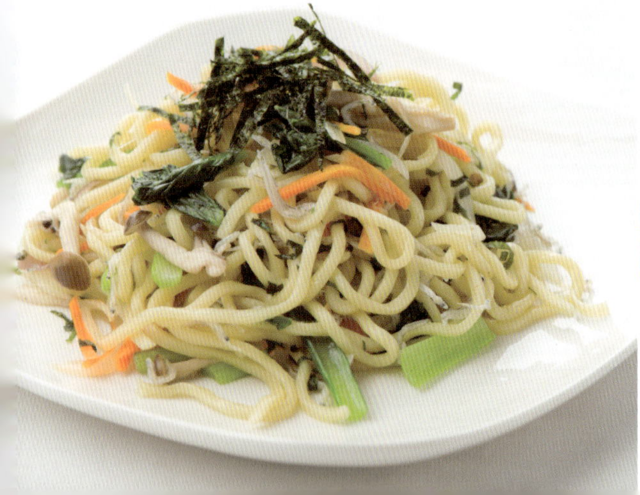

野菜たくさん！新キャベツのロールスープ

糖尿病　高血圧　メタボ

〈材料：４人分〉

キャベツ１玉　しいたけ・人参・玉ねぎ・パプリカ・しめじ 各60g　黒豚ひき肉100g　しょうゆ漬け無臭ニンニク５粒　卵１個　牛乳・パン粉各大さじ３　塩小さじ1.5　コショウ・ナツメグ・塩・コショウ少々　スープ４カップ

［栄養一口メモ］新キャベツは甘味があってとてもおいしいですね。キャベツはとくに胃腸によいと言われる。ビタミンU（キャベジン）と呼ばれるビタミン様の物質が豊富です。

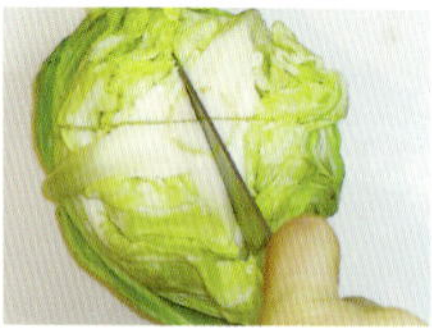

❶キャベツは芯のほうに包丁で十文字を入れ、丸ごとゆでておきます。

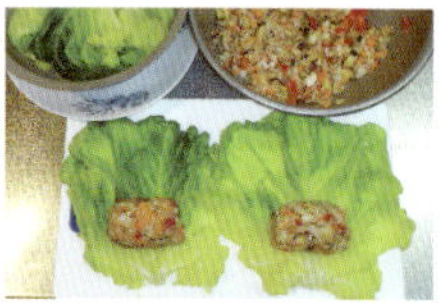

❷しいたけ・人参・玉ねぎ・パプリカ・しめじ、しょうゆ漬け無臭ニンニクを粗みじんにします。

❸ボウルに刻んだ野菜とひき肉、卵１個、大さじ３の牛乳に浸した大さじ３のパン粉、塩小さじ1.5、コショウとナツメグ少々を加え、粘りが出るくらい混ぜておきます。

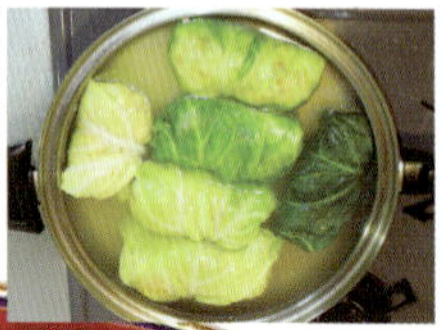

❹キャベツに包み、スープ（塩コショウ少々）で煮込みます。

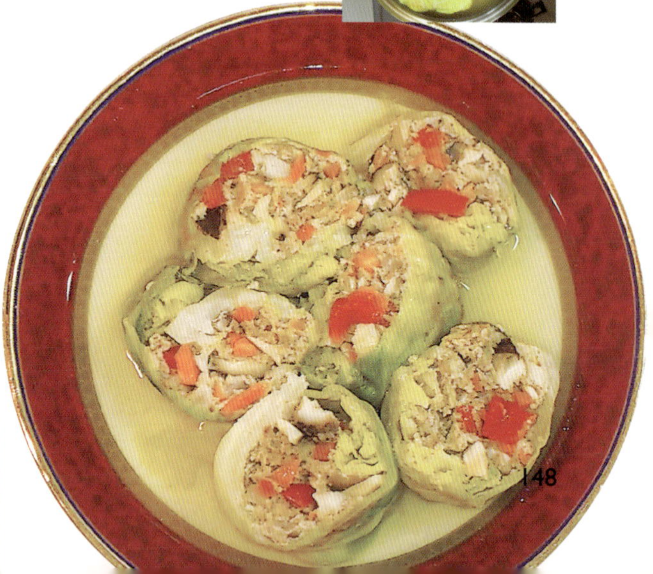

野菜・玉子・肉で彩り豊富なサンドイッチ

糖尿病　高血圧　メンタル

〈材料：４人分〉

サンドイッチ用食パン……………………… 12枚
和牛薄切り……………………………………８枚
きゅうり………………………………………２本
トマト…………………………………………２個
サラダ菜………………………………………４枚
ゆで卵…………………………………………４個
オリーブオイル………………………………少々
塩コショウ……………………………………少々

マヨネーズマスタード

マヨネーズ………………………………… 大さじ５
マスタード………………………………… 小さじ２

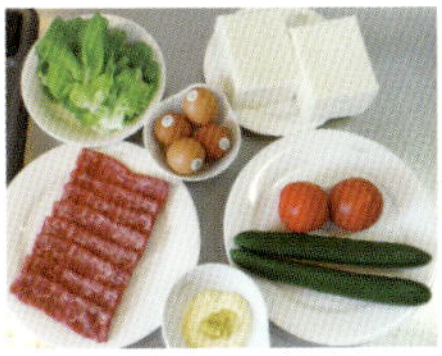

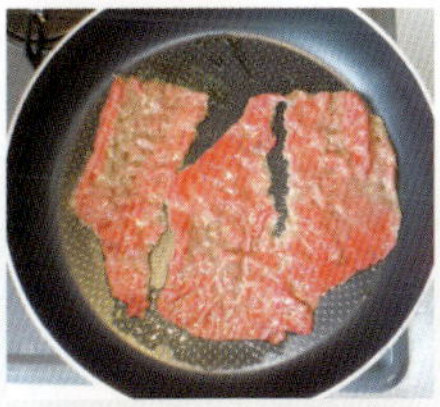

❶オリーブオイル少々で薄切り肉をサッと焼き、塩コショウ少々をします。

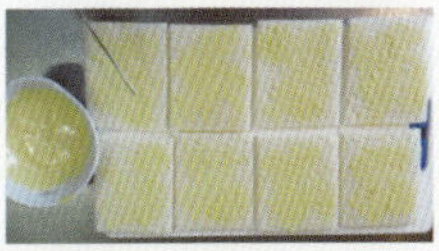

❷薄切り食パンにマヨネーズマスタードを塗ります（バターや添加物の多いマーガリンは使用しません）。

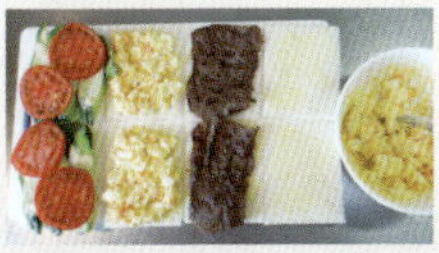

❸ゆで玉子を大きめにフォークでみじんにして、塩コショウ、マヨネーズマスタードで和え、玉子サンドにします。野菜サンドは、サラダ菜、斜め薄切りにしたきゅうり、マヨネーズマスタード、トマトの輪切りの順にパンにのせて作ります。肉サンドは、シンプルに肉をはさみます。

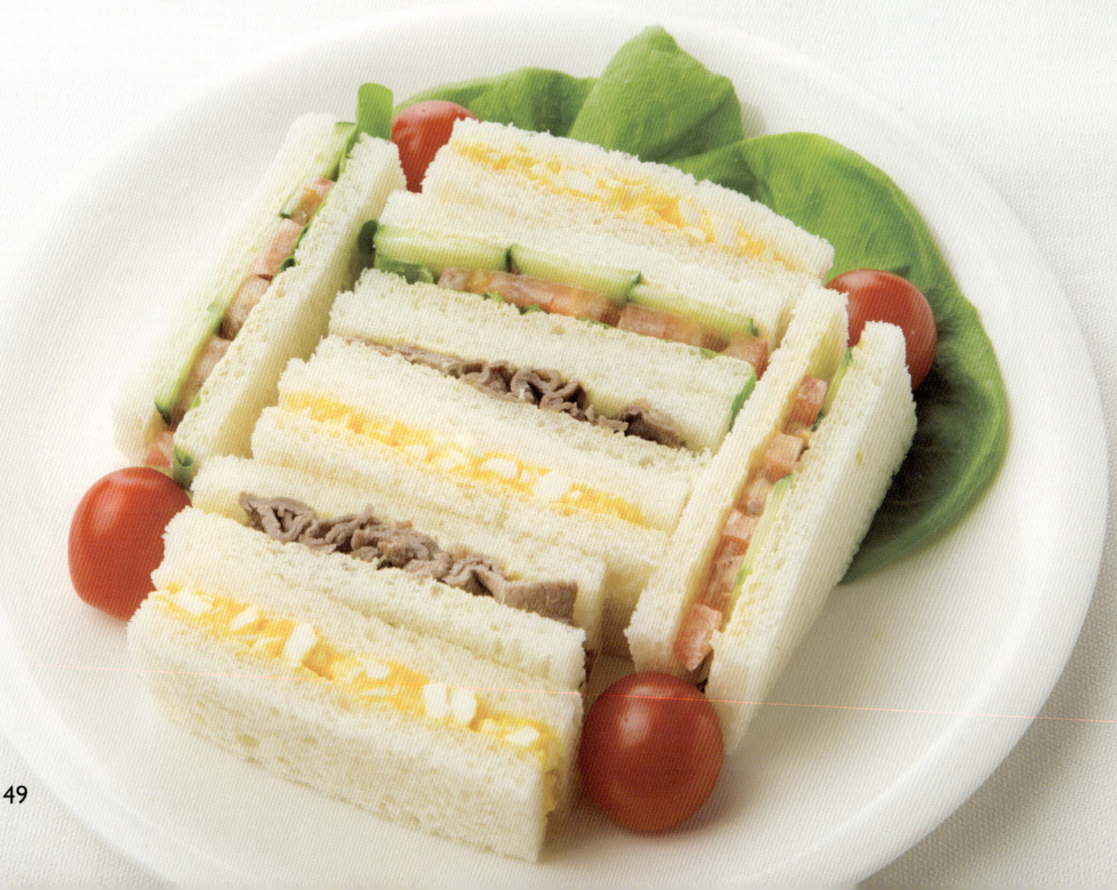

お鍋ひとつで作るトマトのクリームマカロニ

糖尿病　高血圧　メンタル

❶フライパンにスープ、有機マカロニ、無添加ベーコン、十文字の切れ目を入れたミニトマト、バターを入れて蓋をします。

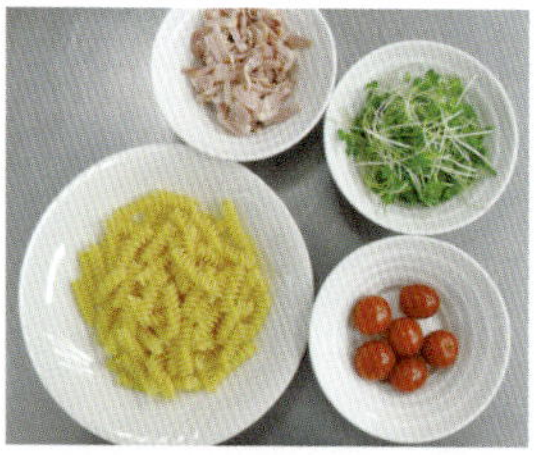

❷沸騰したらミニトマトを一度取り出し、薄皮をむいて細かくしたら鍋に戻し、蓋をしてマカロニのゆで時間の7分間弱火にかけます。

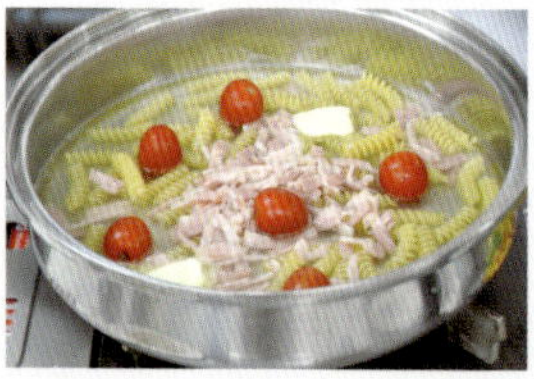

❸生クリーム100ccと塩コショウ少々で味を整え、でき上がりです。

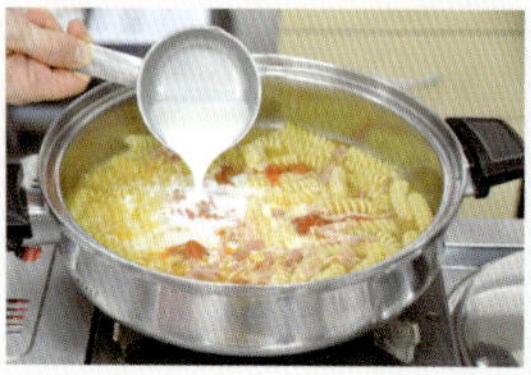

〈材料：４人分〉

有機マカロニ	200g
無添加ベーコン	100g
スープ	２カップ
バター	20g
ミニトマト （トマト２個でも可）	６個
かいわれ大根	20g
生クリーム	100cc
塩・コショウ	少々

［食の安全メモ］食の安全性を考えた時、食材選びはもちろんのこと、調理器具に目を向けることもとても大切です。鍋やフライパンなどの調理器具に化学物質が含まれている場合、それが調理の際に溶け出すおそれもあります。「100円ショップで買えるお鍋」などは、素材が心配です。

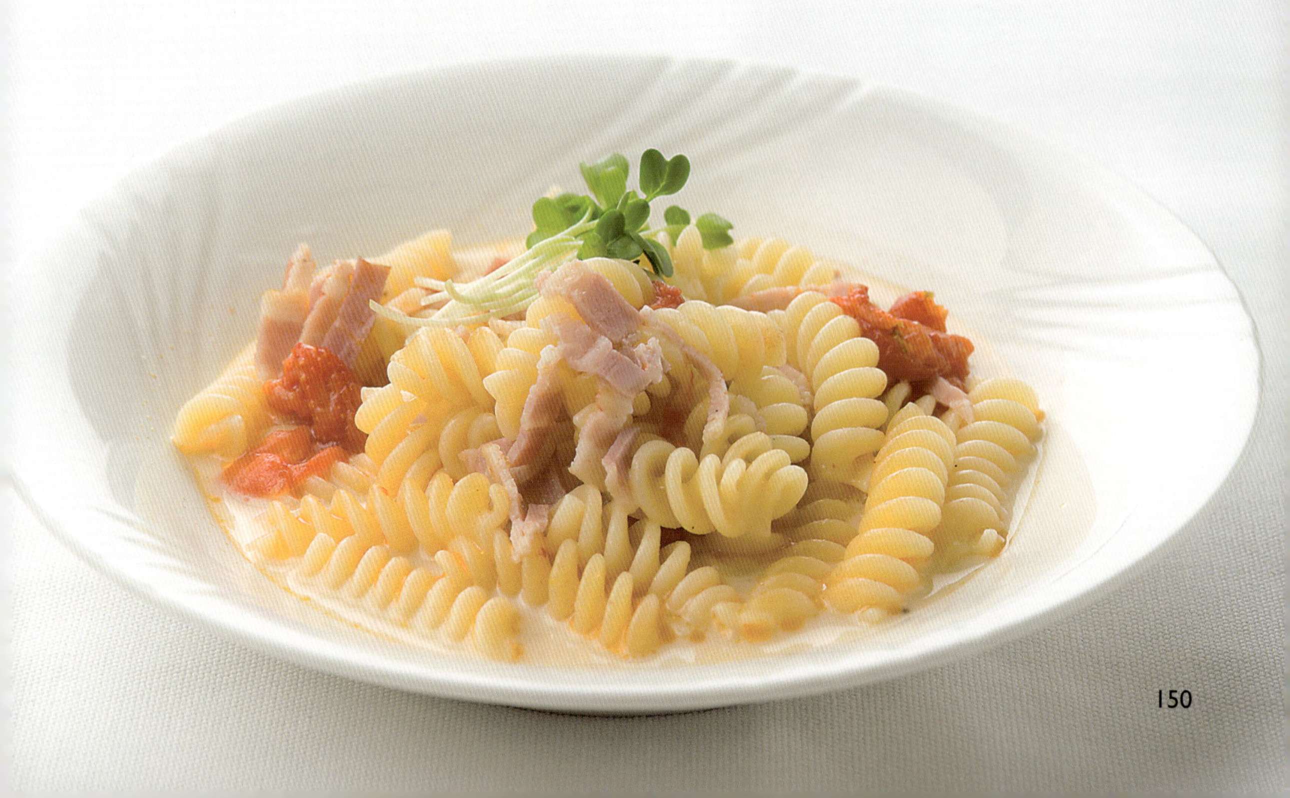

春キャベツのトマトペンネ 糖尿病 高血圧 メンタル

〈材料：４人分〉

生ペンネ200g　黒豚薄切り肉150g　春キャベツ100g　玉ねぎ・ピーマン 各80g　プチトマト20個　オリーブオイル大さじ１　**調味料**（塩コショウ少々　オーガニックトマトソース・トマトケチャップ 各１カップ　ラー油数滴）

❶黒豚肉と春キャベツ・玉ねぎ・ピーマンをスライスします。

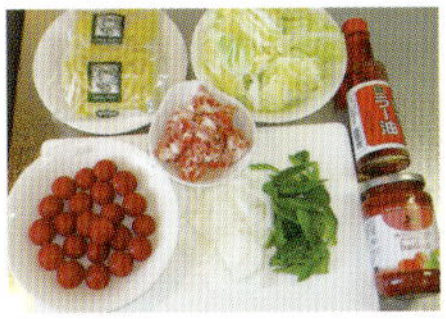

❷オリーブオイル大さじ１で黒豚肉と春キャベツ・玉ねぎを炒め、調味料を加えます。

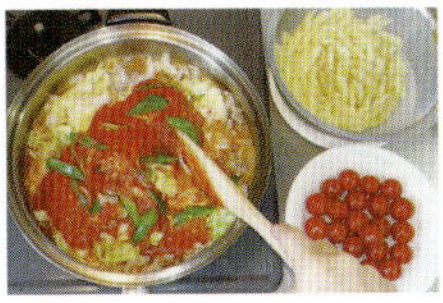

❸３分間塩ゆでしたペンネとピーマンを入れ、火を止めてプチトマトを加え、盛り付けます。

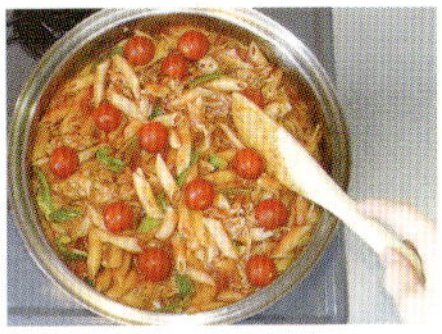

料理ワンポイント

トマトソースをいちから作る時間がない時は、市販の「オーガニック無添加のトマトソース」が便利です。トマトケチャップと同量で和えるととてもおいしいです。かくし味に「ラー油」を少々、プチトマトは最後にほぼ生状態で仕上げるととても色も鮮やかな上、食感が最高です。

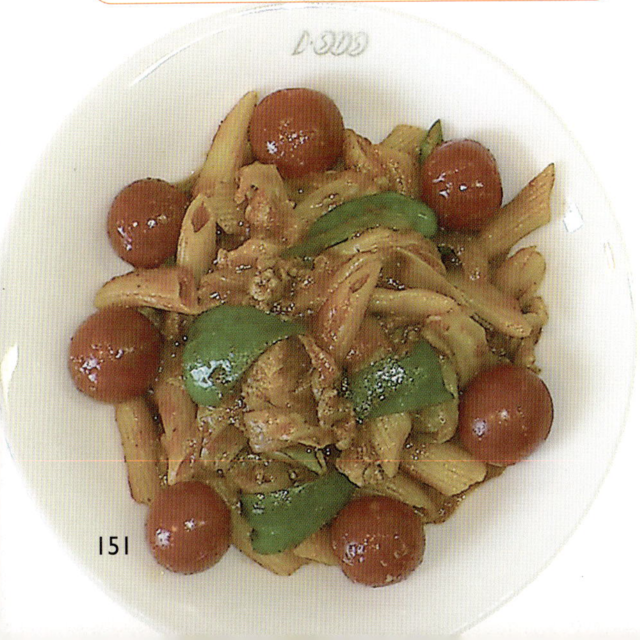

ちりめん塩パスタ 糖尿病 高血圧 メンタル

〈材料：４人分〉

生パスタ200g　しいたけ・玉ねぎ・人参 各60g　ちりめんじゃこ100g　しょうゆ漬けニンニク１個（親指第一関節大くらい）　ベビーリーフ（青みなら何でも可）ひとつかみくらい　塩小さじ１　コショウ少々　ラー油数滴

❶玉ねぎをスライスし、しいたけ・人参をせん切りに、しょうゆ漬けニンニク（なければ生ニンニク）をみじん切りにします。

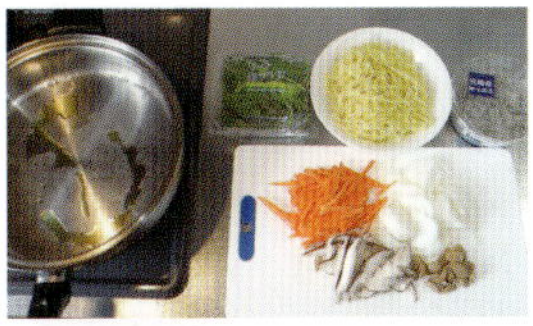

❷オリーブオイルで❶で準備した野菜とちりめんじゃこを炒め、塩小さじ１、コショウ少々をします。

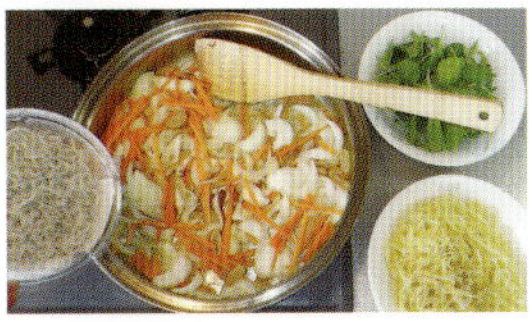

❸ベビーリーフを加え、ラー油を数滴混ぜます。

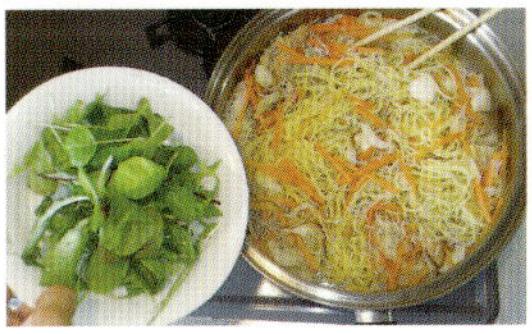

料理ワンポイント

「ちりめん」も「しらす」も、栄養的には高たんぱく低脂肪でとても健康的な食材です。生でも食べられるので、料理ではたいへん重宝します。ただし、塩分が多いので、料理に使う塩は気持ち少なめにしましょう。酒の肴にもピッタリ。冷奴にのせたり、野菜に混ぜたりと、追加栄養食材としてフル活用してください。

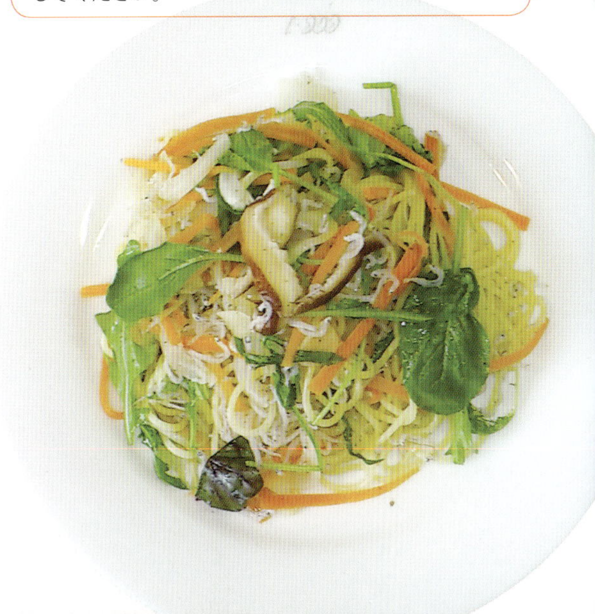

スープを飲みほせ！　食医食ラーメン

糖尿病　高血圧　メタボ

※この料理では92ページで紹介した「基本のだし汁」と「基本のスープ」を合わせたスープを作ります。

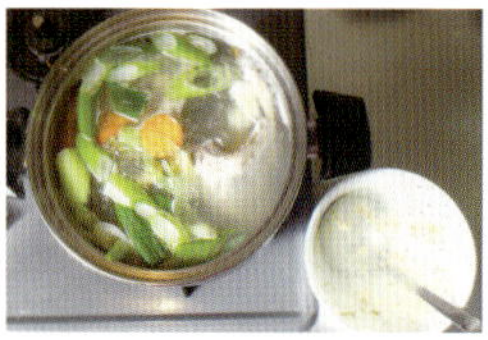

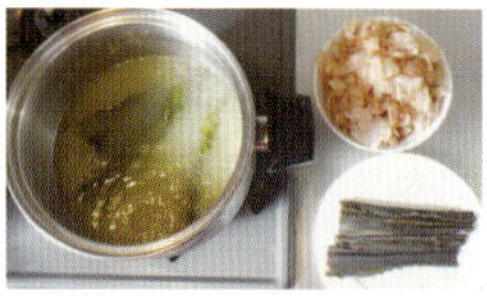

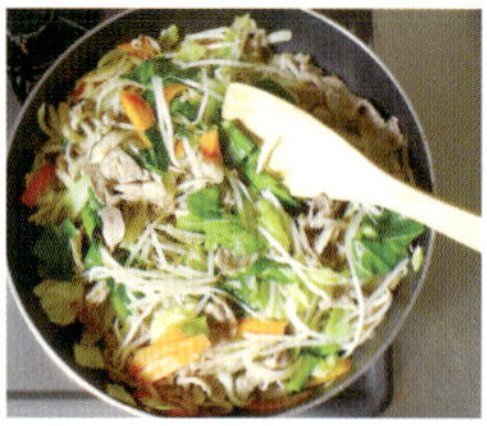

❶基本のスープを作ります。鍋に張った水12カップにスープの材料を入れて火にかけ、アクを時々とりながら約１時間、スープの量が３分の１以下になるまで煮詰めます。

❷スープを一度濾して、昆布を入れて再沸騰したら取り出し、削りかつおを入れてスープが沸き上がったらすぐに取り出します。これで合わせスープは完成です。

❸豚肉に塩コショウ少々と片栗粉・酒各大さじ１をからませておき、フライパンにごま油をしいて豚肉を炒め、続いてスライスした（キャベツはちぎる）あり合わせの野菜を加えて炒めます。これに自然塩小さじ１と有機コショウ少々でしっかりと味付けをします。

❸中華めんをよい水で固めに茹でて、ラーメンどんぶりに入れ、具をたくさんのせ、最後にスープを加えます。

〈材料：２人分〉

中華めん	２玉
豚薄切り肉	150g
あり合わせ野菜（キャベツ・ピーマン・パプリカ・長ねぎ・人参・しいたけなど）	各50g
酒	大さじ１
自然塩	小さじ１
有機コショウ	少々
ごま油	大さじ１
基本のスープ	
鶏がら	３羽分
料理で出たくず野菜（玉ねぎ・長ねぎ・人参の皮・しょうがの皮など）	300g程度
水（水道水は避ける）	12カップ
基本のだし汁（「基本のスープ」に材料を加える）	
だし用昆布（約８cmの長さ）	５枚
削りかつお	カップ山盛り１

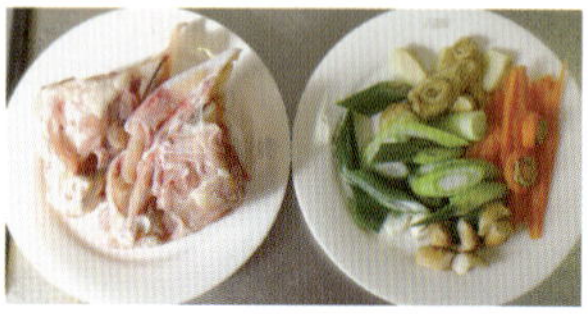

料理ワンポイント

どちらか１種類だけでも、たいへんよいだしが出る上に滋養のある「基本のだし汁」と「基本のスープ」の合わせスープを使ったラーメンです。安全・安心な材料だけで作り、さまざまな栄養が溶け出したスープですから、スタミナ補給にもぴったりです。非常に濃厚な味のスープベースですから味付けはシンプル・控えめでもしっかりとした味になります。

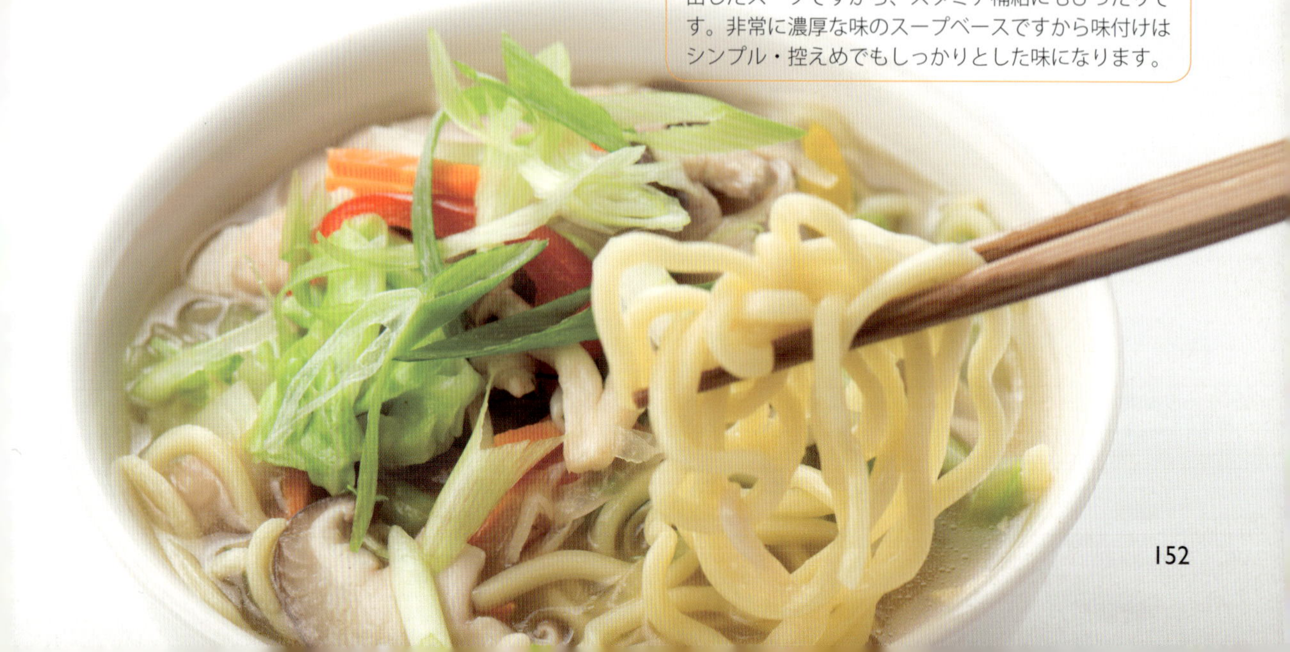

食医食のテーマは「万病の元・老化の原因である活性酸素（別名酸素毒）を食指導で除去する「活性酸素除去の体質改善指導」です。
サラリーマンの方々がよくやってしまう「食の自殺行為」—— 5時から飲んでは食べ飲んでは食べ、タバコを何本も吸い、ストレスにもなる相手と狭い空間で飲まなければならない——この時間には何兆個もの「活性酸素」が血液に発生してしまいます。
そして、活性酸素を大量に発生させるトドメ的行動が、帰宅直前の深夜のラーメンです。一般的なラーメンのスープに含まれる過酸化脂質は、血液を非常に酸化させてしまいます（すべてのラーメンがそうだとは言いませんが）。こうして働き盛りでメタボになりガン体質への道をたどります。
ここで紹介するのは、健康によいラーメンの作り方です。

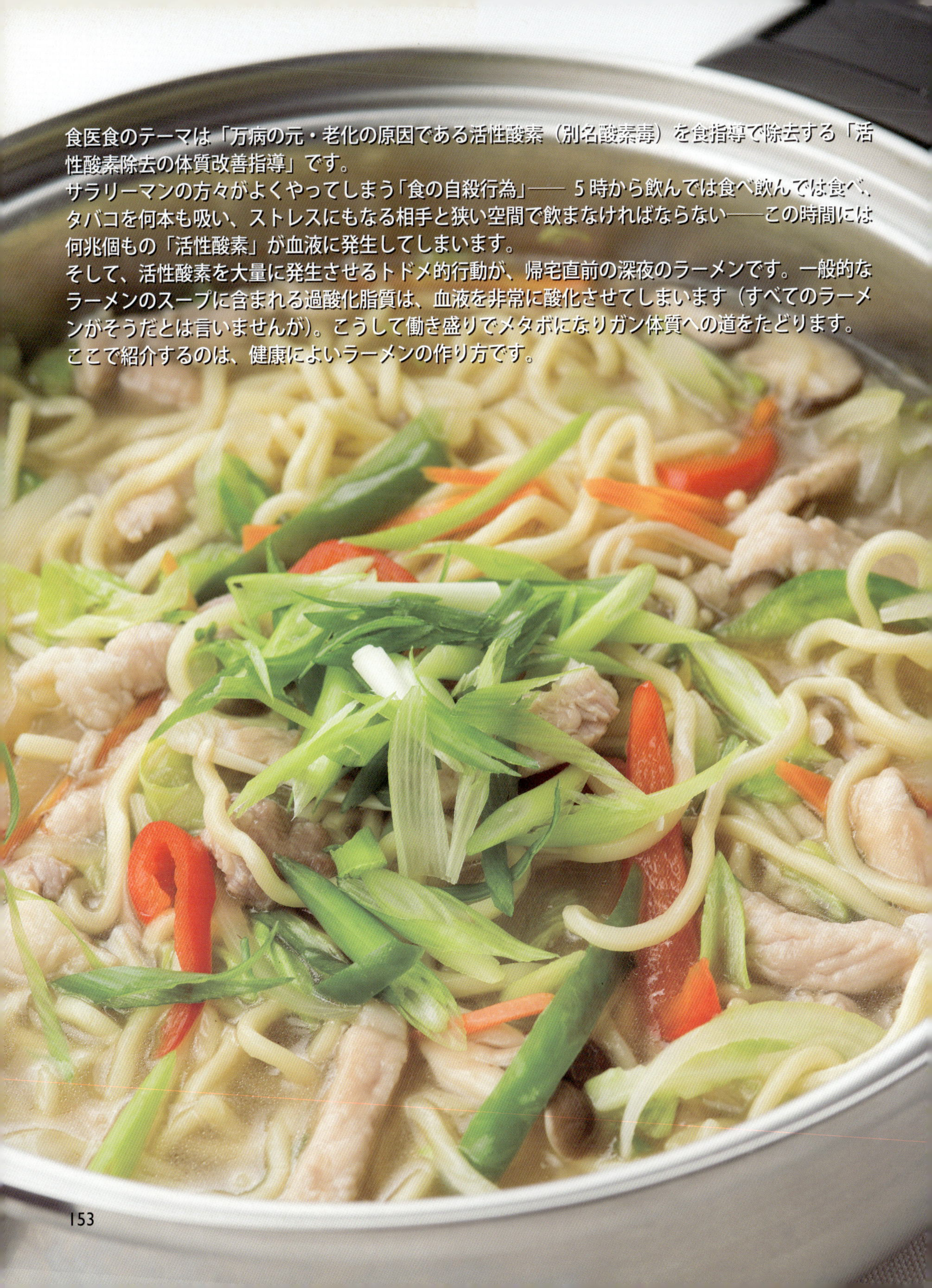

地鶏パプリカ野菜

糖尿病　高血圧　メンタル

香辛料とはそもそも調味料です。料理を作るときに香り、辛味、その他の風味、色などを加えます。その多くは「植物」から採取したものです。代表的な調味料は「コショウ」ですが日本人は和の味わいで「七味唐辛子や一味唐辛子」もよく使います。食医食では「パプリカ」をおすすめしています。「パプリカ」というと野菜というイメージがありますが、香辛料の「パプリカ」は「唐辛子から辛味をとったもの」で多めに使っても辛くありません。カロテンが多く抗酸化作用もあり、色もきれいなので洋風料理に使うと良いでしょう。

〈材料：４人分〉

鶏モモ肉	２本
小松菜	１束
玉ねぎ	80g
カラーピーマン３種（赤・オレンジ・黄）	各50g
塩麹	大さじ１
パプリカ	小さじ１
塩・コショウ	少々
酒	大さじ３
オリーブオイル	大さじ１

❶鶏モモ肉（塩麹大さじ１をもみこんでおく。なければ塩コショウ少々で可）、小松菜・玉ねぎ・カラーピーマン３種をスライスします。

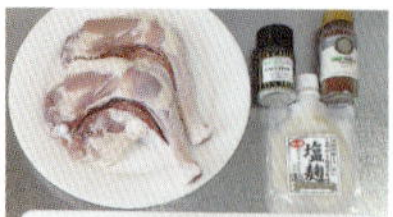

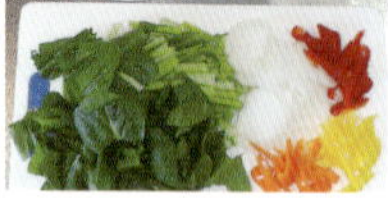

❷オリーブオイル大さじ１で鶏モモ肉を皮から焼き、パプリカ小さじ１をふりかけ、酒大さじ３で蓋をして蒸し焼きにします。

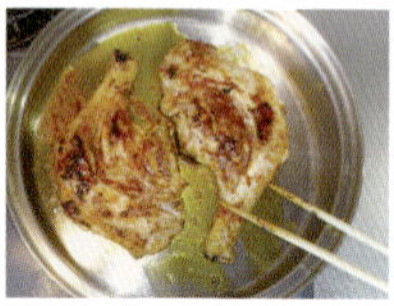

❸肉に火が通ったら、同じフライパンのまわりに野菜を加え、塩コショウ少々で味を整えて、でき上がりです。

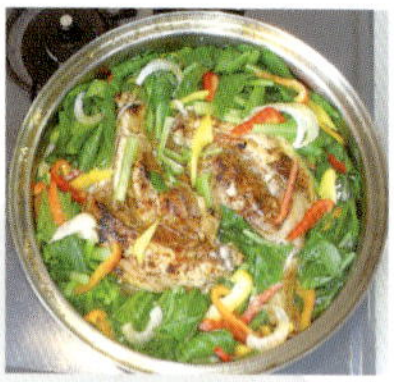

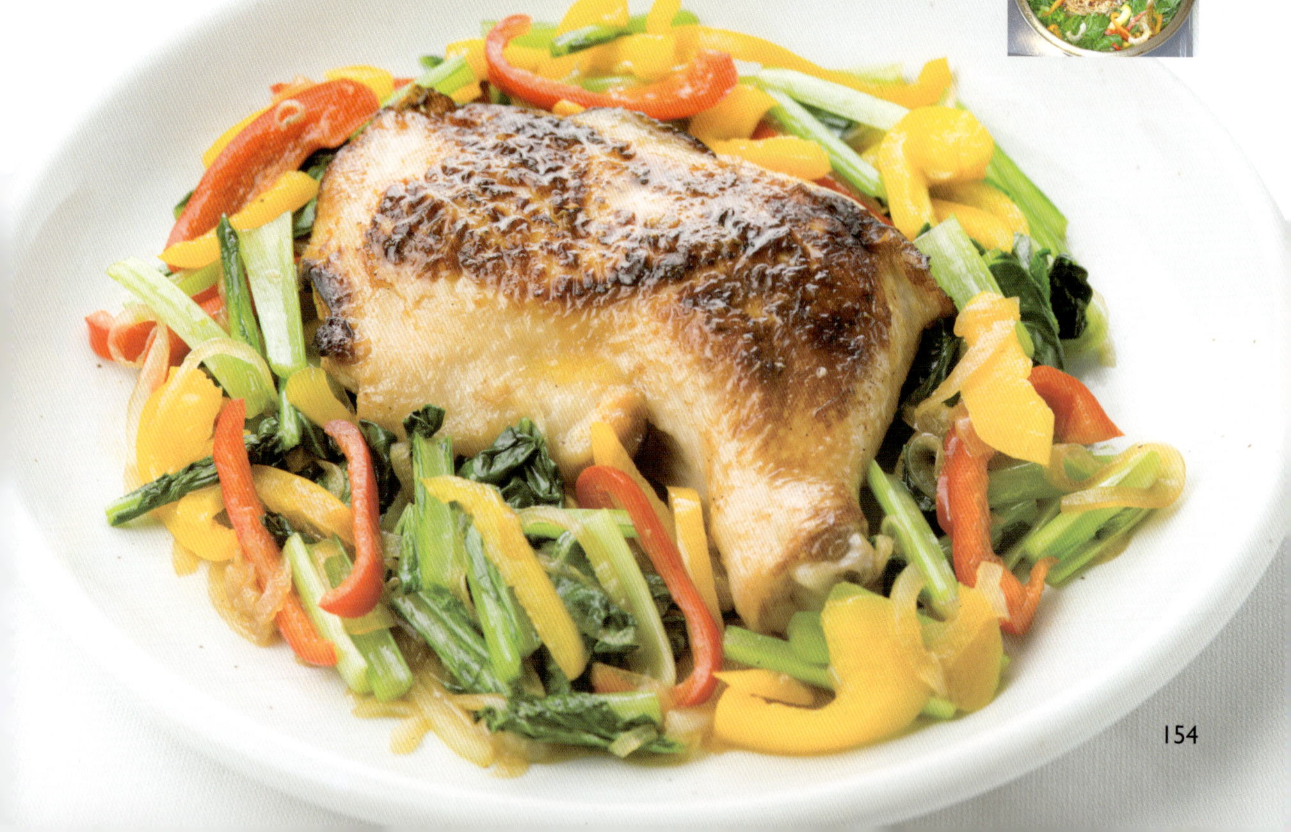

お肉を入れなくても おいしいゴーヤチャンプルー

糖尿病　高血圧　メタボ

〈材料：４人分〉

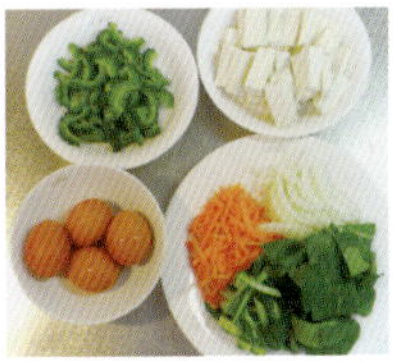

ゴーヤ１本　木綿豆腐１丁　人参・玉ねぎ・小松菜　各50g　卵４個　牛乳大さじ１　ごま油大さじ１　削りかつお１つかみ　**調味料**（塩小さじ1.5　コショウ少々　しょうゆ大さじ３）

料理ワンポイント　**ゴーヤの選び方**

できる限り「つぶつぶ」がそろっているもので、縦２つに割った時に「種」がぎっしり詰まっているのが、安全安心なゴーヤです。

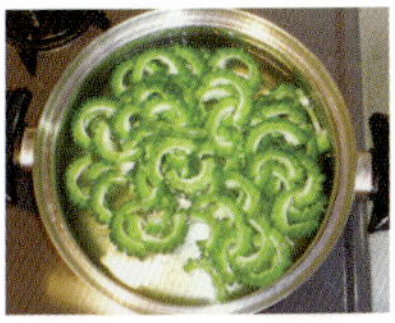

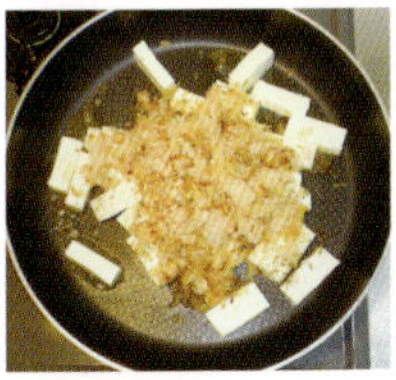

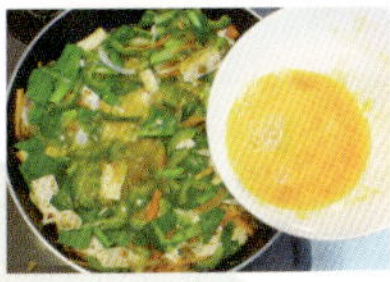

❶ゴーヤは縦２つに割り、スプーンで種をとりスライスしてから塩ゆでにします。

❷フライパンにごま油大さじ１を入れ、木綿豆腐を短冊切りにして炒め、削りかつおを１つかみのせます。人参・玉ねぎ・小松菜を加えてさらに炒め、最後にゆでたゴーヤを加えます。

❸**調味料**で味をつけます。最後に卵に塩コショウ少々、牛乳大さじ１を加えて溶いた卵液を全体に流し込み、仕上げます。

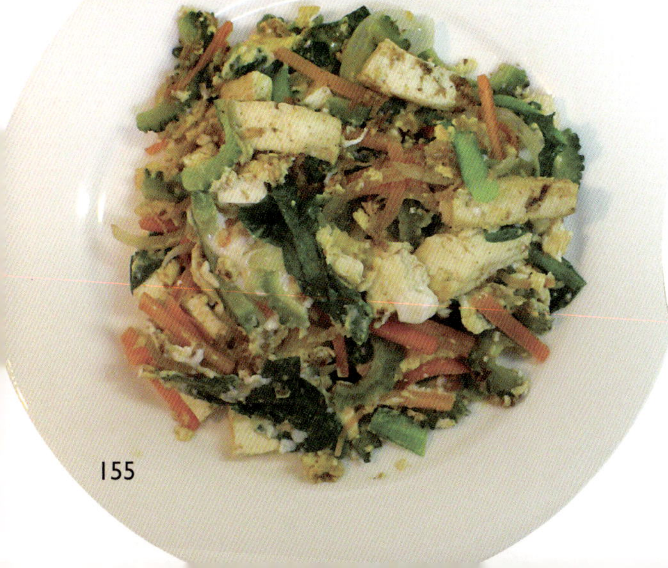

天然すずきの ベシャメルソース

糖尿病　高血圧　メンタル

〈材料：４人分〉

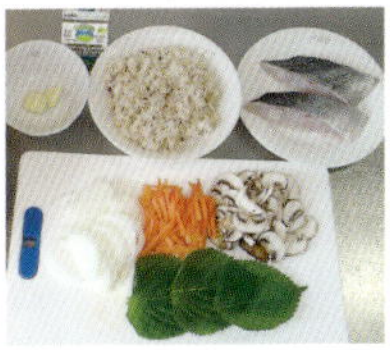

ご飯２膳分　スズキ切り身２枚　マッシュルーム（しいたけやしめじでも可）・玉ねぎ・人参　各80g　えごま３枚　ニンニク２粒　生クリーム100cc　オリーブオイル大さじ２　酢少々　塩・コショウ少々　小麦粉少々　白ワイン（日本酒でも可）50cc

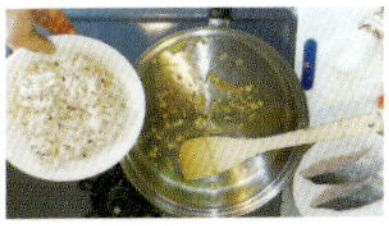

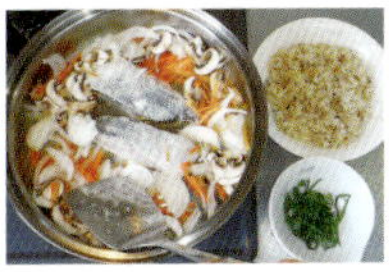

❶フライパンにオリーブオイル大さじ１でニンニクのみじん切りを炒め、酢少々をかけたご飯を加えて塩コショウ少々で味をつけます。

❷フライパンに大さじ１のオリーブオイルを入れ、塩コショウ少々と小麦粉をまぶしたスズキ切り身をムニエルにし、そのまわりに野菜も入れ白ワイン（日本酒でも可）50ccで蓋をして蒸し焼きにします。

❸最後に生クリームを加え、すぐに火を止めて盛り付けます。

料理ワンポイント

「ベシャメルソース」とは乳製品で作った白いソースのことです。小さなパック（80cc入り前後）の「生クリーム」があると便利ですが、生クリームがない時には「牛乳と粉チーズ」で代用できます。

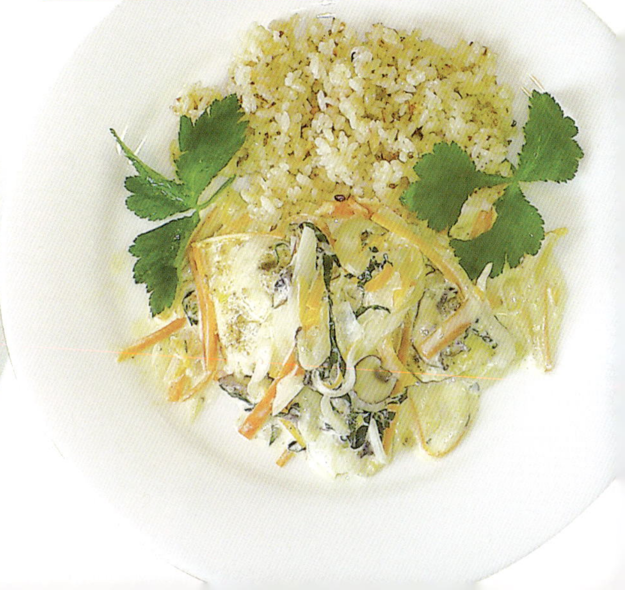

下ごしらえで差！オクラわさびマヨネーズ

糖尿病　高血圧　メタボ

〈材料：４人分〉

オクラ６本　紫玉ねぎ・パプリカ 各50g　マヨネーズ大さじ３　ヨーグルト大さじ１　わさび小さじ１　塩・コショウ少々

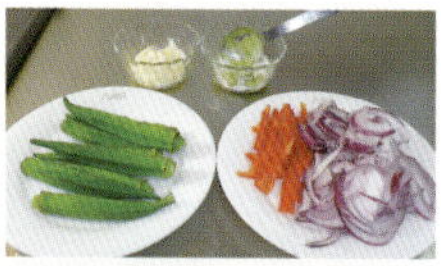

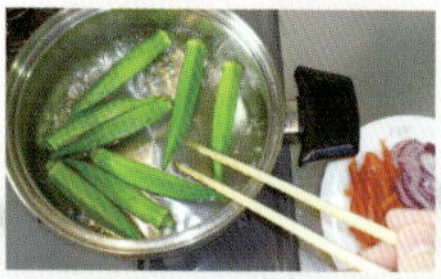

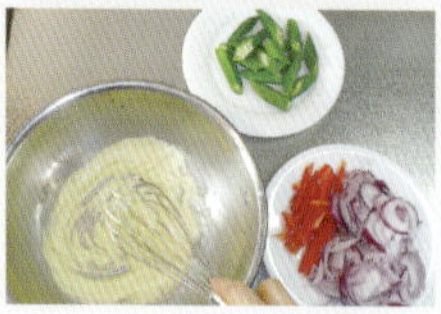

❶玉ねぎとパプリカをスライスし、オクラは塩でこすって熱湯で１分間ゆでてからカットします。

❷ボウルにマヨネーズ・ヨーグルト・わさびを入れてよくかき混ぜ、塩コショウ少々で味を整えます。

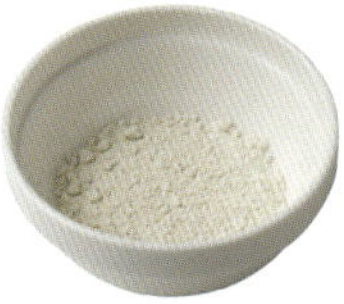

粉わさび

植物の生わさびをすりおろし乾燥させたもので、殺菌作用があります。「練りわさび」のほうが多く市販されていますが、添加物が入っているので要注意です。

❸具を全部加え、サックリと混ぜ合わせます。

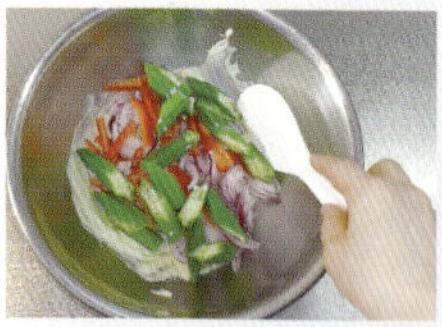

料理ワンポイント　オクラの下ごしらえには鉄則があります。「塩ずりをして、丸ごとゆでる」ことです。オクラの表面にはうぶ毛のようなものがあり、農薬が付着しています。塩でこすってうぶ毛を落とし、ヘタの部分は切り落さずに（切ると内部に水分を吸収して青臭く水っぽくなります）熱湯で１分間だけゆでると、塩の作用もプラスされてとても緑あざやかになります。

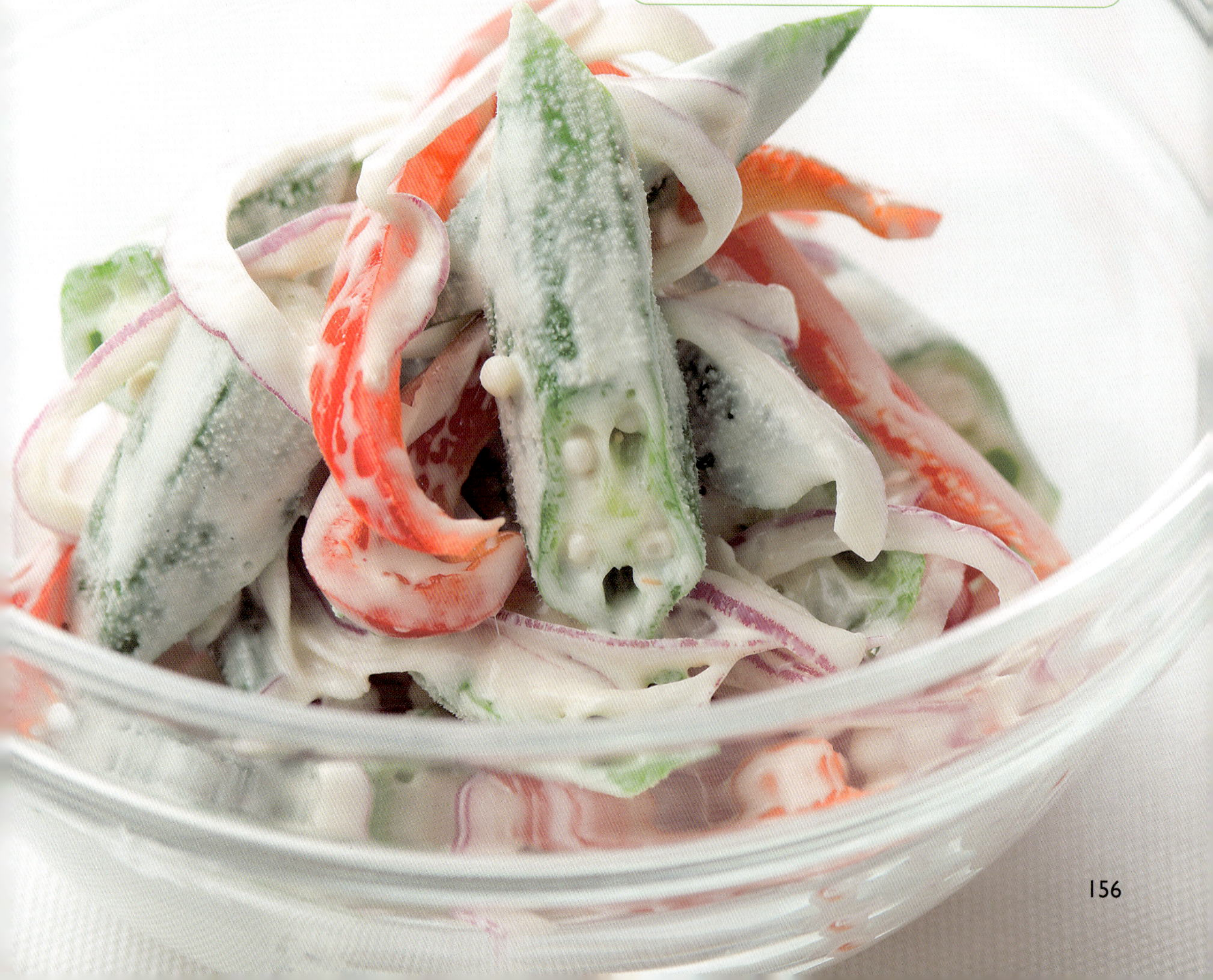

のびるの辛子酢味噌

糖尿病　メタボ　メンタル

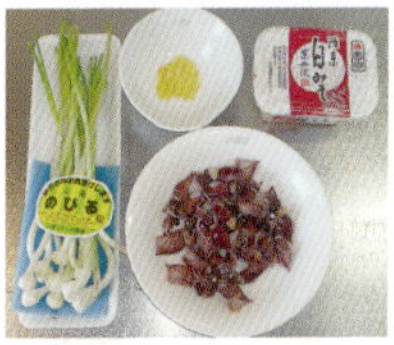

〈材料：４人分〉

のびる100g　ホタルイカ200g　**からし酢味噌**（西京味噌・きび糖・酢 各大さじ１　からし小さじ１

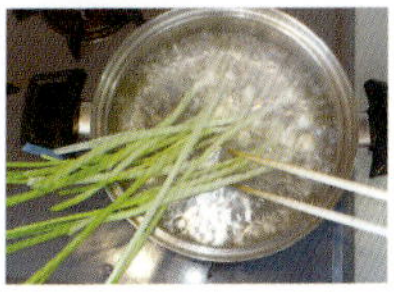

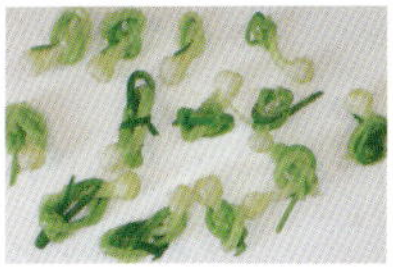

❶のびるは根のほうから熱湯に入れ、ゆでておきます。

❷のびるは切らずに丸く結び、ホタルイカとともに皿に盛りつけます。

❸**からし酢味噌**を作り、添えます。

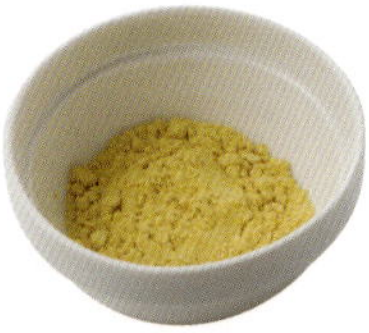

粉からし

からし菜の種を粉末にしたもので、抗酸化成分を含みます。わさびと同様、市販の「練りからし」には増粘多糖類などの添加物が多いため、食医食では粉からしをよい水で練って使用します。

［栄養一口メモ］「のびる」は古代から食されている野草で、ねぎとラッキョウを合わせたような食感です。ツーンとした刺激のある味とヌルッとした食感が日本酒にもご飯にもとてもよく合います。「からし味噌」が最適です。栄養成分的には、高血圧の人や胃腸の弱い人に欠かせないカリウムが非常に多く含まれています。

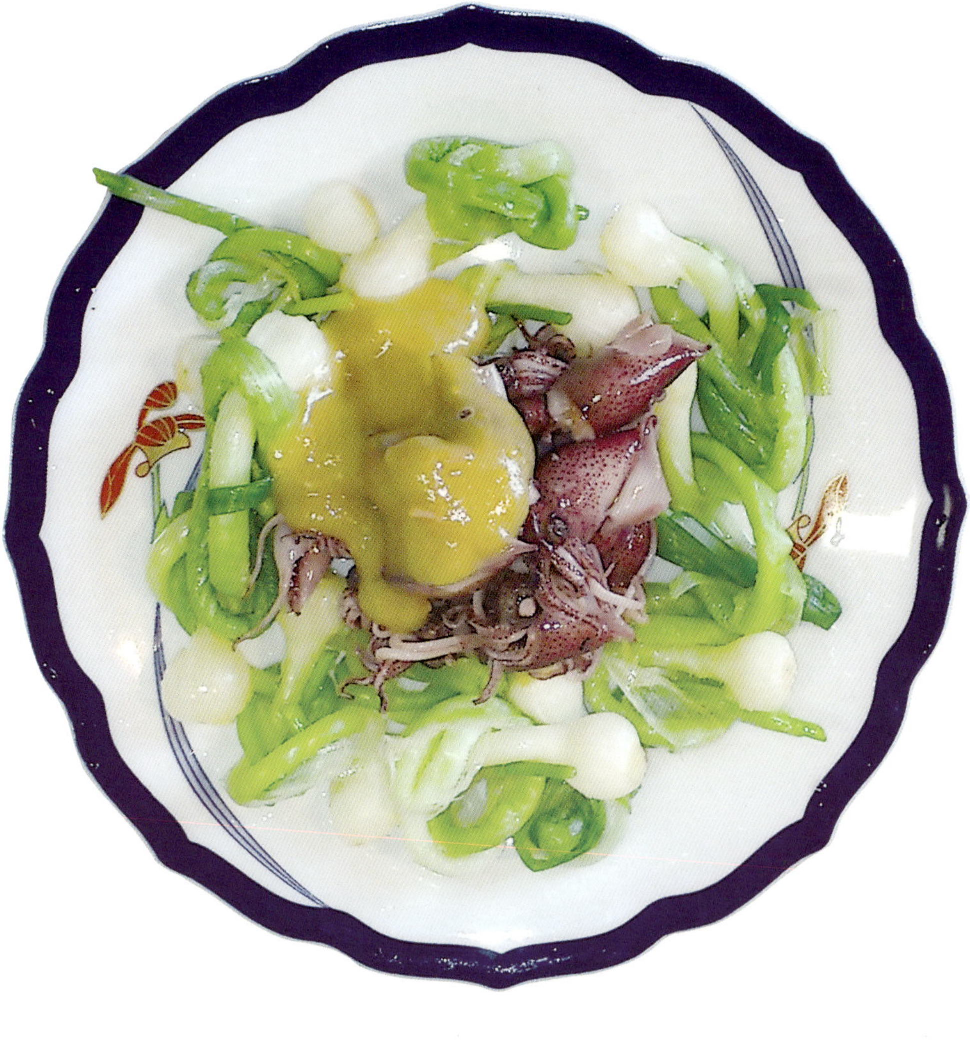

黒豚のアスパラロール生姜焼き

糖尿病　高血圧　メタボ

豚肉のしょうが焼きを作る時、食医食では抗生物質を使用していない安全な豚肉（黒豚が多い）を使い、素材の味を活かすようにサッと焼いてからタレをからめて焼き上げます。タレに漬け込むとどうしても味が濃い目になります。

〈材料：４人分〉

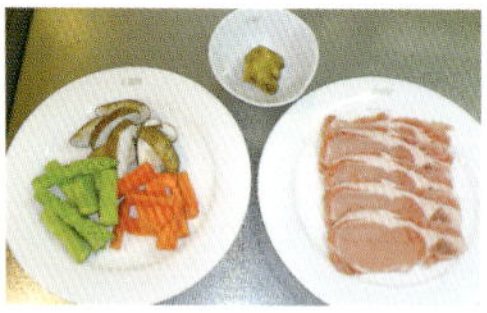

黒豚しょうが焼き用５枚　アスパラ・人参・しいたけ 各５切分（肉の幅の長さ×１センチ角弱に切り、ゆでておく）　片栗粉少々　ごま油大さじ１　きび糖大さじ2.5　しょうゆ大さじ２　しょうが１粒

料理ワンポイント　しょうが焼きのコツは豚肉の表面に片栗粉をうっすらまぶしておくこと。「パサパサ感」がなくなり、とても口当たりがよくなります。

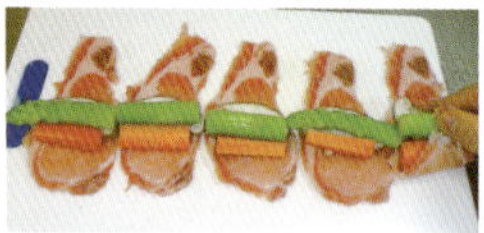

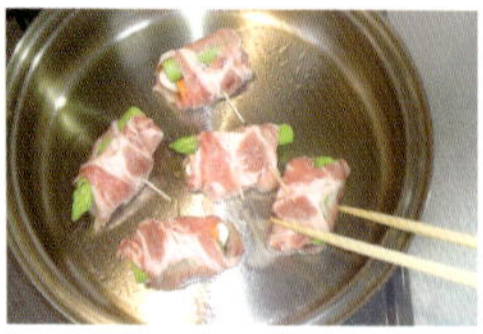

❶アスパラ・人参・しいたけを芯にして、肉を広いほうから巻き、巻き終わりをようじでとめます。

❷フライパンにごま油大さじ１を入れて❶を焼き、きび糖大さじ2.5、しょうゆ大さじ２を加え、最後にしょうが汁で仕上げます。

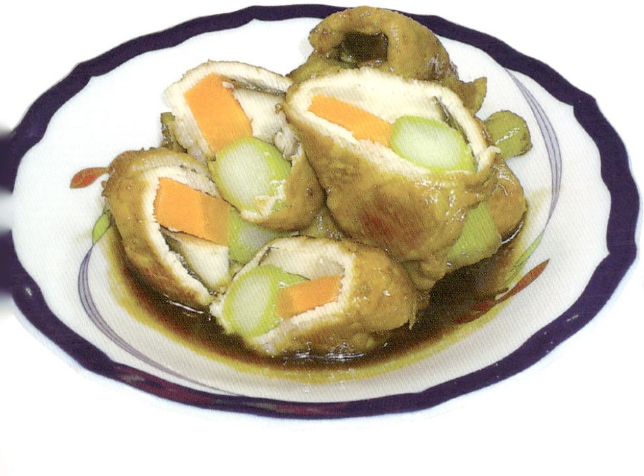

さんまの甘辛煮

糖尿病　高血圧　メタボ

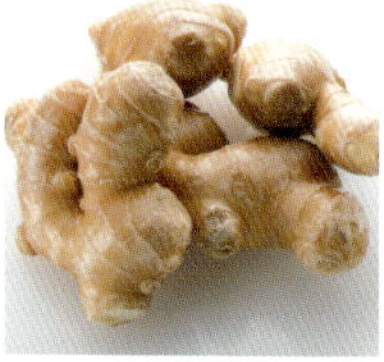

しょうが

しょうがの薬効は一般によく知られていますが、ショウガオールという血液をサラサラにする成分も含んでいます。

〈材料：４人分〉

サンマ２尾　大根・人参 各80g　**煮汁**（しょうゆ・きび糖・酒 各50cc　みりん25cc　しょうが１粒分）

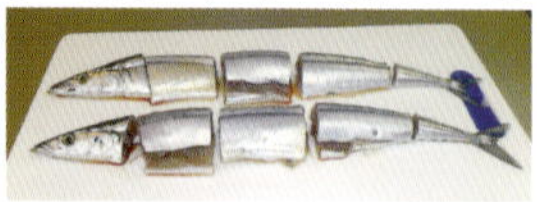

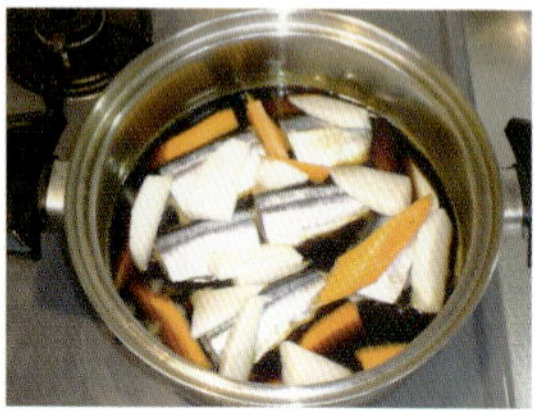

❶サンマは内臓を出してよく洗い、ぶつ切りにしておきます。

❷鍋に煮汁の材料を入れて火にかけます。

❸大根と人参を細めの乱切りにして、サンマと一緒に煮汁で煮ます。

［食の安全メモ］サンマというと、内臓をそのままに塩焼きにするケースが多いですね。しかし、現代は海の汚染がひどく、危険物質が内臓に一番残留しています。必ず内臓を処理しましょう。
サンマは「目が澄んでいて、体の色が鮮明で光っていて、胴体がしまっているもの」を選んでください。内臓のあたりがぶよぶよしているものは新鮮ではありません。

［栄養一口メモ］サンマの塩焼きに大根おろしをつけるのは、魚の焼け焦げで発生する発ガン性物質の「トリプP1」を大根の抗酸化物質が消してくれるためと言われています。たっぷりの大根おろしをぜひ付け合わせにしてください。

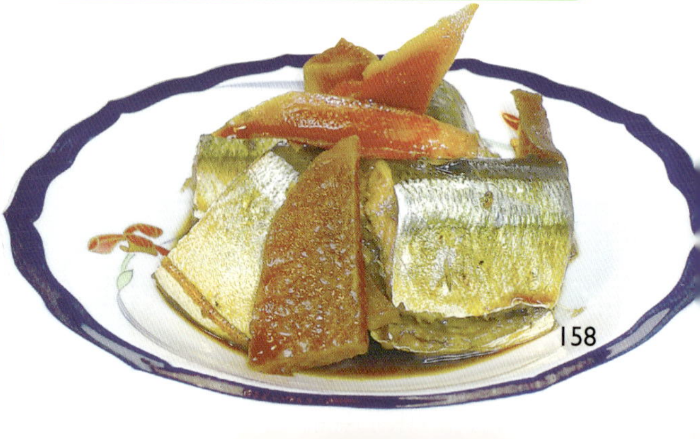

国産有機にんにくで作るガーリックライス

高血圧　アトピー　メンタル

〈材料：４人分〉

有機ニンニク（親指大のもの）２粒　あさつき1/2束　ご飯２膳分　酢小さじ１　ごま油大さじ１　塩小さじ１　コショウ少々

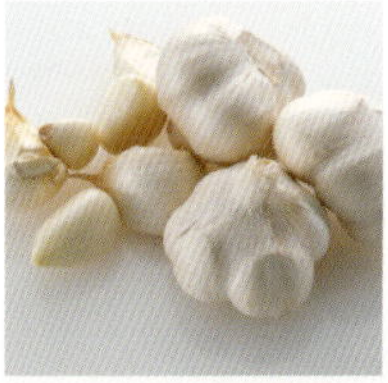

ニンニク

アリインというアミノ酸成分を含み、がん予防に効果があるとされています。

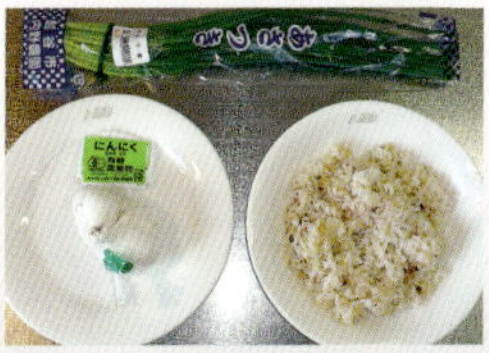

❶ニンニクは、お好みですが親指大のものを２粒みじん切りにし、あさつきは小口切り、ご飯は酢をふりかけてほぐしておきます（パラパラになります）。

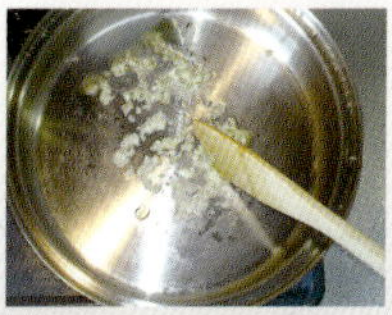

❷ごま油大さじ１でニンニクだけをカリカリに炒め、ご飯を加えます。

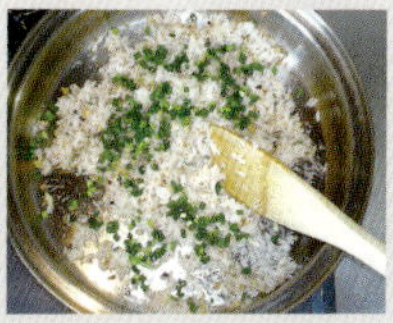

❸塩小さじ１、コショウ少々で味をつけ、最後にあさつきを散らします。

［食の安全メモ］ニンニクやしょうがだけは、必ず「国産有機」を探します。信じられないほど殺虫剤農薬に汚染されているからです。皮のむけない葉物や皮の薄い野菜にも、くれぐれも気をつけてくださいね。

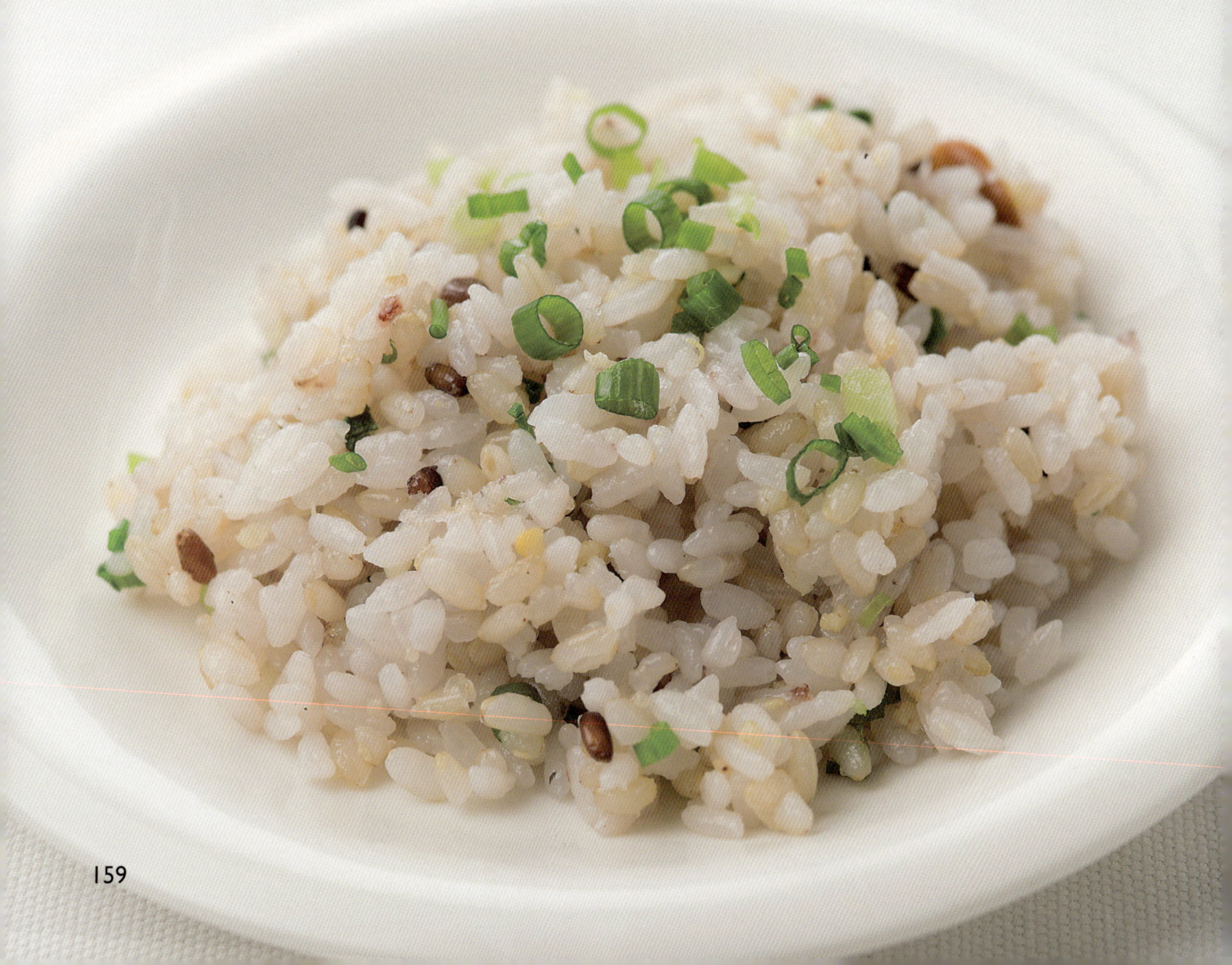

あっという間の健康親子丼

糖尿病　高血圧　メタボ

〈材料：4人分〉

人参・玉ねぎ・しいたけ・しめじ 各80g　地鶏こま切れ300g　卵８個　細ねぎ８本　塩少々　ごま油小さじ１　だし汁２カップ　**調味料**（きび糖・しょうゆ・酒 各大さじ３　みりん大さじ1.5）

❶フライパンにゴマ油小さじ１を入れて鶏肉を炒め、細ねぎ以外の野菜をせん切りにして加えます。

❷だし汁を加えてアクを取り、**調味料**を入れ、卵（塩少々）を溶いて流し入れたら、蓋をして火を止めます。

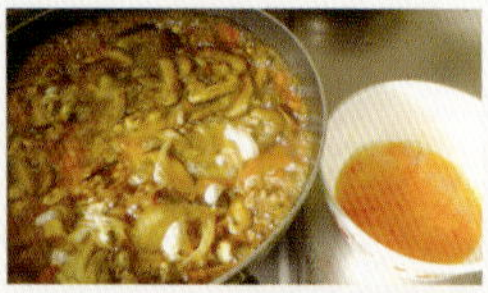

❸半熟になったら細ねぎの小口切りを散らします。

卵は一度に流し込まず、２回に分けて半熟で火を止めます。

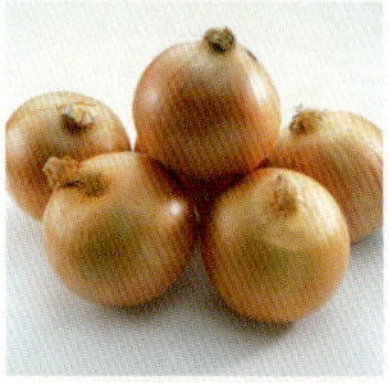

玉ねぎ

玉ねぎに含まれるイオウ化合物は血液をサラサラに。独特の辛み成分である「硫化アリル」は消化液の分泌を促します。ビタミンB_1や食物繊維も豊富な野菜です。

［生食のすすめ］玉ねぎに火を通す料理を作る時、同じ玉ねぎを使って簡単なサラダを付け合わせにすると酵素効果を得られます。

玉ねぎ１個と紫玉ねぎ１個を薄くスライスして水にさらしてからガラスの器に盛り付け、大根おろし１カップにしょうゆ大さじ２、菜種油大さじ１、塩コショウ少々をしてかけ、最後に削りかつお１カップをトッピングします（４人分）。

［食材代用アドバイス］鶏肉を使わず「木綿豆腐１丁」を水切りし、さいの目切りにして同じように作ると健康豆腐料理ができます

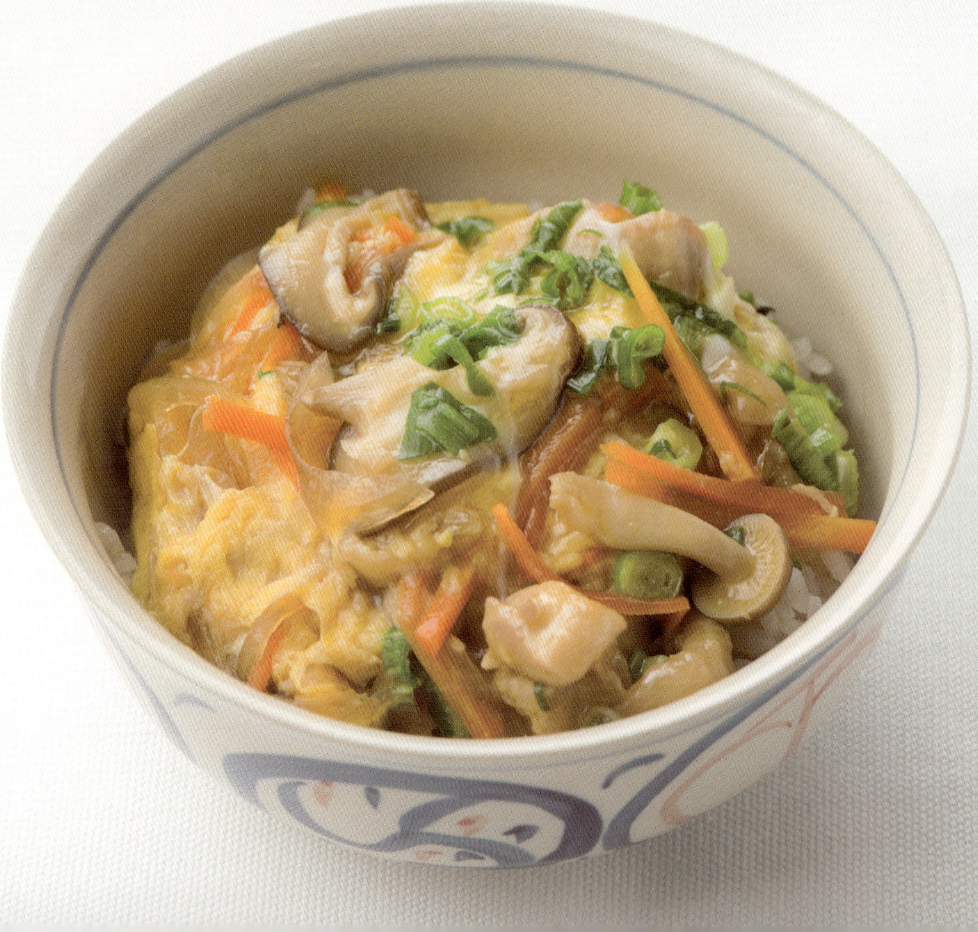

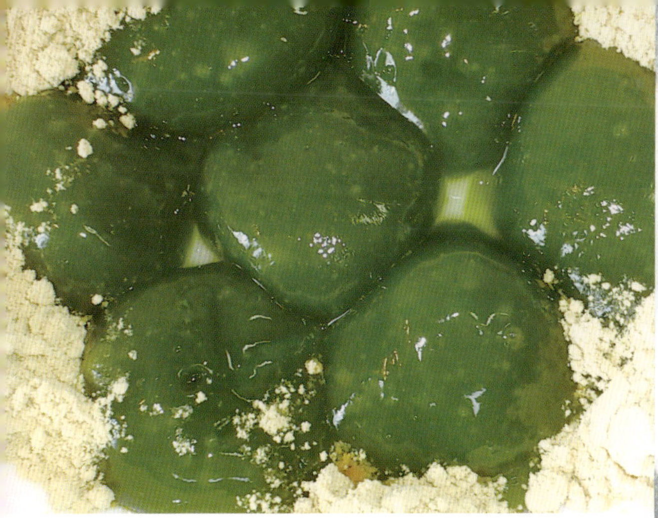

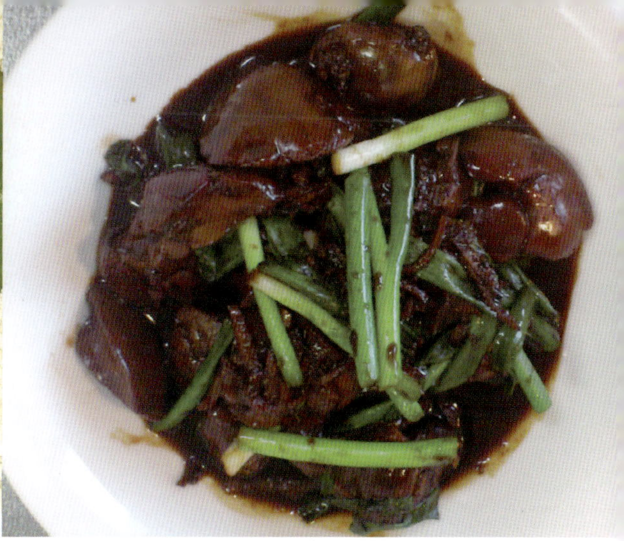

かんたん抹茶くずもち

高血圧　メタボ　メンタル

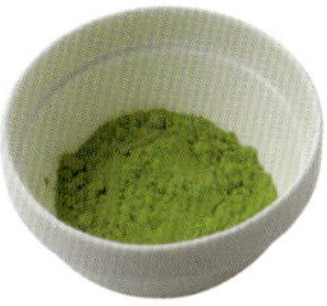

抹茶

ビタミンCやカテキンを多く含み、抗酸化力の高いお茶です。抹茶（粉末）は必ず有機栽培されたものを選び、茶葉の場合は有機栽培でなければ一番はじめに注ぐ分は捨ててから飲んだほうが安全です。

〈材料：４人分〉

くず粉50g　水400cc　抹茶小さじ２　きび糖60g　塩少々　※きな粉・黒蜜をお好みで

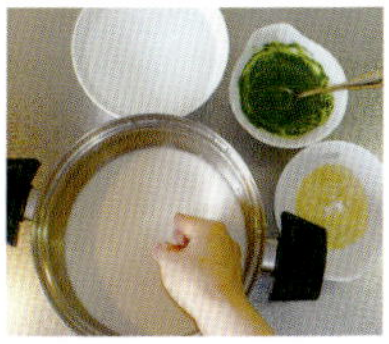

❶鍋に入れたくず粉を溶きながら、水400ccを少しずつ加えていきます（この水を少々使い、抹茶を溶いておきます）。

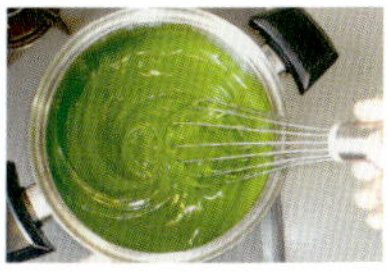

❷きび糖と塩少々、水で溶いた抹茶も加え、泡立て器で泡を立てないように溶かします。

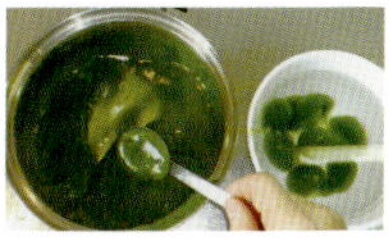

❸火にかけ、たえずかき混ぜてトロミがついてきたら、弱火で３分間かき混ぜて、でき上がりです。

❹大さじで一口大のくずもちを、すくっては切り、冷水にとります。お好みで、きな粉と黒蜜をかけてください。

臭みなし！レバーの甘辛煮

糖尿病　メタボ　メンタル

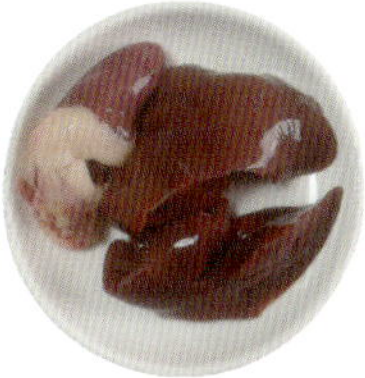

レバー（鶏レバー）

ビタミンAや鉄分の多い部位です。ただし、抗生物質漬けの鶏のレバーは、必ず熱湯でサッとゆがいて除毒してから使いましょう。

〈材料：４人分〉

地鶏レバー300g　しょうが（大きめ）１粒　細ねぎ５本　**レバー下ごしらえ用**（牛乳大さじ３　しょうが汁・しょうゆ・酒 各大さじ１）　**調味料**（しょうゆ・きび糖・酒 各大さじ３　みりん1.5）

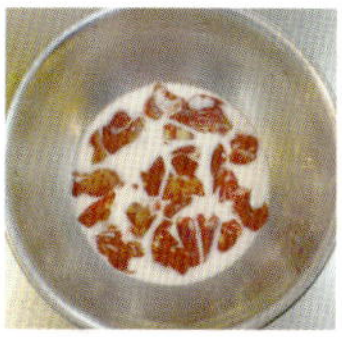

❶レバーに庖丁を入れ、中の血のかたまりを洗い流します。しょうがは１粒の半分をすりおろし、残り半分はせん切りにします。細ねぎは斜め切りにしておきます。

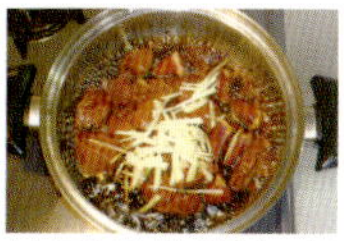

❷レバーを水に５分間さらし、牛乳にからめて５分間、最後にしょうが汁・しょうゆ・酒をからめて５分間おきます。

❸鍋に**調味料**の材料を入れて沸かし、せん切りしょうがとレバー（漬け汁は血液が出ているので不使用）を加えて煮ふくめ、最後に細ねぎを入れたらすぐに火を止めます。

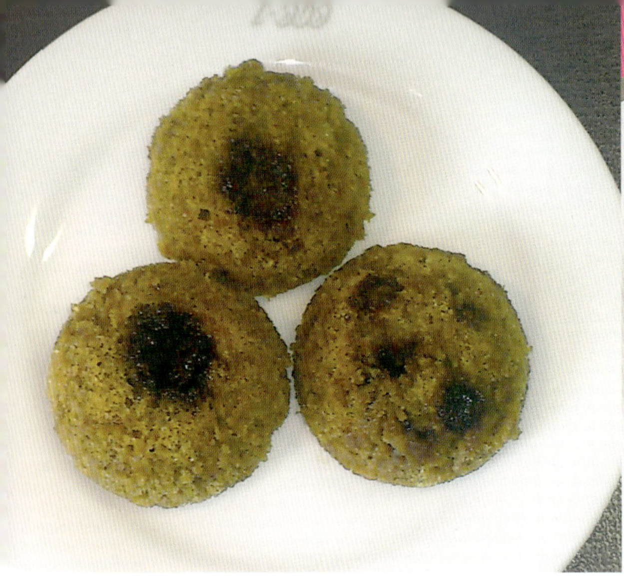

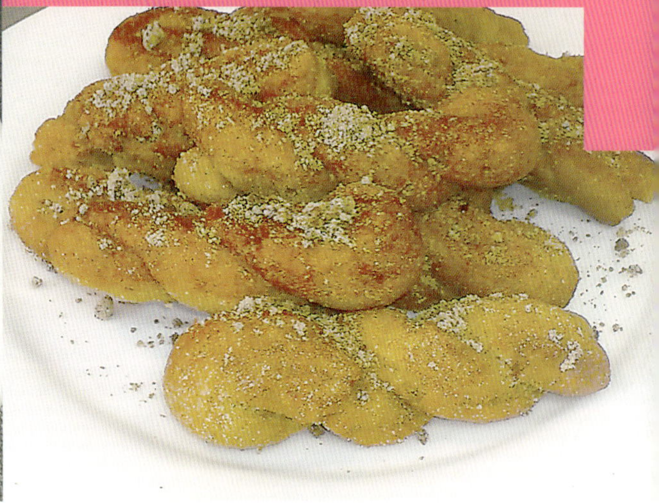

白砂糖は使わない！黒糖かるかん

糖尿病　高血圧　メンタル

鹿児島銘菓の「かるかん」風のお菓子を食医食ではミネラルたっぷりの「黒砂糖」と有機の山芋を使用して作ります。

〈材料：8個分〉

かるかん粉（上新粉でも可）・山芋・黒砂糖 各100g
水100cc　卵白1個分

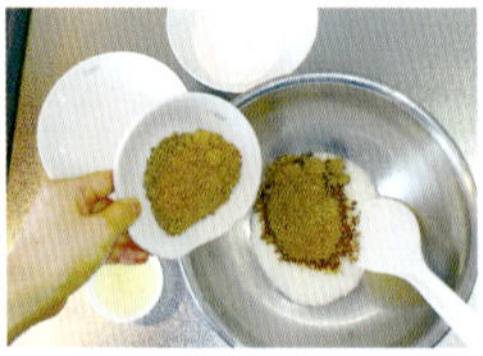

❶ボウルに山芋をすり、黒砂糖を2回に分けて、混ぜ合わせながら加えます。

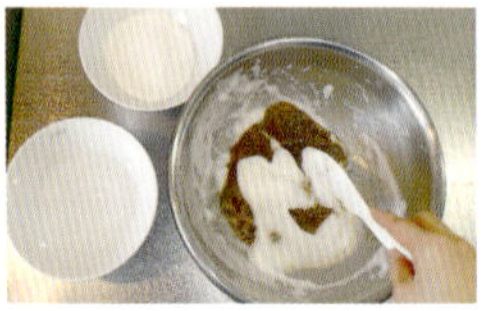

❷卵白を固く泡立ててボウルから落ちない程度になったら、❶に加えます。

❸水を加え、最後にかるかん粉を加え混ぜて、タネを完成させます。

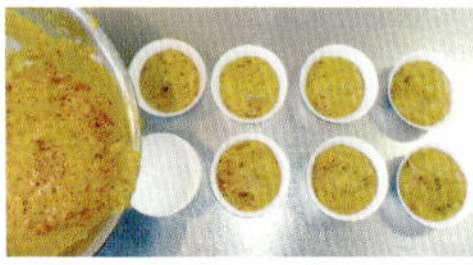

❹かるかん型（代用可。プリン型や時間がない時には使い捨て型）にタネを流し込みます。

❺蒸し器で15分蒸してでき上がりです。型から取り出す時には楊枝を使います。

卵も牛乳もバターも使わないヨーグルトツイストドーナツ

糖尿病　高血圧　メンタル

食医食のレシピでは、ドーナツに卵も牛乳もバターも入れません。砂糖はミネラルの多い黒砂糖を使い、粉は山芋入りのかるかん粉。牛乳は身体によい「ヨーグルト」に変えます。

〈材料：4人分〉

かるかん粉（白玉粉・上新粉・小麦粉などで代用可）20g　有機ホットケーキミックス55g　黒砂糖30g　ヨーグルト120g　**揚げ油**（有機エクストラバージンオイルを鍋に5センチくらい。ドーナツの高さの半分あれば十分）

❶ボウルに材料を入れ、手でよくこねます。

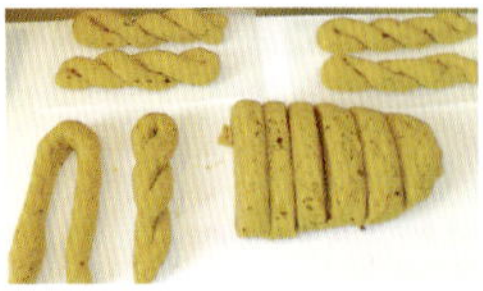

❷まとめたものを庖丁でカットし、ひも状にしてツイストさせます（パラフィン紙に2つずつのせ、揚げ油に入れると作業がスムーズ）。

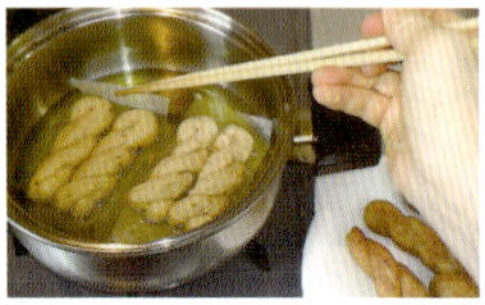

❸**揚げ油**を鍋に5センチくらいの高さまで入れて両面揚げます。

※揚げ具合について：ドーナツの中に水分がなくなると、小さな泡から大きな泡に変わります。

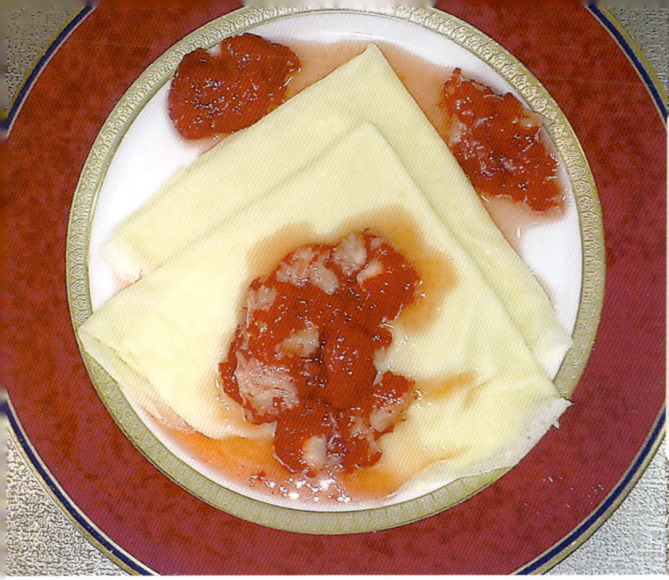

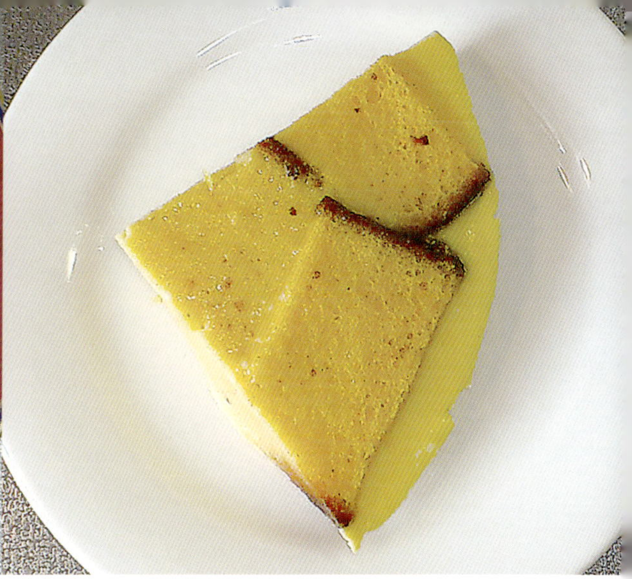

有機小麦粉で作る簡単クレープ生イチゴソースがけ

糖尿病　高血圧　メンタル

残留農薬が一番怖いのが小麦粉。有機小麦粉を使った安全安心材料で簡単クレープを作ります。イチゴも無農薬。蜂蜜だけを加えてつぶしただけのシンプルなイチゴソースにします。

〈材料：２人分〉

有機小麦粉100g　低温殺菌牛乳250cc　卵１個　きび糖大さじ１　塩少々　溶かしバター大さじ２　イチゴ150g　ハチミツ大さじ３

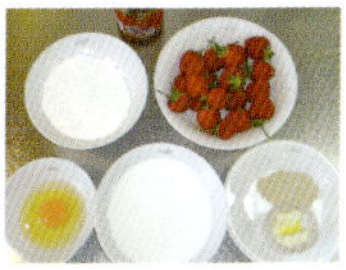

❶有機小麦粉をふるってボウルに入れ、そこに低温殺菌牛乳と卵、きび糖、塩少々を入れます。

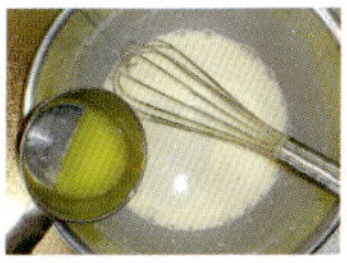

❷きれいに焼くコツとして、溶かしバターを加えます。

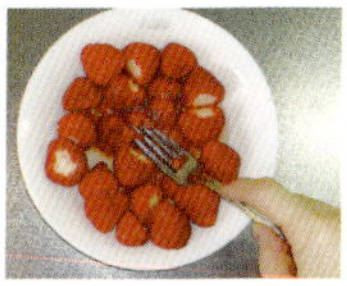

❸フライパンかホットプレートでお玉１杯分ずつ焼きます。

❹イチゴを丸ごとお皿に入れ、ハチミツをかけ、フォークでつぶしてイチゴソースを作り、クレープに添えます。

簡単かすてらプディング

糖尿病　高血圧　メンタル

かすてらは「卵・きび糖・小麦粉・蜂蜜・牛乳」で作られ、ほとんど添加物を入れないお菓子の代表です。お土産でいただくと嬉しいですが、余らせることもしばしば。そこで、ここでは「あっという間に作れる簡単プディング」を紹介します。

〈材料：８個分〉

かすてら３切れ　卵３個　牛乳300cc　きび糖大さじ３

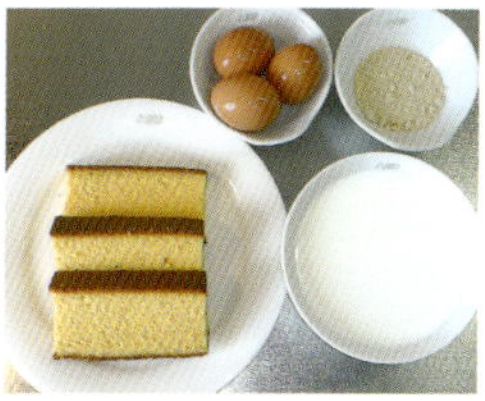

❶かすてらを大きめにカットして耐熱皿に並べます。

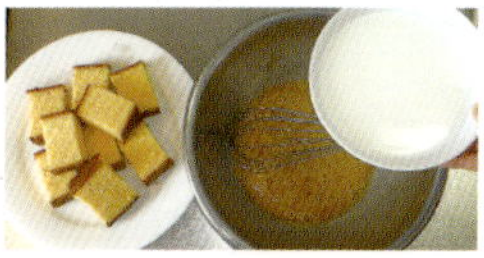

❷ボウルに卵、きび糖と牛乳を入れてよく溶き、かすてらの上にかけて180度のオーブンで30分焼きます。

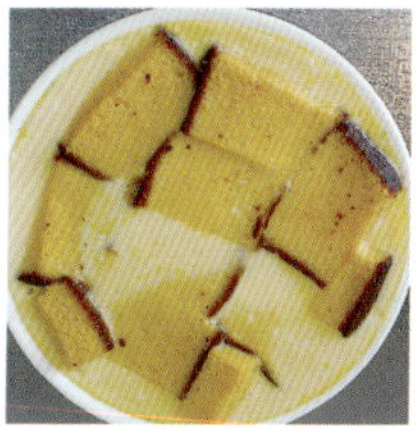

肌もつやつや！オレンジ100%ジュースゼリー

高血圧　メタボ　メンタル

〈材料：４人分〉

オレンジ100%ジュース500cc　きび糖大さじ２　ゼラチン16g　水大さじ３

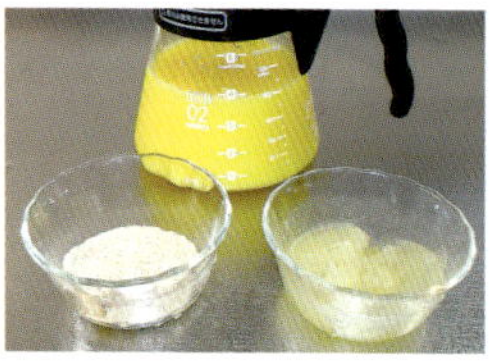

❶鍋にオレンジジュースを入れ、ゼラチン（水大さじ３でふやかしておきます）ときび糖を溶かします。

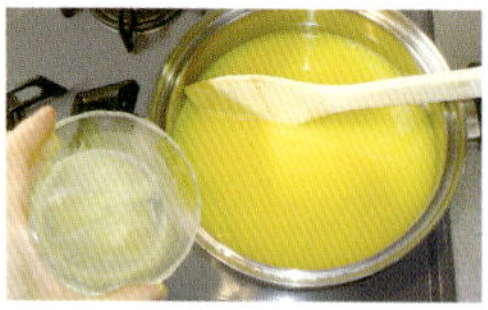

❷コーヒーカップに入れ、冷やします。

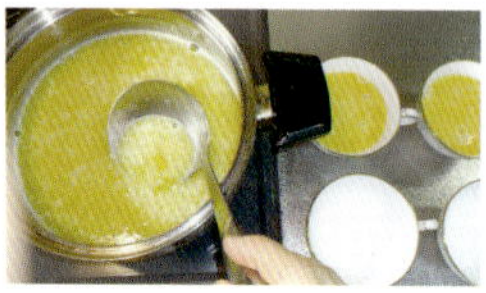

［食の安全メモ］ジュースを購入する時、パッケージの添加物表示を確認してください。ポストハーベストという収穫後の農薬が多量に残留しているケースも少なくありません。カルフォルニアやオーストリアでオレンジを加工する時に、発がん性の「ベノミル」が使用されているという実態もあります。

あっという間の杏仁豆腐

糖尿病　高血圧　メタボ

〈材料：コーヒーカップ６個分〉

水200cc　粉寒天４g　きび糖65g　杏仁霜（キョウニンソウ）大さじ３　低温殺菌牛乳850cc　水200cc　きび糖40g

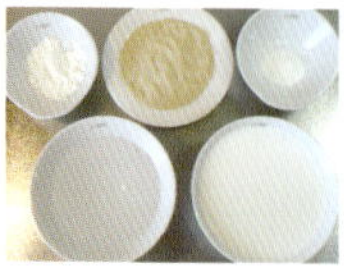

［栄養一口メモ］「杏仁」は漢方薬として使用する場合は「きょうにん」、お菓子にする場合は「アンニン」と呼ばれています。アンズの種の中にある「さね」を粉にしたもので、「冷え性」によいと古来から言われています。

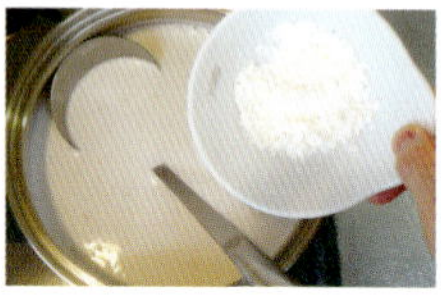

❶鍋に水と粉寒天を入れてよく溶かし、きび糖65gを加え火にかけます。

❷杏仁霜と牛乳を混ぜ、温めて❶に加えコーヒーカップに入れます。

❸シロップは水200ccに、きび糖40gを煮溶かします。

料理ワンポイント　杏仁はなかなか一般では手に入りにくいのですが、「杏仁霜（キョウニンソウ）」を探すと「杏仁粉、砂糖、コーンスターチ、全粉乳」が配合された材料が販売されています。

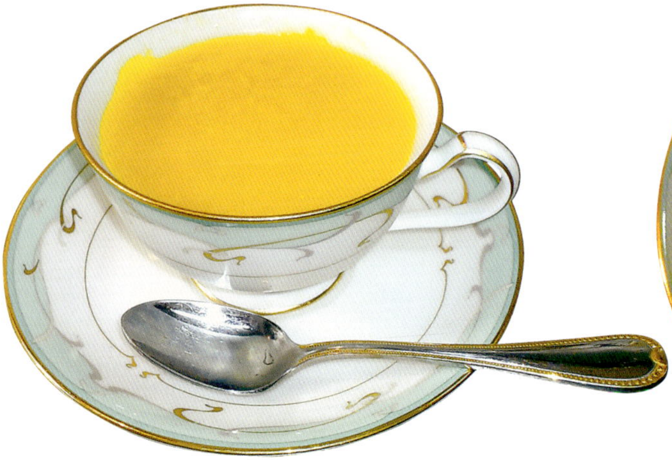

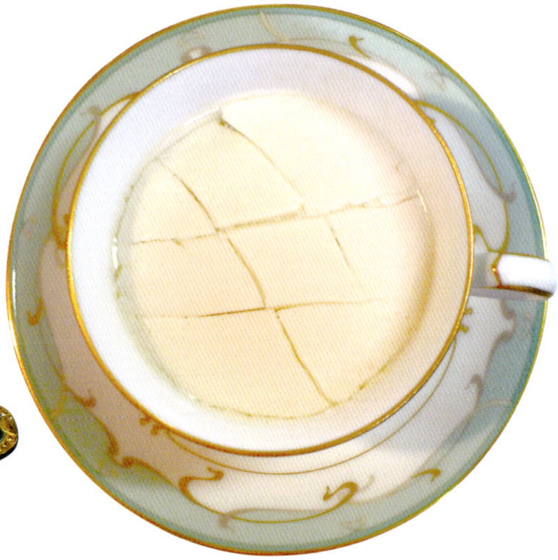

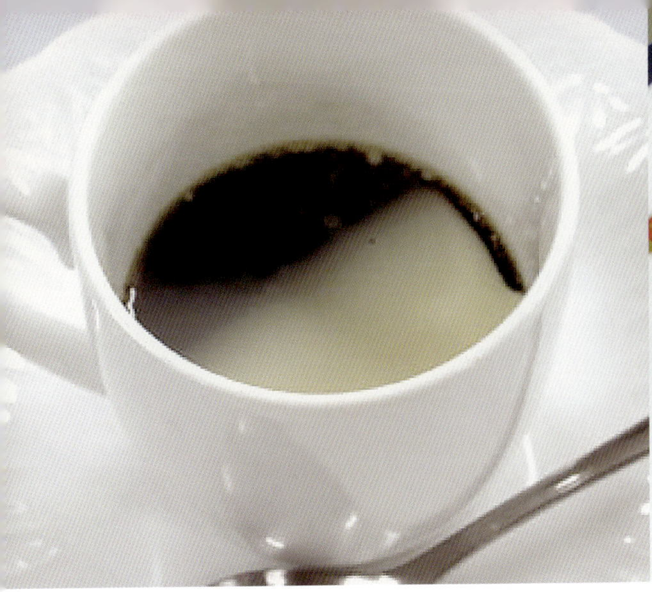

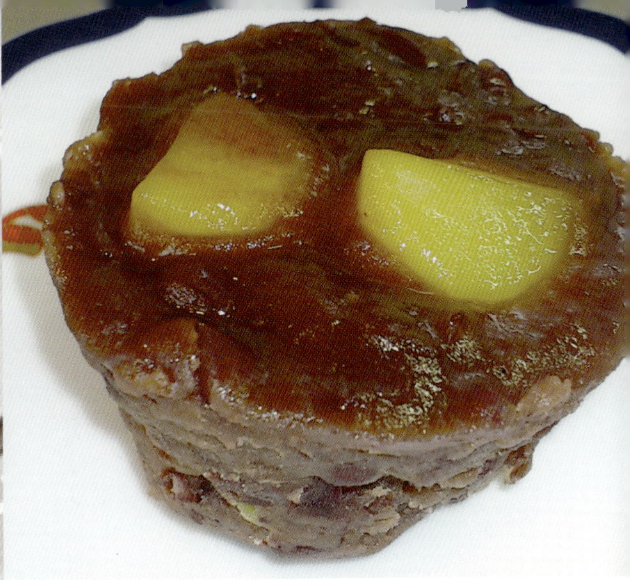

1分でできる こだわりの 有機珈琲ゼリー

糖尿病　高血圧　メタボ

〈材料：4個分〉

粉ゼラチン小さじ２　水小さじ４　コーヒー２カップ　きび糖60g　※生クリームをお好みで上にかけます。

❶粉ゼラチンを倍の水でふやかしておきます。
❷小鍋にドリップしたコーヒーを２カップ分入れ、きび糖（甘さはお好み）、ゼラチンも入れて溶かします。
❸コーヒーカップに入れ冷やします。
❹生クリームをお好みでかけていただきます。

［食の安全メモ］コーヒー豆の質はピンきり。農薬問題を考えるとやはり「有機」が一番安心です。水も塩素の入った「水道水」は、口に入るものに使用しては健康に悪いですね!!
「農薬」や「塩素」が体内に入ると、活性酸素が血液の中に何十兆個単位で増えてしまうそうです。

簡単！ くり蒸しようかん

糖尿病　アトピー　メンタル

〈材料：８個分〉

粒あん400g　小麦粉45g
片栗粉10g　きび糖45g
塩小さじ1/2　お湯60cc
栗のシロップ漬け９個

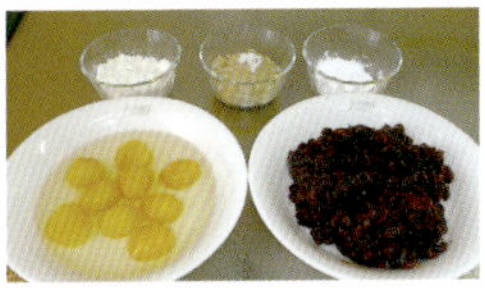

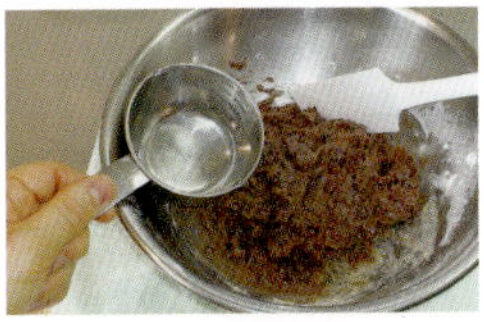

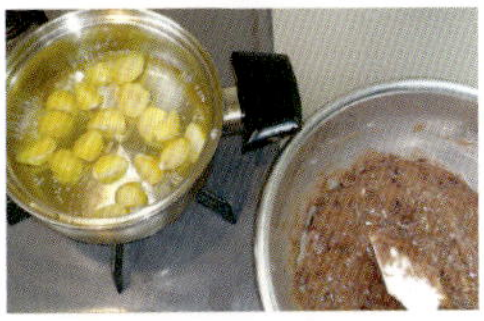

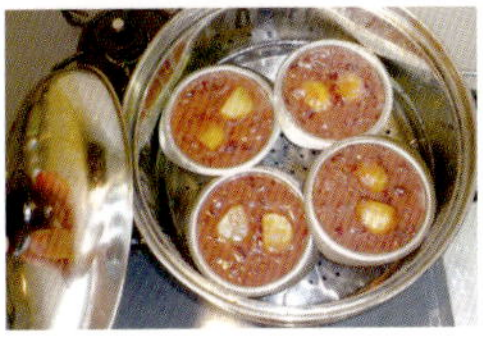

❶ボウルに粒あんとふるった小麦粉を入れ、手でもみ込みます。
❷片栗粉を入れ、ふるったきび糖と塩を加えます。
❸熱めのお湯を少しずつ加えてゴムべらで練り上げます。
❹栗はさっぱりした甘さにするために、ビン詰めのシロップの倍の水を加え火にかけてひと煮たちさせておきます。
❺栗を２等分に切って❸に加え、「ようかん型」にパラフィン紙をしいて流し入れ、蒸し器で40分間蒸します（蓋の間に布を挟む）。

【著者プロフィール】

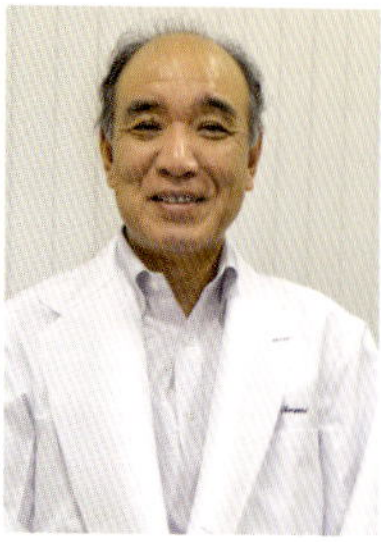

鶴見 隆史（つるみ たかふみ）

鶴見クリニック院長／NPO法人鶴見酵素栄養学協会理事長。1948年、石川県生まれ。金沢医科大学医学部卒業後、浜松医科大学にて研修勤務。東洋医学、鍼灸、筋診断法、食養生などを研究。西洋医学と東洋医学を融合させた医療を実践。米ヒューストンでディッキー・ヒューラ博士などから酵素栄養学を学ぶ。 病気の大きな原因は「食生活」にあるとして、酵素栄養学に基づくファスティングや機能性食品をミックスさせた独自の代替医療で、がんや難病・慢性病の治療に取り組み、多くの患者の命を救う。食養生や酵素栄養学に関する著書多数。

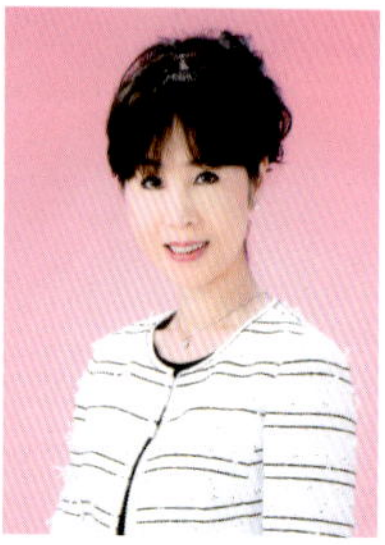

神崎 夢風（かんざき むふう）

健康料理研究家、栄養士、活性酸素除去料理を昭和55年より研究開発。全国の教育委員会学識経験者として文化講演会、家庭教育食育活動を数十年間続けており、「簡単で、おいしくて、身体にいい、経済料理」をモットーに、全国の主婦にわかりやすい実践指導を行っている。また、「健康という結果を出す食教育」に資格制度を取り入れ、国民医療費削減につながるよう普及運動を行っている。
一般社団法人日本食医食協会代表、NPO法人食医食研究所代表理事を務める。
著書に「食医食シリーズ」、「食育絵本」（いずれも太陽出版）、ほか「体質改善ソフト」など、著作多数。

執筆協力　斉藤季子
編集協力　スタジオとらい'ず
完成料理撮影　押山智良
撮影協力　ロイヤルクイーン料理教室 自由ヶ丘教室 チーフマネージャー 石原健一郎
画像提供　イラストポップ
レシピ・調理協力　食医食健康管理士会
小玉真一郎、松山ひとし、藤本悦子、成島和美、中野由里、鈴木美保、長谷静香、増本拓

食事を変えれば病気は治る
活性酸素除去＋酵素力アップで健康生活

2013年 11月 20日　第1版第1刷発行
2014年　6月 25日　第1版第2刷発行

著　者　鶴見　隆史
©2013 Takafumi Tsurumi
神崎　夢風
©2013 Mufu Kanzaki

発行者　高橋　考

発　行　三和書籍　Sanwa co.,Ltd.

〒112-0013　東京都文京区音羽2-2-2

TEL 03-5395-4630　FAX 03-5395-4632
http://www.sanwa-co.com/
info@sanwa-co.com

印刷／製本　日本ハイコム株式会社

ISBN978-4-86251-158-4　C2347

三和書籍の好評図書

Sanwa co.,Ltd.

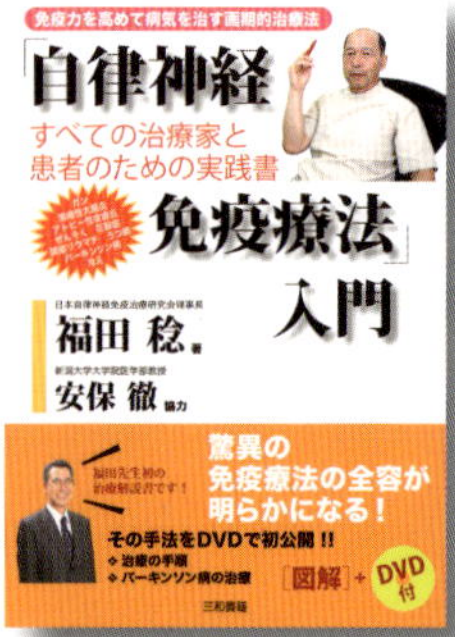

「自律神経免疫療法」入門　DVD 付

——すべての治療家と患者のための実践書——

福田稔　著　安保徹　協力

A5 判／並製／ 253 頁／本体 3,000 円＋税

ISBN978-4-86251-025-9

●自律神経免疫療法は、自律神経のバランスを整え、免疫力を高めて病気を治癒に導く治療法です。少しでも多くの治療家のみなさんに治療の実際と理論をご紹介したいと考え、治療の内容をまとめたのが本書です。DVD では、モデルを使って治療の手順を解説したものと、パーキンソン病の患者さんの実際の治療を紹介しています。

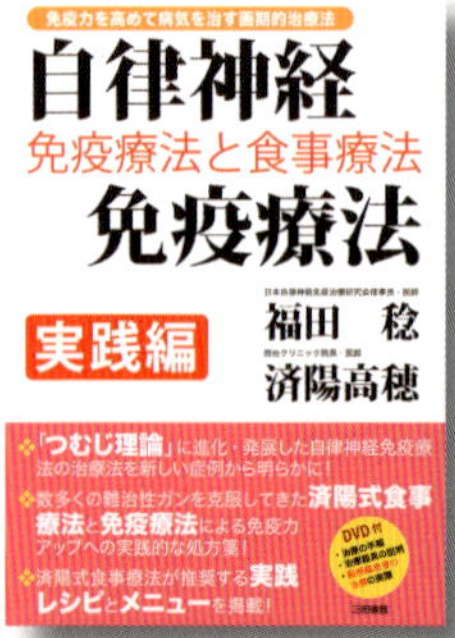

自律神経免疫療法［実践編］

——免疫療法と食事療法——

福田稔・済陽高穂　共著

A5 判／並製／ 178 頁／本体 3,000 円＋税

ISBN978-4-86251-113-3

●自律神経免疫療法「入門編」』に続く［実践編］。免疫療法と食事療法の両権威による難病克服への処方箋。

・「つむじ理論」に進化、発展を遂げた自律神経免疫療法を新しい症例から明らかに。

・数多くの難治性ガンを克服してきた済陽式食事療法と自律神経免疫療法による免疫力アップのための処方箋を提示。

・済陽式食事療法が推奨する実践レシピとメニュー。

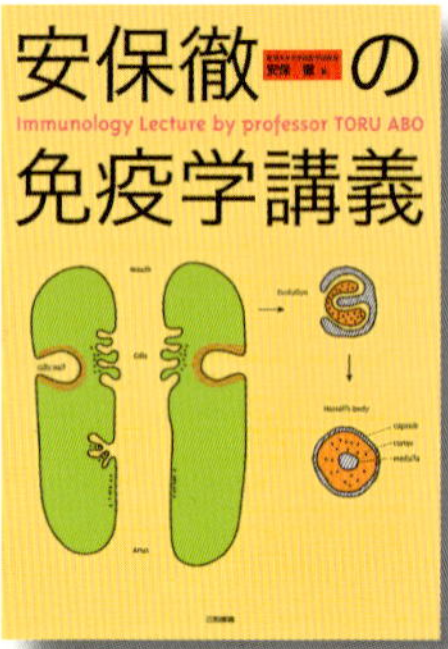

安保徹の免疫学講義

安保徹　著

B5 判／並製／ 245 頁／本体 6,500 円＋税

ISBN978-4-86251-094-5

●世界的に有名な免疫研究者である安保徹教授の待望の新刊は、免疫のすべてを体系的に網羅した講義テキスト。免疫について学ぶ学生はもちろんのこと、病気で悩める全ての人にとって必読である。

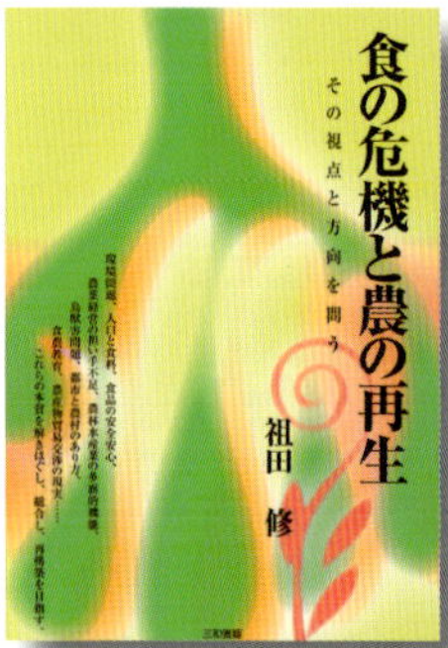

食の危機と農の再生

——その視点と方向を問う——

祖田修　著

四六判／上製／ 268 頁／本体 2,500 円＋税

ISBN978-4-86251-089-1

●環境問題、人口と食料、食品の安全安心、農業経営の担い手不足、農林水産業の多面的機能、鳥獣害問題、都市と農村のあり方、食農教育、農産物貿易交渉の現実等の本質を解きほぐし総合して再構築する。